新世纪全国高等医药院校创新教材

医学免疫学

（供中医药类、中西医结合类、医学类各专业本科生和研究生用）

主　编　刘文泰（河北医科大学）
副主编　万红娇（江西中医学院）
伍参荣（湖南中医药大学）
丁剑冰（新疆医科大学）

中国中医药出版社
·北　京·

图书在版编目（CIP）数据

医学免疫学/刘文泰主编．—北京：中国中医药出版社，2009.2（2017.1重印）
新世纪全国高等医药院校创新教材
ISBN 978－7－80231－555－6

Ⅰ．医…　Ⅱ．刘…　Ⅲ．医药学：免疫学－医学院校－教材　Ⅳ．R392

中国版本图书馆CIP数据核字（2008）第206975号

中国中医药出版社出版
北京市朝阳区北三环东路28号易亨大厦16层
邮政编码　100013
传真　010 64405750
河北省欣航测绘院印刷厂印刷
各地新华书店经销
*
开本850×1168　1/16　印张20.75　字数484千字
2009年2月第1版　2017年1月第6次印刷
书　号　ISBN 978－7－80231－555－6
*
定价　27.00元
网址　www.cptcm.com

如有质量问题请与本社出版部调换

社长热线　010 64405720
读者服务部电话　010 64065415　010 84042153
书店网址　csln.net/qksd/

新世纪全国高等医药院校创新教材

《医学免疫学》编委会

主　编　刘文泰（河北医科大学）

副主编　万红娇（江西中医学院）

伍参荣（湖南中医药大学）

丁剑冰（新疆医科大学）

编　委（以姓氏笔画为序）

丁剑冰（新疆医科大学）

万红娇（江西中医学院）

马志红（河北医科大学）

王　琦（宁夏医科大学）

王普京（北京市第二医院）

卢芳国（湖南中医药大学）

石玉娥（河北医科大学）

伍参荣（湖南中医药大学）

刘文泰（河北医科大学）

刘永琦（甘肃中医学院）

吴淑慧（河北医科大学）

李丽华（河北医科大学）

杨翠萍（江西中医学院）

范　虹（湖北中医学院）

席孝贤（陕西中医学院）

彭　超（江西中医学院）

曾　倩（白求恩国际和平医院）

谢小梅（江西中医学院）

戴　军（河北医科大学）

编写说明

随着免疫学理论和技术的飞速发展，免疫学在生命科学领域的应用日益广泛，逐渐发展成为生命科学领域的前沿和支柱学科，有力地推动着生命科学的进步。医学免疫学在疾病诊断、预防、治疗以及发病机制的研究中发挥了重要作用，在中医药研究领域也必将发挥重要作用。

为适应医学院校不同专业本科生和研究生学习医学免疫学新理论、新技术的需要，根据高等医药院校的教学计划要求，我们编写了本版《医学免疫学》教材。

本科生和研究生教育不仅要求知识的应用性，还应注重知识的系统性、理论性、先进性和启发性。本教材编写时，在确保知识系统性和完整性的基础上，注意了理论性论述、研究实验基本过程及结论和免疫学研究新进展等知识的引入；在内容叙述方面，力求文字准确、精炼，并尽量避免前后重复。

免疫学知识体系复杂、前后知识交错、衔接不够紧密，初学者普遍感到难以掌握。针对这一问题，本教材对选定的知识内容进行了系统整理和归纳，分为7篇，改进了篇章编排次序，并在篇首专列“本篇内容简介”，增强了系统性和条理性。另外，在目录部分的章节条目下，设有概括本节内容的短语，为学生复习和掌握要点提供了方便。

中医药研究是医学免疫学的重要应用领域。本教材特设“免疫学与中医药研究”一篇，是本教材的创新点之一。该篇特别聘请中药化学和中医临床方面的专家参与编写和审定，主要探讨免疫学实验技术在中医药研究中的应用，包括利用抗原抗体反应技术建立中药质量标准、生物芯片技术与中药作用机制的研究等内容，具有先进性和启发性。

本教材可供中医药类、中西医结合类、医学类各专业本科生及研究生教学使用。“免疫学与中医药研究”篇主要讨论了免疫学实验技术在中医药基础理论研究中的应用，尤其适合中医药类、中西医结合类研究生教学。还可作为临床医师、相关科研工作者的参考书。使用本教材时，各院校可根据专业特点和课时安排等具体情况，适当调整讲授内容和顺序。例如，中医专业本科教学，由于课时所限，课堂可以主要讲授免疫学基础理论（第1~5篇），“免疫学与临床疾病”和“免疫学与中医药研究”则可列为选修内容，或在学生掌握了免疫学基础理论知识之后安排自学。

因编写时间比较仓促和编者水平所限，教材中的文字表述、图表表达、编排形式等，可能存在疏漏或错误，有待进一步完善，希望专家同道和广大师生提出宝贵意见和建议，以便再版时修订。

在编写过程中，得到了天津中医药大学刘燕明教授的热心指导，特此表示衷心的感谢！

《医学免疫学》编委会

2009 年 2 月

目　录

第一篇　免疫学的基本内容及发展简史

第二篇　启动免疫应答的物质基础

第四篇 免疫应答

第六篇　免疫学与临床疾病

效应细胞提高免疫效应；将肿瘤化疗药物前体酶基因定向导入肿瘤细胞，应用无毒化疗药物前体在肿瘤部位转化为有毒抗瘤药物。

2. 反义技术：导入与肿瘤发生、发展密切相关基因的反义序列，封闭靶基因。

3. 核酶技术：通过核酶选择性裂解并破坏肿瘤基因 mRNA。

第七篇　免疫学与中医药研究

第一篇

免疫学的基本内容及发展简史

本篇内容简介

免疫学的基本内容主要包括：免疫的概念和功能、启动免疫应答的物质基础——抗原、免疫系统、免疫应答和免疫学在生命科学研究领域，尤其在医学研究中的应用。

免疫学的发展经历了经验免疫时期、经典免疫学时期和现代免疫学时期三个阶段。目前免疫学已经发展成为生命科学的前沿和支柱学科，不仅具有惊人的发展速度，而且还广泛渗透到了自然科学研究的各个领域，并将在中药质量标准、中药作用机制和中医证候本质等中医药理论三大基础研究领域，发挥巨大的推动作用。

第一章 免疫学绪论

免疫学是20世纪后期生命科学的前沿和支柱学科，不仅具有惊人的发展速度，而且还具有广泛的学科交叉和渗透。医学免疫学涉及基础医学、临床医学和预防医学等诸多层面，并形成了许多分支，如免疫生物学、免疫遗传学、分子免疫学、免疫病理学、免疫药理学、临床免疫学、神经免疫学、肿瘤免疫学、移植免疫学、生殖免疫学、免疫诊断学、免疫防治学、中医免疫学等。医学免疫学是医学的重要基础课之一。

第一节 免疫学的基本内容

一、免疫的概念及功能

免疫（源于拉丁文 Immunity，原意为免除课税）最初引入医学领域寓意着人体对传染病的抵抗力。现代认为，免疫是指机体识别和清除抗原性异物的一种功能。它能识别“自我”和“非我”，对自身物质特异性接纳，而对外来的抗原性异物产生特异性排斥。机体的免疫反应通常情况下对机体有利，但是在某些情况下也会对机体造成损伤。

机体的免疫功能可归纳为三大类，即免疫防御、免疫稳定和免疫监视。（见表1－1）

表1－1　机体免疫功能的分类及其功能表现

功能	正常情况下	异常情况下
免疫防御	抵抗和清除外来病原体侵袭及中和毒素作用	超敏反应、免疫缺陷等
免疫稳定	清除衰老、损伤和死亡的细胞及免疫调节作用	自身免疫病等
免疫监视	监视和清除突变或转化的细胞作用	细胞癌变、持续感染等

二、抗原

抗原是启动机体免疫应答的物质基础，免疫应答的核心就是清除体内抗原性异物或特异性接纳抗原。

抗原进入机体，通过机体免疫系统的一系列反应过程产生免疫应答。抗原的核心性质是异物性（即“非己性”）。也就是说作为抗原必须是与宿主自身成分结构不同的物质。抗原除了必须具备异物性外，还应具备一定的理化性质（如大分子胶体性），抗原分子中还必须含有能被机体免疫细胞识别的特殊结构（即抗原表位）等。否则，即使是异物（如无机物性物质）也不能称为抗原。因此，抗原的异物性、大分子胶体性和抗原表位是构成抗原的三大基本条件。

三、免疫系统

机体的免疫系统包括：免疫器官、免疫细胞及免疫分子。

1. 免疫器官：包括中枢免疫器官和外周免疫器官。中枢免疫器官是免疫细胞发生、分化、成熟的场所。其中包括骨髓、胸腺和禽类动物的囊上腔。骨髓是免疫细胞发生的场所，哺乳动物的骨髓和禽类动物的囊上腔是B细胞分化、成熟的场所；胸腺是T细胞分化、成熟的场所。外周免疫器官是免疫细胞居留，接受抗原刺激产生免疫应答的场所。主要包括脾脏、淋巴结和相关淋巴组织等。

2. 免疫细胞：泛指参与免疫应答和与免疫应答有关的细胞，包括的范围十分广泛，诸如：淋巴细胞、单核－巨噬细胞、中性粒细胞、嗜碱性粒细胞、嗜酸性粒细胞、肥大细胞、树突状细胞甚至包括红细胞和血小板等。免疫学主要研究特异性免疫应答。直接参与特异性免疫应答的细胞主要为T细胞、B细胞和抗原提呈细胞。把接受抗原刺激后能活化、分化、增殖的T细胞和B细胞又称为免疫活性细胞。

3. 免疫分子：包括分泌型免疫分子和膜型免疫分子。前者主要包括抗体、补体及细胞因子等；后者主要是指免疫细胞膜表面的分子，包括细胞膜受体、MHC分子、黏附分子和分化抗原等。

四、免疫应答的类型及其基本特征

免疫学理论研究的核心内容为免疫应答。把机体对抗原的识别和清除（或接纳）的过程称为免疫应答。依据免疫应答的机制和效应不同，将其分为非特异性免疫应答和特异性免疫应答。前者的主要特征是先天存在和对抗原作用没有特异性，因此又称天然免疫应答或固有性免疫应答。后者的主要特征为后天获得（接受抗原刺激后获得）和对抗原作用具有特异性，因此又称获得性免疫应答或适应性免疫应答（见表1－2）。由于天然免疫应答多是人为不能控制，免疫学研究的主要任务是如何使机体获得免疫力和应用特异性免疫理论和实验技术进行各领域研究，因此人们通常说的免疫应答，主要是指特异性免疫应答。

表1－2　非特异性免疫应答与特异性免疫应答的区别

项目	非特异性免疫应答	特异性免疫应答
别名	天然免疫应答、固有性免疫应答	获得性免疫应答、适应性免疫应答
基本特征	先天存在、作用没有特异性	后天获得、作用具有特异性
作用特点	①天然屏障结构的物理屏障作用 ②吞噬细胞的吞噬作用、自然杀伤细胞的杀伤作用和抗原提呈细胞的抗原递呈作用 ③非特异性免疫分子的非特异性清除抗原性异物作用	①T细胞受到抗原刺激后活化、增殖、分化成效应性T细胞，特异性清除抗原性异物 ②B细胞受到抗原刺激后活化、增殖、分化成浆细胞，合成并分泌抗体，通过抗体特异性清除抗原性异物

五、免疫学的应用

随着免疫学理论和技术的飞速发展，免疫学应用的范围日益扩大。它不仅在医学领域得到了广泛的应用，而且也推动了生命科学的发展。尤其是免疫学检测技术已经逐渐渗透到了很多自然科学研究和应用领域，如在应用化学方面，用于检测、提取和纯化化学物质成分；检测农作物的微量农药残留；检测食品或动物饲料中激素等有害物质的有无和含量。在中医药理论研究方面，将在中药质量标准、中药作用机制和中医证候本质等中医药理论三大基础研究领域，发挥巨大的推动作用。

免疫学在医学领域的应用，主要包括免疫学诊断和免疫学防治。免疫学诊断主要是运用抗原抗体反应原理而设计的实验检测方法，用于临床疾病的诊断。例如：用已知特异性抗体检测患者体内病原体或用已知病原体抗原检测患者体内相应抗体，诊断感染性疾病；用抗特定成分抗体，定性或定量检测体内相应成分，如用抗绒毛膜促性腺激素抗体进行早孕诊断，用抗甲胎蛋白抗体进行原发性肝癌的早期诊断；用抗细胞表面分子抗体，检测、分离相应细胞等。免疫学防治是指用免疫学理论和技术预防和治疗疾病，它不仅用于感染性疾病的防治，而且已经渗透到了临床绝大多数疾病的预防、治疗。

第二节　免疫学发展简史

免疫学起源于抗感染免疫，所以在很长一段时期内，一直围绕着抗感染而附属于医学微生物学之中。20世纪以后，随着免疫系统的非防御功能和结构相对独立被发现或明确，免疫学逐步脱离了微生物学并发展成为一门独立的学科，于 1971 年在第一届国际免疫学会联合会会议上得到了确认。免疫学的发展史大致可划分为三个阶段。

一、经验免疫时期

经验免疫时期，应该从我国最早文献记载的《黄帝内经》开始。在《黄帝内经》中明确提出，“正气存内，邪不可干”。直接应用免疫的方法防治传染病，在古代中医著作中早有记载，如晋代医学家葛洪（283～363 年）在《肘后方》中，就记有“疗猘犬咬人方，乃杀所咬犬，取脑敷之，则后不发”。提及了与现代预防狂犬病疫苗接种接近的免疫方法。对后世影响最大的是我国利用人痘预防天花的实践，文献追述最早种痘法在唐朝民间已开始出现，11 世纪宋真宗时期，已明确用病人痘痂入鼻或穿病人衣服（痘衣）的预防方法，到 17 世纪初（明隆庆时）则已广泛应用。1628 年的《种痘心法》不仅正式记载了种痘法，而且明确记述人痘苗有时苗（又称生苗，致病力强）和种苗（又称熟苗，致病力弱）之分。并认识到患过天花或其他皮疹性传染病后，则不再被感染发作（即获得了免疫力）。如《家传痘诊心法》指出：“终身但作一疫，后者其气不复传染。”《痘诊世医心得》云：“至以疹子与痘诊相似，彼此传染，但发过不再作耳。”明代接种“人痘”预防天花的方法，在我国已非常普遍，并引起邻国的关注，不少国家派人来我国学习种痘法，如朝鲜、日本、土耳其等。18 世纪英国公使夫人从土耳其君士坦丁堡学到种痘术，为自己和皇家子女接种人痘，并将种痘术传至英国，在英国进行了人体试验，给少数犯人试种“人痘”预防天花成功。因当时英国学者保守，未予广泛推广，但为日后牛痘疫苗的发明提供了宝贵经验。18 世纪末，英国医生 Jenner（1796 年）观察到牛患“牛痘”时，局部痘疹酷似人类天花，挤奶女工为患“牛痘”的病牛挤奶，手臂上也患“牛痘”，但不得天花。于是他意识到接种“牛痘”可以预防天花，发明了“种痘术”（vaccine）并试种成功，在预防天花上取得了重大突破，逐渐在世界范围得到了推广应用。Jenner 本人被后人尊为免疫学的奠基者。

二、经典免疫学（抗感染免疫）时期

随着 19 世纪后半叶高效显微镜的应用，明确了致病微生物的存在，经典免疫学作为微生物学的一个分支进入了快速发展轨道，并取得了一系列重要成果。

1. 经典疫苗的研制：1880 年和 1881 年 Pasteur 在否定了生命自然发生理论的基础上，有力地推动了疫苗的研究，成功地研制出减毒鸡霍乱杆菌、炭疽杆菌菌苗等，1885 年他利用制备的减毒狂犬病疫苗接种，成功地防治了人类狂犬病，成为人工主动免疫的先驱。

2. 抗体的发现：19 世纪 80 年代后期，在研究病原菌的过程中，发现白喉杆菌经其分泌的白喉毒素致病，进而发现再感染者的血清中有“杀菌素”。1890 年 Behring 和 Kitasato 发现免疫接种动物血清中含抗白喉的物质，并将其称为抗体。鉴于细菌分泌的蛋白性毒素可致抗体产生，当时的科学家就把能刺激宿主产生抗体的物质称为抗原，形成并建立了抗原、抗体概念。

3. 补体的发现：1889 年 Buchner 发现补体，1895 年 Bordet 明确溶菌现象中补体和抗体作用。其后陆续建立了基于抗原与抗体特异性结合的一系列血清学试验方法。如 1896 年

Gruber 和 Durham 建立的特异性凝集反应，1897 年 Kraus 进行的沉淀试验，1906 年 Wassermann 进行的梅毒补体结合反应等。

4. 经典免疫学理论形成：1883 年 Metchnikoff 提出细胞免疫学说，1896 年 Ehrlich 提出体液免疫学说，1890 年 Koch 发现超敏（变态）反应，1902 年 Richet 发现继发过敏现象等。1901 年 Landsteiner 发现 ABO 血型系统，对抗感染免疫观念有所冲击。

在经历了 19 世纪末到 20 世纪初的辉煌发展之后，由于抗感染免疫的观念仍占主导地位，因此，微生物学框架内的免疫学成了其进一步发展的束缚。

三、现代免疫学时期

20 世纪 40 年代以后，免疫自身识别作为免疫识别的基础逐渐被明确，免疫学开始突破抗感染免疫的束缚，过渡到现代免疫学时期。在免疫功能进一步得到了较全面的认识基础上，伴随免疫系统的确立，免疫学开始成为独立的学科。

1. 现代免疫理论的奠基：1945 年 Owen 发现了异卵双生牛的天然免疫耐受现象，明确了自身识别问题，1949 年 Burnet 提出免疫耐受理论，1953 年 Medawar 实验证实胚胎期耐受理论。1955 年 Jerne 提出天然抗体选择学说，并最终（1974 年）完成免疫网络学说。1957 年 Burnet 和 Talmage 完善克隆选择学说，初步确定了免疫能区分“自我”与“非我”观念。

2. 免疫系统的确立：1957 年 Glick 发现禽类腔上囊（bursa）的免疫功能，并将来源于此器官的细胞称为 B 细胞（bursa 字头）；1961 ~ 1962 年 Good 和 Miller 明确了胸腺是 T 细胞（Thymus 字头）发育成熟的器官；1959 ~ 1962 年 Porter 和 Edelman 发现了抗体的分子结构；1978 年 Tonegawa 进一步阐明了免疫球蛋白基因重排机制；20 世纪 60 年代末以后，大量免疫细胞因子及其作用被认识及白细胞分化（CD）抗原等被明确。

3. 免疫遗传学的研究：Snell（1948 年）、Dausset（1958 ~ 1962 年）、Benacrraf（1963 年）明确了主要组织相容性复合体（MHC）与免疫的关系。其后 MHC 的基因结构（1980 年）、T 细胞受体基因结构（1983 ~ 1986 年）等被阐明。

4. 免疫机制的深入了解：Claman（1966 年）等发现了 T、B 细胞间的协作关系，Doherty 和 Zinkernagel（1974 年）发现了有关免疫细胞识别机制（MHC 限制性）；接着免疫细胞个体发育阶段性（阳性选择和阴性选择），树突状细胞、巨噬细胞等抗原提呈作用，第二信号系统的作用，免疫细胞活化、凋亡及失能，免疫效应细胞与效应分子对靶细胞作用等机制相继被阐明。

5. 免疫应用技术的突破：1960 年 Yalow 等建立了放射免疫技术，1975 年 Kohler 和 Milstein 建立了单克隆抗体的杂交瘤技术等；高效免疫抑制剂的开发与应用；免疫细胞因子及其受体基因陆续被克隆，进一步完善了现代免疫治疗等。

总之，免疫学经历了一个漫长，并逐步加速的发展历程，尤其是 1975 年之后分子生物学的兴起使免疫学得到了迅猛发展，从基因、分子、细胞、整体不同层次上，研究免疫细胞生命活动基本规律的机制，揭示了细胞分化、细胞活化、信号转导、细胞凋亡、细胞活动的分子调节等根本问题。免疫学自身也发展成为生命科学的前沿和支柱学科，开拓了认识生命奥秘的诸多重要研究途径，推动了生命科学的发展。

复习思考题

1. 何谓免疫？免疫的三大功能是什么？
2. 试述免疫应答的类型和特征。

第二篇

启动免疫应答的物质基础

本篇内容简介

抗原是启动机体免疫应答的物质基础，免疫应答的核心就是清除体内抗原或特异性接纳抗原。

抗原进入机体，通过机体免疫系统的一系列反应过程产生免疫应答。抗原的核心性质是异物性（即“非己性”）。也就是说作为抗原必须是与宿主自身成分结构不同的物质。抗原除了必须具备异物性外，还应具备一定的理化性质（如大分子胶体性），抗原分子中还必须含有能被机体免疫细胞识别的特殊结构（即抗原表位）等。否则，即便是异物（如无机物性物质）也不能称为抗原。因此，抗原的异物性、大分子胶体性和抗原表位是构成抗原的三大基本条件。

第二章　抗　原

凡能刺激机体产生特异性免疫应答的物质统称为抗原（antigen，Ag）。所谓免疫应答（immune response，Ir）是指抗原进入机体，免疫细胞对抗原进行识别后活化、分化、增殖，产生效应的过程。因此，抗原是启动机体免疫应答的物质基础。

抗原具有两种基本特性，即免疫原性（immunogen）和反应原性（immunoreactivity）。免疫原性是指抗原刺激机体产生免疫应答的能力；反应原性是指抗原能与免疫应答效应物质（如抗体或致敏淋巴细胞）发生特异性结合的能力。把同时具备免疫原性和反应原性的物质称为完全抗原（complete antigen）；单独缺乏免疫原性仅有反应原性的物质称为半抗原（hapten）。半抗原多为一些小分子物质，它必须与大分子载体结合后才具有免疫原性。

第一节 决定抗原免疫原性的条件

抗原物质是否具有免疫原性，一方面取决于抗原的本身性质，另一方面还取决于机体对抗原刺激的反应性。作为抗原必须具备以下条件。

一、异物性

异物是对机体来说的“非己”物质。在免疫学上，把与机体自身成分化学结构相异的物质称为异物，异物性是构成抗原的核心。一般来说，抗原物质与机体的亲缘关系越远，抗原分子结构与机体成分相差就越大，抗原的免疫原性就越强，相反则越弱。抗原异物性的意义包括以下几方面：

1. 与自身成分结构相异：如来源于体外的异种物质（如细菌、病毒等）和同种异体物质（如移植的组织器官等）。

2. 与自体免疫细胞所识别的自身成分相异：免疫细胞（主要为T、B细胞）在中枢免疫器官发育成熟过程中与自身成分接触时，主要通过两种方式清除和抑制针对自身成分的免疫细胞：①诱导针对自身成分的反应性免疫细胞克隆流产或受体重编；②诱导针对自身成分的抑制性免疫细胞活化，抑制针对自身成分免疫细胞的免疫应答反应。因此，存在于免疫隔绝部位的自身成分（如眼房内的晶体蛋白、葡萄膜色素等），不能到达中枢免疫器官诱导克隆流产和抑制性免疫细胞活化。这些成分一旦进入血液，也会被自体免疫细胞识别为异物，称为自身隐蔽性抗原；如果自身成分因某种原因被修饰，表现出与自身正常成分不同的结构而成为异物，称为自身修饰抗原。

3. 免疫细胞误识自身成分为异物：如果自身成分未能在中枢免疫器官充分诱导相应克隆流产或者诱导相应的抑制性免疫细胞活化，或者在外周免疫器官的T/B细胞抗原受体（T/B cell receptor，TCR/BCR）基因发生突变，而出现了针对自身成分的免疫细胞，这些突变细胞误识自身成分为异物；另外，禁忌细胞株复活也可导致自体免疫细胞误识自身成分为异物，在Burnet关于免疫的无性繁殖系选择学说中，对自身物质有可能发生免疫应答的某些淋巴系细胞群，称为禁忌细胞株。禁忌细胞株虽依靠对自身物质的免疫耐受性而停止活动，如果因某些因素使这种抑制失败，这些细胞就可能对自身正常成分发生免疫应答。

二、抗原的理化性质

成为抗原的物质都是有机物，无机物一般没有抗原性。但并不是所有的有机物都是抗原，它还必须具备一定的理化性质。

1. 大分子胶体性：一般来说，抗原分子量大于10kD，才具免疫原性，小于4kD的物质则无免疫原性。在一定范围内，分子量越大，抗原性越强。在蛋白质、多糖、核酸和脂类等大分子胶体物质中，蛋白质的抗原性最强。

2. 一定的化学组成和结构：大分子胶体性不是决定抗原免疫原性的绝对因素，它还必须具备一定的化学结构，并应具有结构的相对复杂性和稳定性。例如明胶蛋白分子量为100kD，但免疫原性却很弱。原因是由于组成明胶的氨基酸均是直链氨基酸而缺乏芳香族氨基酸。如果在明胶分子中接上2%酪氨酸后，免疫原性则大大增强。

3. 分子构象和易接近性：前者是指抗原分子中某些特殊化学基团的三维结构，它影响抗原分子与淋巴细胞抗原识别受体的吻合程度；后者则指抗原分子表面的特殊化学基团与淋巴细胞抗原识别受体接触的难易程度。抗原与淋巴细胞抗原识别受体的吻合程度越高，越易接触，免疫原性就越强。

4. 物理状态：一般聚合状态的蛋白质较单体蛋白的免疫原性强；颗粒性抗原较可溶性抗原免疫原性强。因此常将免疫原性弱的物质吸附于某些颗粒表面免疫动物，可以增强其免疫原性。

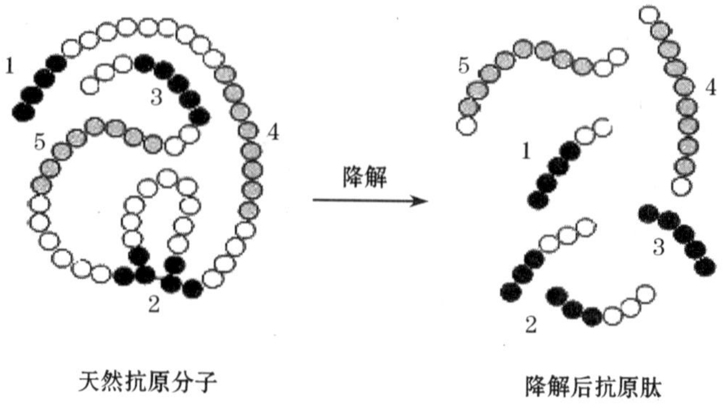

图 2-1　抗原分子中的T细胞表位与B细胞表位示意图

●B 细胞表位：1. 线性表位　2. 构象表位（降解后破坏）　3. 隐蔽性表位（降解后暴露）
○T 细胞表位：4、5 线性表位

三、抗原表位

抗原刺激机体特异性免疫应答，是通过存在于抗原分子中的某些特定化学基团与T细胞或B细胞表面的TCR/BCR特异性结合而实现的。把存在于抗原分子中能与TCR或BCR和抗体发生特异性结合的特殊化学结构称为抗原表位（epitope）或抗原决定簇（antigenic determinant，AD）。抗原表位是决定抗原特异性的物质基础。抗原表位分为T细胞表位和B细胞表位（图2-1）。

1. T细胞表位：存在于抗原分子中，经抗原提呈细胞（antigen presenting cell，APC）处理并与自身主要组织相容性复合体（major histocompatibility complex，MHC）分子结合成抗原肽-MHC分子复合物，表达于APC表面，能与T细胞TCR特异性结合的短肽序列。它可以是存在于抗原分子任何部位的氨基酸残基片段（呈线性序列）。故T细胞表位为线性表位。

胸腺依赖性抗原刺激机体产生抗体，首先通过抗原分子的T细胞表位活化辅助性T细胞（Th），然后在B细胞与抗原分子表面的B细胞表位结合后，通过活化的Th辅助，才能活化产生抗体。就产生抗体而言，抗原分子中的 T 细胞表位只作为载体，辅助 B 细胞表位发挥作用。故此时的 T 细胞表位又称载体表位。

T 细胞表位特点：①存在于抗原分子的任何部位；②由 8 ~ 20 个氨基酸组成的线性表位；③必须经 APC 加工处理，并与 MHC 分子结合成抗原肽 - MHC 分子复合物表达于 APC 表面，才能被 TCR 识别。

2. B 细胞表位：存在于抗原分子表面，能直接与 B 细胞的 BCR 或抗体发生特异性结合的特定短肽序列或空间构象。既可是线性表位，又可是构象表位。

B 细胞表位的特点：①必须存在于抗原分子表面；②既可为由 5 ~ 15 个氨基酸残基构成的线性表位，也可为由三维空间构象构成的构象表位；③不需经 APC 处理，可直接与 BCR 或抗体特异性结合。

T 细胞表位与 B 细胞表位的不同特点见表 2 - 1。

表 2 - 1　T 细胞表位与 B 细胞表位的区别

特点	T 细胞表位	B 细胞表位
识别的细胞受体	TCR	BCR（或抗体）
存在位置	抗原分子的任何部位	抗原分子表面
表位类型	线性表位	线性表位或构象表位
表位大小	8 ~ 12 个氨基酸（$CD8^+$ T 细胞） 12 ~ 20 个氨基酸（$CD4^+$ T 细胞）	5 ~ 15 个氨基酸或 5 ~ 7 个单糖、核苷酸或空间构象
APC 处理	必需	不需要
MHC 限制性	受 MHC 限制	不受 MHC 限制

由于 B 细胞表位是天然抗原分子表面结构，有以下三种情况影响其免疫原性。

（1）覆盖型表位与非覆盖型表位：一个抗原分子表面可同时存在一种或多种抗原表位，各自均能与相应 BCR 或抗体结合，彼此之间不相互干扰的抗原表位称非覆盖型表位。如果某一表位与 BCR 或抗体结合后，覆盖或阻挡了其他表位的结合则称覆盖型表位。另外，在极少数情况下，某一表位与 BCR 或抗体结合后，可导致抗原分子构象改变，影响或干扰后续表位的表达或结合，这种现象称构象效应。

（2）原发性表位与继发性表位：抗原分子表面的多种抗原表位，由于存在的部位差异，使其与 B 细胞的易接近性不同，导致其免疫原性强弱的不同和刺激免疫应答先后次序的差别。依据其免疫原性的强弱和刺激免疫应答的先后次序将抗原表位分为两类：①原发性表位（primary epitope）：是抗原分子中易与 B 细胞接近、免疫原性较强、优先激发免疫应答的表位，故又称优势表位（dominant epitope）；②继发性表位（secondary epitope）：抗原分子中优势表位首先刺激机体免疫应答后，致使抗原分子结构改变，其他不易与 B 细胞接近的表位暴露，后续激发免疫应答的表位，故又称隐蔽表位（cryptic epitope）。把机体首先对优势表位发生免疫应答，继而对隐蔽表位发生免疫应答的现象称为表位扩展（epitope spreading）。

（3）功能性表位与和非功能性表位：存在于天然抗原分子表面，能直接与 BCR 或抗体结合，发挥免疫效应的表位称功能性表位；存在于抗原分子内部，不能直接发挥免疫效应的“表位”称非功能性表位。抗原分子在某些因素作用下发生变性，可使抗原分子内部非功能性表位暴露而成为新的功能性表位，同时还可能由于抗原分子结构改变，而使原有的功能性表位被卷入内部或破坏。因此抗原分子变性会引起抗原特异性发生改变。

一般情况下，一个抗原分子不只存在一个抗原表位，可以存在多个抗原表位。抗原表位的性质、数目、位置和空间构象决定着抗原的特异性，并且高度敏感。抗原表位结构稍微发生改变，就可能引起其特异性改变。例如：抗间位氨基苯甲酸抗体，仅与间位氨基苯甲酸产生结合反应，而与邻位氨基苯甲酸不结合。(见表 2－2)

表 2－2　　化学基团空间位置对抗原－抗体反应特异性的影响

抗体	半抗原			
	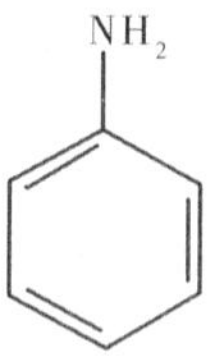 苯胺	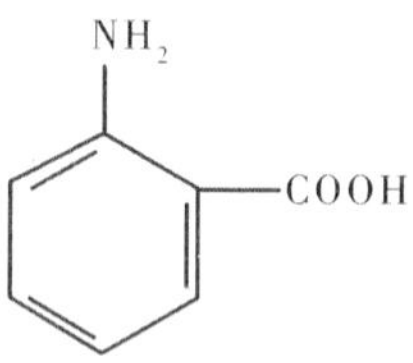 邻位氨基苯甲酸	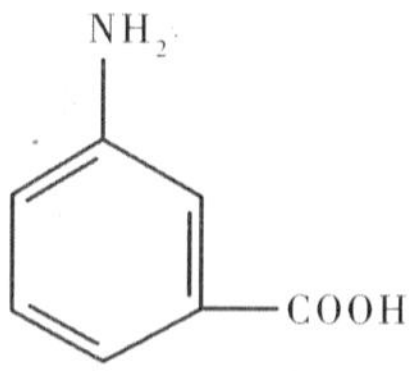 间位氨基苯甲酸	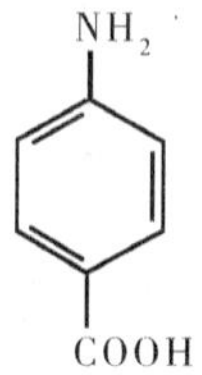 对位氨基苯甲酸
抗苯胺抗体	＋＋＋	－	－	－
抗邻位氨基苯甲酸抗体	－	＋＋＋	－	－
抗间位氨基苯甲酸抗体	－	－	＋＋＋	－
抗对位氨基苯甲酸抗体	－	－	－	＋＋＋

附：机体因素对抗原免疫原性的影响

1. 遗传因素：宿主的遗传因素控制着机体对抗原性异物的应答能力，如多糖抗原对小鼠具有免疫原性，而对豚鼠则无；人群对同一抗原的应答能力也表现出个体差异性。现已证实，控制机体对抗原应答的免疫应答基因主要是 MHC（详见第六章第二节）。

2. 年龄、性别与健康状态：一般而言，青壮年个体对抗原的免疫应答能力强于幼年和老年个体。雌性动物较雄性动物产生抗体的能力高，但妊娠期应答能力受到显著抑制。感染或免疫抑制剂都能干扰或抑制机体对抗原的应答。

3. 免疫方式：抗原的剂量、进入机体的途径、免疫次数及其间隔时间，以及免疫佐剂的类型和应用方法等，都可明显影响抗原的免疫原性。一般来说，抗原剂量适中，以皮内或皮下注射，间隔适当时间多次接种，免疫效果较好。

第二节　抗原的分类

一、依据抗原的基本特性分类

根据抗原的免疫原性和反应原性，可将抗原分为完全抗原和半抗原两类。同时具有免疫原性和反应原性的抗原称完全抗原；单独缺乏免疫原性，仅有反应原性的抗原称半抗原。这与抗原分子中所含有的抗原表位有关，就TDAg而言，完全抗原的结构特征是同时含有T细胞表位和B细胞表位；半抗原多为小分子物质，仅含B细胞表位，缺乏T细胞表位，必须与含有T细胞表位的大分子蛋白质连接后，才具免疫原性。

二、依据抗原刺激免疫应答是否需要T细胞参与分类

1. 胸腺依赖性抗原（thymus dependent antigen，TDAg）：此类抗原必须依赖T细胞参与，才能激发免疫应答。TDAg在分子结构上，既有T细胞表位，也有B细胞表位。TDAg多为大分子蛋白质。

2. 胸腺非依赖性抗原（thymus independent antigen，TIAg）：TIAg是不依赖T细胞，可直接刺激B细胞产生抗体的抗原。TIAg分子均不含有T细胞表位，只有B细胞表位。因此，仅对B细胞产生反应，只能诱导B细胞介导的体液免疫应答，而不能诱导T细胞介导的细胞免疫应答。依据TIAg的分子结构特征可将其分为TIAgⅠ型和TIAgⅡ型两种。

（1）TIAgⅠ型：TIAgⅠ型的分子结构特点是：同时含有B细胞表位和B细胞有丝分裂原样结构，如细菌脂多糖等。TIAgⅠ型的B细胞表位与相应B细胞的BCR结合选择特异性克隆的B细胞，其有丝分裂原样结构与B细胞的有丝分裂原受体结合，则使该B细胞活化；由于其存在着有丝分裂原样结构，还可与多种克隆的B细胞的有丝分裂原受体结合，导致多克隆B细胞活化。

（2）TIAgⅡ型：TIAgⅡ型的分子结构特点是：TIAgⅡ型分子中含有多个重复的相同B细胞表位，如肺炎球菌荚膜多糖和多聚鞭毛素等。多个相同B细胞表位同时与B细胞表面的多个BCR结合，发生受体交联，导致B细胞活化。

TDAg和TIAg的区别见表2－3。

表2－3　TDAg和TIAg的比较

特点	TDAg	TIAg
化学性质	主要为蛋白质	主要为多糖等
结构特点	既有T细胞表位，又有B细胞表位	不含T细胞表位，仅有B细胞表位
T细胞依赖性	依赖T细胞参与	不依赖T细胞参与
免疫应答类型	体液免疫应答和细胞免疫应答	体液免疫应答
抗体类型	IgM、IgG、IgA、IgE	只产生IgM
免疫记忆	形成记忆性免疫细胞，可产生再次应答	不形成记忆性免疫细胞，不产生再次应答

三、依据抗原与宿主的亲缘关系分类

依据抗原与宿主的亲缘关系，可将抗原分为异种抗原、同种异体抗原和自身抗原。

1. 异种抗原：来源于与宿主不同种属关系的抗原性物质称为异种抗原（xenoantigen）。各种病原生物及其代谢产物（如外毒素等）、异种动物血清等对人而言均为异种抗原。

2. 同种异体（或称异型）抗原：来源于同一种属不同个体的抗原性物质称为同种异体抗原。如人类血型抗原、人类白细胞抗原（human leucocyte antigen，HLA）等。

3. 自身抗原：自身物质通常对自体不具抗原性，但是在某些情况下，也能引起自身免疫应答，这种自身抗原性物质称为自身抗原（autoantigen）。

（1）自身修饰抗原：由于微生物感染、外伤、药物、电离辐射等作用，使正常组织细胞构象发生改变，产生新的抗原表位；自身成分合成缺陷或溶酶体酶的异常破坏作用，使抗原分子暴露出新的抗原表位，致使自身物质出现抗原性。

（2）自身隐蔽性抗原：是指存在于机体特定部位，正常情况下与免疫系统相对隔绝的组织成分，如晶体蛋白、葡萄膜色素蛋白、精子、甲状腺球蛋白、神经髓鞘膜蛋白等。由于某种原因，使这些成分进入血液，也会被自体免疫细胞识别为异物，而成为自身抗原。

（3）自体免疫细胞误识自身成分为抗原：免疫细胞识别受体突变或禁忌细胞株复活，可将自身正常成分误识为异物而发生免疫应答。

四、依据抗原的特异性和交叉反应性分类

1. 特异性抗原：自然界存在着庞大的物质群，无论在化学组成上，还是构象上都有各自的特点。绝大多数抗原性物质，都存在着区别于其他抗原的特异性抗原表位，由抗原刺激机体产生的抗体只与该抗原本身发生反应，此种抗原称为特异性抗原。

2. 共同抗原（交叉抗原）：自然界各种抗原性物质之间，也可能巧合性地存在相同结构，如果这种相同结构正是抗原表位之所在，那么用这种抗原刺激机体产生的抗体不仅能与该抗原结合，也能与带有相同结构的其他抗原结合。把存在着相同抗原表位的不同抗原性物质称为共同抗原。在这些抗原物质间一种抗原刺激机体产生的抗体，除了能与抗原自身结合外，也能与另一种抗原交叉结合，故又称交叉抗原。依据共同抗原之间的亲缘关系，有不同的名称，如种属抗原、异嗜性抗原等。

（1）种属抗原：同一种属生物之间，由于遗传背景绝大部分相同，由其编码的物质分子在同一群体内必然存在着相同结构（即相同抗原表位）。把存在于同一种属生物之间的共同抗原称为种属抗原。

（2）异嗜性抗原：把存在于不同生物之间的共同抗原称为异嗜性抗原。它们之间没有必然关系，只是一种偶然巧合。如大肠杆菌 O_{86} 与人 B 血型抗原；肺炎球菌 14 型与人 A 血型抗原等属于异嗜性抗原。

五、依据抗原的理化性质分类

1. 颗粒性抗原：是指存在于颗粒表面（如病原微生物表面、细胞表面等）的抗原分子。颗粒性抗原与相应抗体结合，可出现颗粒凝集现象。

2. 可溶性抗原：是指溶解于体液或其他液体的抗原分子。如蛋白质、糖蛋白、脂蛋白、脂多糖、细菌外毒素等，可溶性抗原与相应抗体结合可出现沉淀现象。

附：其他免疫刺激剂

（一）超抗原

因发现某些细菌或病毒的代谢产物具有强大的刺激 T/B 细胞（多克隆）活化的能力，

故被称为超抗原（Superantigen，SAg）。其特点是：能与TCR/BCR抗原结合槽外的非特异性部位结合，非特异性刺激T细胞或B细胞克隆增殖的物质。

超抗原可分为有内源性超抗原和外源性超抗原。病毒感染机体后，其DNA可整合到宿主细胞DNA中，产生内源性超抗原。如小鼠乳腺肿瘤病毒感染淋巴细胞产生的蛋白、人类免疫缺陷病毒（HIV）的表达产物等。外源性超抗原主要为某些细菌的外毒素，如金黄色葡萄球菌肠毒素、链球菌产生的致热性外毒素等。

某些超抗原（如人类免疫缺陷病毒表面糖蛋白gp120）既能与TCR Vβ链结合，也能与APC上MHC－Ⅱ类分子抗原结合槽外侧区结合，以极低的浓度直接活化$CD4^+$T细胞。另外一些超抗原（如金黄色葡萄球菌蛋白A，SPA）可与某些亚型B细胞的BCR结合，并刺激其增殖和活化。

超抗原可介导多种生理效应或病理过程，可能与多种细菌性食物中毒、某些类型的休克（如金黄色葡萄菌引起的毒性休克综合征）、艾滋病、某些自身免疫性疾病和某些肿瘤的发生和发展有关。

（二）有丝分裂原

有丝分裂原（mitogen）亦称丝裂原，是一类能在体外使静止的淋巴细胞转化为淋巴母细胞，并发生有丝分裂的物质。有丝分裂原多为植物种子中提取的糖蛋白以及细菌的结构成分或代谢产物等，因其能非特异性激活某一类淋巴细胞的多个克隆，故属于非特异性多克隆淋巴细胞激活剂。

T、B细胞表面表达多种有丝分裂原的受体（表2－4）。在实践中常通过观察淋巴细胞对有丝分裂原刺激的反应，来检测机体免疫系统的功能状态。例如，用PWM来测定机体体液免疫和细胞免疫功能，用SPA的反应来测定人B细胞的功能，用PHA或ConA来测定T细胞功能。

表2－4　重要的有丝分裂原对T、B细胞的增殖反应

有丝分裂原	增殖反应	
	T细胞	B细胞
植物血凝素（PHA）	+	－
刀豆蛋白A（ConA）	+	－
美洲商陆（PWM）	+	+
葡萄球菌A蛋白（SPA）	－	+
细菌脂多糖（LPS）	－	+（只对小鼠）

（三）免疫佐剂

与抗原一起或预先注入机体，可增强机体对该抗原的特异性免疫应答或改变免疫应答类型的物质称为免疫佐剂（immunoadjuvant），简称佐剂（adjuvant）。

佐剂的种类很多。常用的有：①无机佐剂：如氢氧化铝、明矾等。②生物佐剂：包括微生物及其产物，如分枝杆菌（结核杆菌、卡介苗）、短小棒状杆菌、百日咳杆菌、革兰阴性菌的内毒素、某些细胞因子等。③合成佐剂，如双链多聚肌胞苷酸。④油剂：如弗氏佐剂、矿物油、植物油等。其中弗氏完全佐剂（含有灭活的结核分枝杆菌）和弗氏不完全佐剂

（不含灭活的结核分枝杆菌成分），是目前动物实验中最常用的佐剂。

佐剂的作用机制尚未完全阐明，不同佐剂作用不尽相同。概括而言有以下几种：①改变抗原物理性状，延长抗原在体内存留的时间；②刺激单核－巨噬细胞，增强其对抗原的处理和提呈能力；③刺激淋巴细胞增生和分化，从而增强和扩大免疫应答的效应。

复习思考题

1. 试述抗原的基本特性。
2. 简述影响抗原免疫原性的主要因素。
3. 试述决定抗原特异性的结构基础，试比较 T 细胞表位和 B 细胞表位的区别。
4. 根据抗原与机体的亲缘关系可将抗原分为哪几类？
5. 试比较 TDAg 与 TIAg 的异同。

第三篇

免疫系统

本篇内容简介

免疫系统包括免疫分子、免疫细胞和免疫器官三部分。

1. 免疫分子：根据免疫分子的存在形式可分为分泌型免疫分子和膜型免疫分子两大类。

（1）分泌型免疫分子：指参与免疫应答的体液分子。主要包括：抗体（免疫球蛋白）、补体系统和细胞因子等。

（2）膜型免疫分子：指存在于免疫细胞膜表面的分子。主要包括：表面受体、MHC分子、CD分子和黏附分子等。

2. 免疫细胞：可分为非特异性免疫细胞和特异性免疫细胞。

（1）非特异性免疫细胞：主要包括吞噬细胞、杀伤细胞、抗原提呈细胞等。非特异性免疫细胞主要通过表面表达的模式识别受体（PRR），识别广泛存在于病原体表面和宿主衰老、凋亡细胞表面的病原相关分子模式（PAMP），捕捉抗原性异物，对其进行非特异性清除或把抗原信息提呈给特异性免疫细胞，启动特异性免疫应答。

（2）特异性免疫细胞：主要为T细胞和B细胞。特异性免疫细胞主要通过其表面表达的特异性抗原识别受体，特异性地识别抗原性异物的抗原表位，通常情况下对抗原特异性清除，在某些特殊情况下对抗原特异性接纳。

3. 免疫器官：包括中枢免疫器官和外周免疫器官。

（1）中枢免疫器官：是免疫细胞发生、分化、成熟的场所，包括骨髓、胸腺和禽类动物的法氏囊。

（2）外周免疫器官：是免疫细胞居留、接受抗原刺激、产生免疫应答的场所，包括脾脏、淋巴结、黏膜相关淋巴组织等。

第三章 免疫球蛋白

B 细胞受到抗原刺激后活化、增殖、分化为浆细胞，合成并分泌能与该抗原发生特异性结合的球蛋白称为抗体（antibody，Ab）。抗体是介导体液免疫应答的重要效应分子。1968 年和 1972 年世界卫生组织和国际免疫学会联合会的专门委员会先后决定，将具有抗体活性或化学结构与抗体相似的球蛋白统一命名为免疫球蛋白（immunoglobulin，Ig）。Ig 是化学结构的概念，它包括抗体球蛋白和一些未证实有抗体活性的一类球蛋白，如骨髓瘤病人血清中的 M 蛋白及尿中的本周（Bence Jones，BJ）蛋白等。

根据免疫球蛋白存在形式可分为两种：分泌型免疫球蛋白（secreted Ig，SIg）和膜型免疫球蛋白（membrane Ig，mIg）。前者主要存在于血清及其他体液或外分泌液中，具有抗体的各种功能；后者则是存在于 B 细胞表面的抗原识别受体（BCR）。

1937 年，Tiselius 用电泳方法将血清蛋白分为白蛋白及 α1、α2、β、γ 球蛋白等组分，证明抗体的活性部分主要分布在 γ 球蛋白区。因此，一度曾将抗体称为 γ 球蛋白（丙种球蛋白）。其后经对免疫血清的电泳分析、超速离心分析和分子量测定等方法，发现大部分抗体活性的免疫球蛋白在 γ 球蛋白区内，但有小部分抗体活性的免疫球蛋白可存在于 β 球蛋白区。

第一节 免疫球蛋白的结构

一、免疫球蛋白的基本结构

X 射线晶体衍射结构分析发现，免疫球蛋白的基本结构是由四条肽链通过链间二硫键连接而成的“Y”型结构。（图 3－1）。

（一）四肽链结构

Ig 的单体分子是由两条完全相同的重链（heavy chain，H 链）和两条完全相同的轻链（light chain，L 链），通过链间二硫键连接而成。

H 链分子量约为 50～75kD，由 450～550 个氨基酸残基组成。两条 H 链借助链间二硫键相连；L 链分子量约 25 kD，由 214 个氨基酸残基构成。两条 L 链借助链间二硫键分别连于 H 链靠近 N 端的两侧。

通过分析发现：针对不同抗原特异性抗体的氨基酸序列，发现 H 链和 L 链 N 端侧约 110 个氨基酸残基的序列差异很大，故称可变区（variable region，V 区），其余的氨基酸序列相

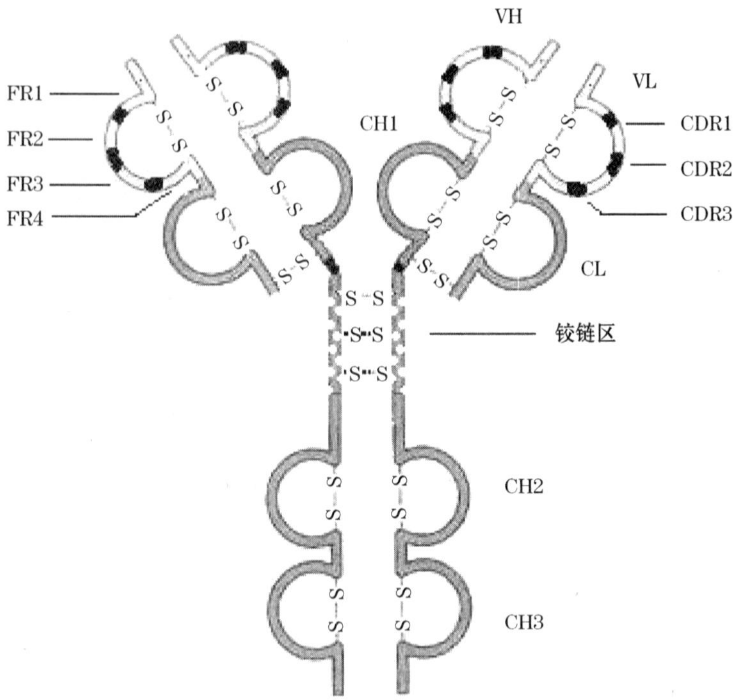

图 3-1　免疫球蛋白基本结构示意图

对稳定，故称恒定区（constant region，C 区）。

H 链和 L 链的 V 区分别称为 VH 和 VL。H 链和 L 链的 C 区分别称为 CH 和 CL。不同类别 Ig 的 CH 长度不一，一般包括 CH1、CH2 和 CH3，有的更长，还有 CH4。在同一种属动物中，同一类型 Ig 分子的 C 区氨基酸组成和排列顺序比较恒定，故其抗原性相同。例如：针对不同抗原的 IgG，除其 V 区不同外，C 区的抗原性是相同的。用人 IgG 免疫小鼠制备的抗人 IgG 抗体，能与所有人 IgG 的 C 区结合。

（二）结构域与功能区

Ig 分子的每条肽链可通过链内二硫键连接成数个球形结构域（domain），构成不同的功能域（domain）。每个结构域约由 110 个氨基酸残基组成。其序列具有相似性或同源性。二级结构是由几股多肽链折叠一起形成的两个反向平行的 β 片层（anti-parallel β sheet），因而形成一个“β 桶状结构”（β barrel structure）或“β 三明治”（β sandwich）结构。免疫球蛋白肽链的这种折叠方式称为免疫球蛋白折叠（immunoglobulin folding）（图 3-2）。

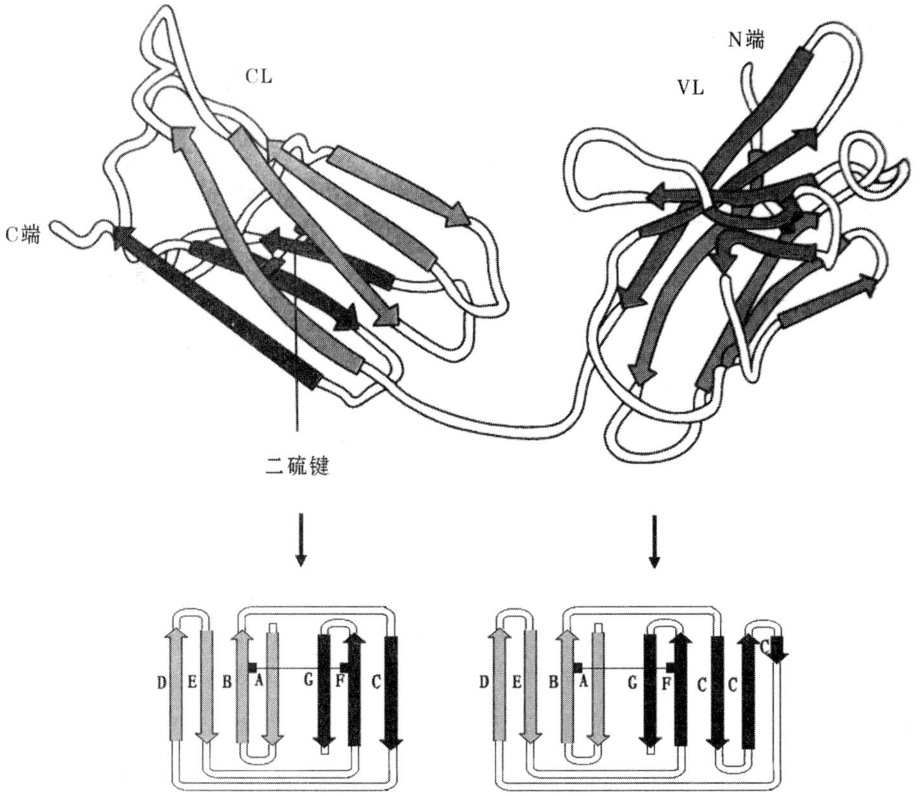

图3-2　免疫球蛋白折叠（轻链）

1. 可变区：H链和L链的VH与VL区共同组成了抗体与抗原结合部位（antigen-binding site）。比较许多不同抗体V区的氨基酸序列，发现VH和VL各有三个区域的氨基酸组成和排列顺序差异性特别大，将其称为高变区（hypervariable region，HVR），分别用HVR1、HVR2和HVR3表示。它与抗原的B细胞表位为互补结构，故将HVR又称为互补性决定区（complementarity-determining region，CDR），分别用CDR1、CDR2和CDR3表示。针对不同抗原表位的抗体，其CDR序列不同，因此CDR决定了抗体的特异性。V区中HVR之外区域的氨基酸组成和排列顺序相对变化不大，称为骨架区（framework region，FR），VH或VL各有四个骨架区，分别用FR1、FR2、FR3和FR4表示（见图3-1）。

由于组成抗体的两条H链和两条L链完全相同，因此，一个抗体的单体分子含有两个完全相同的抗原结合点，可以结合2个相同的B细胞表位，即抗原结合价为2价。

2. 恒定区：Ig H链的CH1和L链的CL区、两条H链的CH2和CH3（或CH4）区分别组成了不同的功能区。

（1）CH1与CL区：为Ig分子上同种异型（allotype）的遗传标志。

（2）CH2区：两条H链的CH2共同组成CH2区。IgG的CH2区具有补体C1q结合位点，IgG与抗原结合后，抗体变型CH2区暴露并与C1q结合，启动补体经典激活途径；IgE的CH2可与肥大细胞和嗜碱性粒细胞的IgE Fc受体（FcεR）结合。

（3）CH3 区：两条 H 链的 CH3 共同组成 CH3 区。IgG 的 CH3 可与单核细胞、巨噬细胞、中性粒细胞、B 细胞和 NK 细胞表面的 IgG Fc 受体（FcγR）结合；IgE 的 CH3 可与肥大细胞和嗜碱性粒细胞的 IgE Fc 受体（FcεR）结合；IgM 的 CH3 具有补体 C1q 结合位点。

（4）CH4 区：两条 H 链的 CH4 共同组成 CH4 区。IgM、IgE 含有 CH4 区，IgG、IgA 和 IgD 没有 CH4 区。IgM 的 CH4 也具有补体 C1q 结合位点。

（三）铰链区（hinge region）

位于 CH1 与 CH2 之间的区域，含有丰富的脯氨酸，不易形成氢键，并且含有较多的链间二硫键（2～5 个），妨碍螺旋结构形成而呈伸展状态，具有相当的柔曲性。它与抗体的变型有关：①在抗体与抗原结合时，通过铰链区变化，使抗体的两个抗原结合部位之间的距离尽量达到同时与两个抗原 B 细胞表位结合；②抗体与抗原结合后，通过铰链区使抗体结构变型，暴露与补体、细胞表面 Fc 受体的结合点。

铰链区也易与蛋白酶接近，且对蛋白酶敏感，易被水解。如被木瓜蛋白酶、胃蛋白酶等水解。

不同 Ig 的铰链区不尽相同，IgG、IgA、IgD 含有铰链区（IgG1、IgG2、IgG4 和 IgA 的铰链区较短，IgG3 和 IgD 的铰链区较长）；IgM 和 IgE 缺乏铰链区。

（四）免疫球蛋白的水解片段

1. 木瓜蛋白酶水解片段：木瓜蛋白酶（papain）水解 Ig 的部位在 H 链铰链区近 N 端的链间二硫键上方，裂解后可得到 2 个完全相同 Fab 段和 1 个 Fc 段（见图 3－3）。① Fab 段即抗原结合片段（fragment antigen binding，Fab），含有完整的 VH 与 VL 区和 CH1 与 CL 区结构，仍能与抗原结合，但 Fab 段的抗原结合价为单价，不能出现凝集反应或沉淀反应；② Fc 段即结晶片段（fragment crystallizable，Fc），含有完整的 CH2、CH3 或 CH4 区，无抗原结合活性，理论上可以保留 CH2、CH3 或 CH4 区的功能活性。但是 Fc 段形成后易于结晶，而使其活性丧失。依据木瓜蛋白酶水解片段定义 Ig 分子的 Fab 段和 Fc 段。

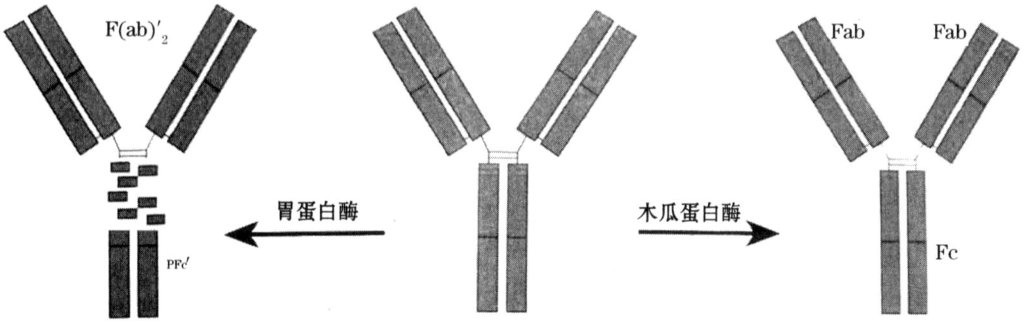

图 3－3 免疫球蛋白水解片段

2. 胃蛋白酶水解片段：胃蛋白酶（pepsin）在 H 链铰链区近 N 端的链间二硫键下方，裂解后可得到 1 个仍有链间二硫键连接的 $F(ab)_2'$ 片段和 pFc′若干小分子片段（见图 3－3）。

$F(ab)_2'$片段的抗原结合价为双价，与抗原结合可发生凝集反应和沉淀反应。pFc′段破坏了CH2、CH3 或 CH4 区结构，因此失去了相应的生物学活性。

二、免疫球蛋白的辅助结构

除 L 链和 H 链组成的基本结构外，某些类别 Ig 还含有其他辅助成分，如 J 链和分泌片（见图 3－4）。

1. J 链（joining chain）：J 链是由浆细胞合成，富含半胱氨酸的一条多肽链。J 链可连接 Ig 单体形成二聚体、五聚体或多聚体。两个单体 IgA 由 J 链连接形成二聚体，五个单体 IgM 通过二硫键和 J 链连接形成五聚体。IgG、IgD、IgE 为单体，无 J 链。

2. 分泌片（secretary piece，SP）：是二聚体 IgA 在穿越黏膜上皮细胞过程中，由黏膜上皮细胞合成的含糖肽链，以非共价键形式与二聚体 IgA 连接，使其成为分泌型 IgA（SIgA），并分泌到黏膜表面的外分泌液当中。分泌片的作用：①介导 IgA 二聚体向黏膜表面主动转运，故又称多聚免疫球蛋白受体（polymeric Ig receptor，pIgR）；②保护 SIgA 免受黏膜表面的蛋白酶降解。

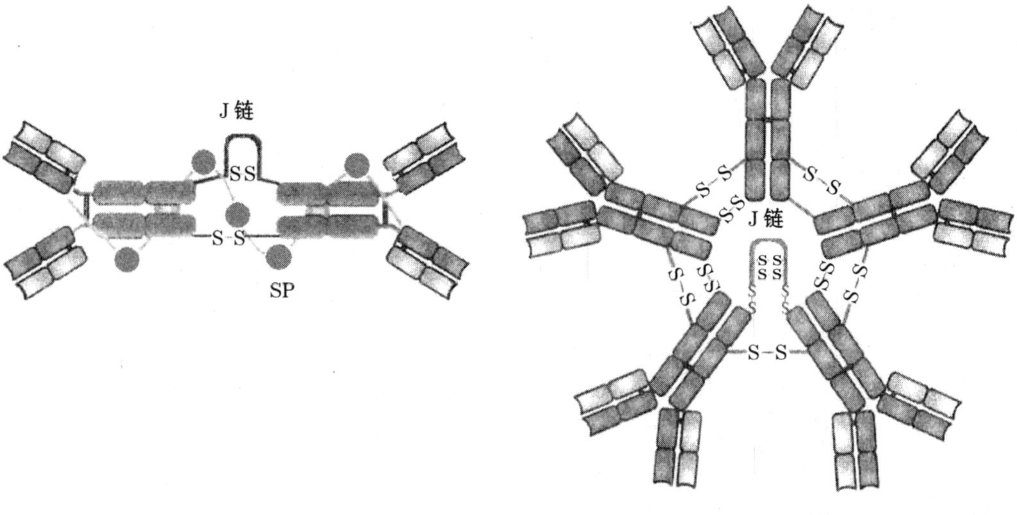

图 3－4　J 链连接的 IgM 五聚体、SIgA 二聚体及 SIgA 的分泌片

第二节　免疫球蛋白的异质性

一、免疫球蛋白可变区的异质性

抗体的可变区尤其是互补决定区（CDR）的结构形成，是由胚系基因 V、（D）、J 基因片段随机重排的结果。形成了与自然界各种抗原表位呈互补结合的特异性结构，针对同一抗原表位抗体的 CDR 结构相同。各种抗原刺激机体，可使其产生针对各种抗原表位的抗体，

构成抗体可变区的多样性和异质性。

二、免疫球蛋白恒定区的异质性

在同一种属动物体内，依据 Ig 的 H 链或 L 链恒定区的氨基酸组成序列不同，亦即抗原性不同，分别对 Ig 进行分类和分型。

（一）免疫球蛋白的分类

1. 类（class）：依据 Ig 重链恒定区抗原性不同，将 Ig 的重链分为 μ、δ、γ、α 和 ε 链，并分别将带相应重链的 Ig 命名为 IgM、IgD、IgG、IgA 和 IgE。

2. 亚类（subclass）：同一类 Ig 重链恒定区的抗原性、二硫键数目和位置不同，将其再分亚类。IgG 有 IgGl ~ IgG4 四个亚类；IgA 有 IgAl 和 IgA2 两个亚类。

（二）免疫球蛋白的分型

1. 型（type）：依据 Ig 轻链恒定区的抗原性不同，可将 L 链分为两种，即 κ（kappa）链和 λ（lambda）链，与此对应将 Ig 分为 κ 型和 λ 型。同一天然 Ig 分子中，两条 L 链的型别相同。五类 Ig 中每类 Ig 都可以有 κ 链或 λ 链，两型轻链的功能无差异。不同种属 Ig 带有两型轻链的比例不同，κ：λ 比例的异常可能反映免疫系统的异常。例如正常人血清中 κ 型和 λ 型 Ig 含量之比约为 2：1，人类 Ig 的 λ 链过多，提示可能有产生 λ 链的 B 细胞肿瘤。

2. 亚型（subtype）：所有 κ 链恒定区的结构基本相同，不分亚型。λ 链恒定区个别氨基酸残基组成有所差异，可分为 λl、λ2、λ3 和 λ4 四个亚型。

上述 Ig 类、亚类、型、亚型的免疫原性差异，均由 Ig 恒定区所具有的抗原表位所决定。应用抗 H 链和 L 链 C 区的抗体，可借助血清学方法鉴定同种类、型标志。

第三节　免疫球蛋白的抗原性

抗体既可与相应抗原发生特异性结合，又因其为蛋白质，对其他机体又具抗原性。

1. 同种型（isotype）：指同一种属所有个体的 Ig 分子共有的抗原特异性标志，即为种属性标志，存在于 Ig 的 C 区。将 Ig 分子注射于异种动物，刺激其产生抗体，可以与该种属动物的同类 Ig 结合。如用小鼠 IgG 免疫家兔，刺激产生的兔抗鼠 IgG 抗体，可与所有小鼠的 IgG 发生结合反应。

2. 同种异型（allotype）：指同一种属不同个体间 Ig 分子所具有的不同抗原特异性标志，即为同种异体的遗传标志，存在于 Ig 的 C 区。由于来源于同种异体的 Ig 仅显示局限的多态性，如同 ABO 血型一样，在某些人群中表达的表型相同或相似。因此，将 Ig 分子注射于同种异体机体，刺激其产生抗体，除了能与 Ig 来源机体的同类 Ig 结合外，还可与来源于相关群体的同类 Ig 结合。

3. 独特型（idiotypc，Id）：指 Ig 的 V 区所特有的抗原特异性标志，即与抗原特异性结合的部位。抗体独特型部位的抗原表位在遗传背景相同的纯系动物、同种异体甚至异种动物间均可刺激产生相应的抗体，即抗独特型抗体（anti－idiotype antibody，AId）。

第四节　免疫球蛋白的基因重排与表达

一、免疫球蛋白的基因结构

V区基因和C区基因：抗体H链可变区基因（V区基因）包括胚系基因的V基因片段（VH）、D基因片段（DH）和J基因片段（JH）；L链V区基因只有胚系基因的V基因片段（Vκ/Vλ））和J基因片段（Jκ/Vλ））。V区基因的下游是编码H链或L链恒定区基因（C区基因）。

人Ig的V区基因和C区基因，定位于不同的染色体。①H链基因位于第14号染色体长臂，胚系基因的基因片段从5′端到3′段，排列顺序是VH、DH、JH和C基因片段。其中参与H链V区基因VH、DH、JH的数量分别有40、25、6个，参与H链C区基因的数量有9个，H链C区基因的排列顺序为5′－Cμ－Cδ－Cγ3－Cγ1－Cα1－Cγ2－Cγ4－Cε－Cα2－3′，每个C区基因包括几个C区各结构域的外显子；②L链的κ链基因位于第2号染色体长臂，V区基因Vκ、Jκ的数量分别有40、5个，C区基因Cκ的数量为1个；λ链基因位于第22号染色体短臂，V区基因Vλ、Jλ的数量分别有30、4个，C区基因Cλ的数量有4个（近期的各教材报道的胚系基因数量不尽相同，此数目选自金伯泉主编的《医学免疫学》，2008年第5版）。

二、抗体的基因重排与表达

抗体的基因片段重排是一个十分复杂的过程，主要通过一组重组酶来完成，并呈现等位排斥和同种排斥现象。①重组酶：包括重组激活酶、末端脱氧核苷酸转移酶、DNA外切酶和DNA合成酶等。重组激活酶（RAG1和RAG2两种），可特异性识别V、（D）、J基因片段两端的重组信号序列（recombination signal sequence，RSS）的保守序列；末端脱氧核苷酸转移酶可将数个核苷酸通过一种非模板编码的方式加到DNA片段的断端。②等位基因排斥和同种基因排斥：一个B细胞只能合成并分泌针对一种抗原表位和一种类型的抗体。它主要是通过等位基因排斥和同种基因排斥机制来实现。等位基因排斥：是指B细胞两条染色体的H链或L链基因，只有一条染色体上的等位基因能够得到表达，先重排成功的基因抑制另一条染色体等位基因重排和表达。但B细胞再次受到相同抗原刺激，H链可以通过V区基因与C区基因重排，发生类别转换。同种基因排斥：主要是指轻链的κ链和λ链之间的相互排斥，即如果κ链基因重排成功则抑制λ链基因的重排和表达。

（一）抗体V区基因重排与抗体的多样性

抗体的胚系基因中V、（D）、J基因片段之间有内含子隔开，在B细胞分化过程中，通过基因片段的重排，形成V（D）J连接重排后的DNA，转录为初级RNA转录本，经过剪接形成mRNA，翻译成带有前导序列的新生多肽，再经多肽的加工、糖基化，切除前导序列，产生Ig的H链或L链的V区基因。形成抗体可变区的多样性。其机制涉及以下几个方面。

1. V区基因片段随机组合导致的多样性：V区基因有众多的V、（D）、J基因片段，在重排时只能分别取其中的一个进行重排，因而可以产生众多的V区基因组合。以人为例：H链的V区基因组合数可达40（VH）×25（VD）×6（VJ）=6000；κ链为40（Vκ）×5（Jκ）=200；λ链为30（Vλ）×4（Jλ）=120。

2. V区基因片段连接导致的多样性：在V、（D）、J基因片段重排时，连接处可丢失或加上几个核苷酸（末端脱氧核苷酸转移酶作用）等，从而显著地增加了抗体可变区的多样性。

3. 体细胞高频突变（somatic hyermutation）导致的多样性：体细胞高频突变发生在已完成V区基因重排基础上，接受抗原刺激后位于外周淋巴器官生发中心的成熟B细胞，是一种DNA点突变。常见于V区的CDR区，尤其是CDR3，突变后可使某些抗体与抗原表位的亲和力提高。在免疫应答过程中，特别是再次应答产生的抗体与抗原表位的亲和力升高（称为抗体亲和力成熟），主要是由B细胞高频突变所致。

V区基因片段的随机组合和基因片段连接时的核苷酸增减变化导致的多样性，发生在中枢免疫器官发育成熟过程中的B细胞，是Ig可变区多样性形成的基础，但与相应的抗原表位结合的亲和力较低；体细胞高频突变发生在外周免疫器官生发中心的成熟B细胞，是接受抗原刺激后的点突变，突变后更增加了CDR区与相应抗原表位的互补性，因此可使某些抗体与抗原表位的亲和力提高。

（二）Ig类别转换的基因重排

Ig的V区基因与C区基因重排，使Ig发生类别转换。B细胞最先表达的膜型Ig（BCR）为膜型IgM，接受抗原刺激后最先合成并分泌的Ig也是IgM（分泌型IgM）。B细胞受到某些因素刺激，Ig的类别可从IgM转换成IgG、IgA、IgE或IgD，这种现象称为Ig类别转换（class switching，or isotype switching）。类别转换主要是同一V区基因与不同H链C区基因的重排。在Ig的H链C区基因的5′端内含子中含有一段转换信号序列（switch region，S region），在类别转换过程中发挥重要作用，可使不同的转换区之间发生重组。位于Cμ之前的转换信号序列称Sμ，位于Cε之前的转换信号序列称Sε，依此类推，如Sγ1、Sγ2、Sγ3、Sγ4、Sα1、Sα2。如在IgM向IgG3转换时，Sμ与Sγ3相互结合，使位于两者之间的Cδ被环出并剪除，经修复后VDJ与Cγ3直接相联，导致IgM向IgG3转换（图3-5）

（三）分泌型Ig和膜型Ig转变的基因重排

膜型Ig的跨膜部位在H链的恒定区，因此只涉及H链C区基因SC（分泌型重链羧基端外显子）和MC（膜型重链羧基端外显子）基因重排，引起分泌型Ig和膜型Ig转变。B细胞在发育过程中最先表达膜型IgM，成熟后共表达膜型IgM和膜型IgD。接受抗原刺激后，随着B细胞活化、分化，合成的Ig发生类别转换，B细胞也表达其他的膜型Ig。图3-6列举了分泌型IgM和膜型IgM的H链羧基端的差别。

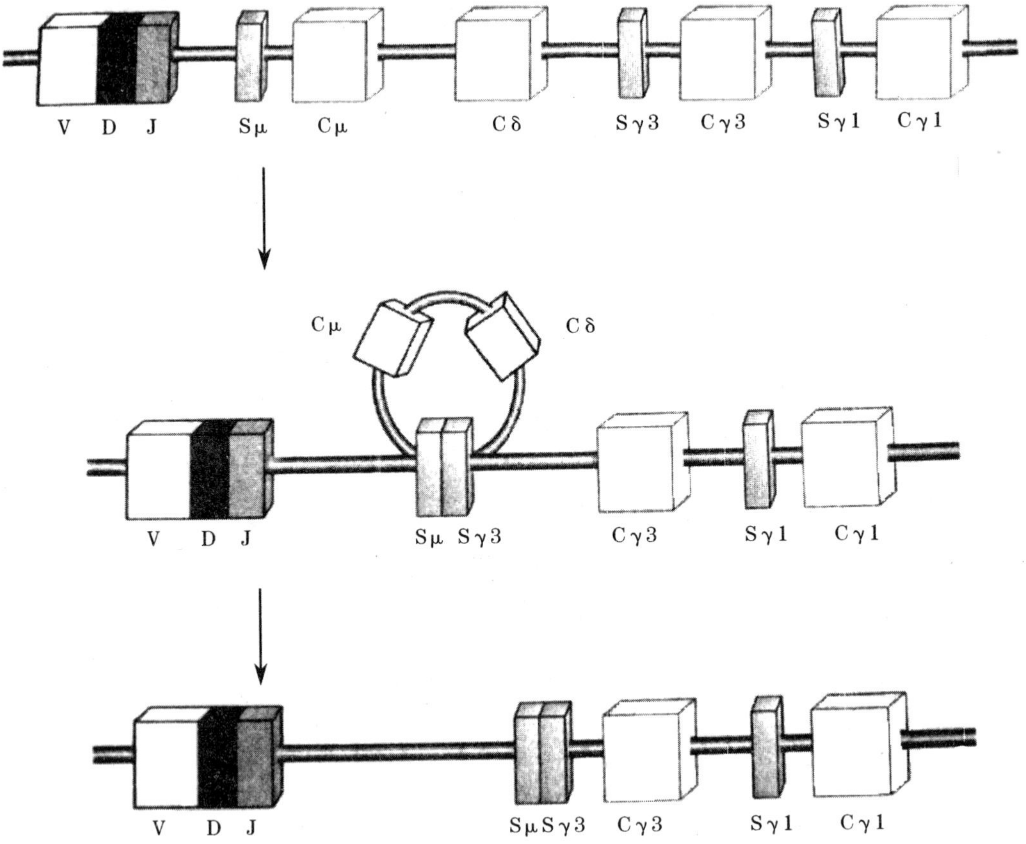

图 3－5　IgM 向 IgG3 类别转换过程

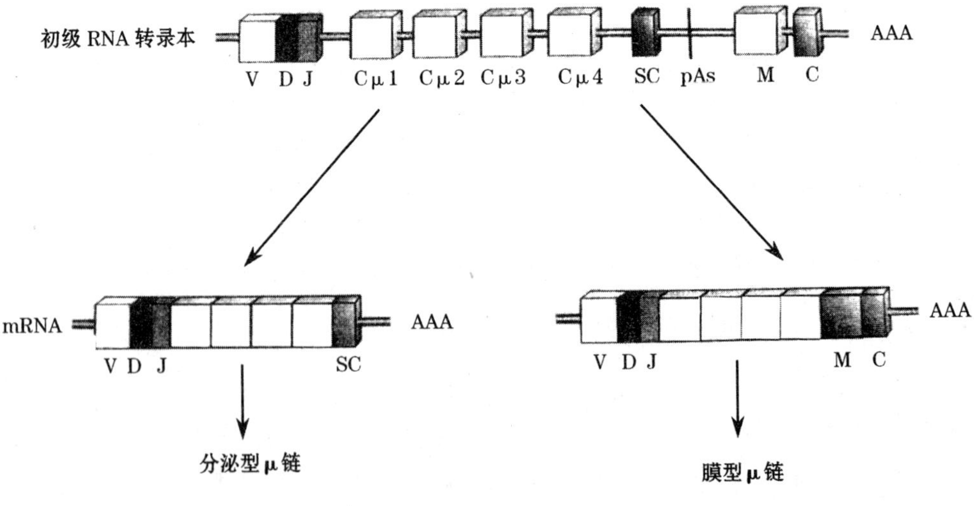

图 3－6　分泌型 IgM 和膜型 IgM 的 H 链羧基端的差别

第五节　抗体的生物学作用

抗体作用的本质就是与相应抗原特异性结合，这种特异性是由抗体 V 区，特别是 HVR（CDR）所决定的。抗体与抗原结合后，借助抗体恒定区的各个功能区发挥多种免疫效应。

1. 中和作用：抗毒素（抗体）与毒素结合，可以中和毒素的毒性；抗病毒抗体与病毒结合，可以覆盖病毒表面与细胞受体结合的位点，中和病毒的感染性。把能中和毒素或中和病毒感染的抗体称为中和抗体。

另外，在体外抗体与颗粒性抗原结合，引起颗粒凝聚，称为凝聚反应；与可溶性抗原结合引起沉淀，称为沉淀反应。

2. 活补体系统：抗体（IgG1、IgG2、IgG3 和 IgM）与抗原结合后，通过经典途径激活补体系统，由补体系统发挥免疫效应。其中 IgM、IgG1 和 IgG3 激活补体系统的能力较强，IgG2 较弱。聚合 IgA 可通过旁路途径激活补体系统。

3. 结合细胞表面 Fc 受体：抗体与抗原结合后，通过 Fc 段与含有 Fc 受体（FcR）的相应细胞结合，表现各种功能。IgE 不需与抗原结合，可直接与肥大细胞和嗜碱性粒细胞表面的高亲和力 IgE Fc 受体（FcεRI）结合发挥作用。

（1）黏附作用：红细胞、血小板表面表达 IgG Fc 受体（FcγR）。IgG 与抗原结合后，通过 Fc 段与这些细胞结合，可以将抗原大量地黏附于这些细胞表面，有利于进一步清除抗原。

（2）调理作用（opsonization）：是指抗体、补体增强吞噬细胞的吞噬作用。抗体的调理作用是指 IgG 抗体（特别是 IgG1 和 IgG3）与抗原结合后，通过 Fc 段与中性粒细胞、巨噬细胞上的 FcγR 结合，从而增强吞噬细胞的吞噬作用。

（3）抗体依赖性细胞毒细胞介导的细胞毒作用（antibody – dependent cell – mediated cytotoxicity，ADCC）：抗体依赖性细胞毒细胞包括 NK 细胞、巨噬细胞和中性粒细胞等表达 FcγR 并具杀伤活性的细胞。IgG 与靶细胞表面抗原结合后，通过其 Fc 段与这些细胞的 FcγR 结合，依赖抗体介导细胞毒效应。NK 细胞是介导 ADCC 的主要细胞。

（4）介导Ⅰ型超敏反应：IgE 的 Fc 段可直接与肥大细胞和嗜碱性粒细胞表面的高亲和力 IgE Fc 受体（FcεRI）结合，促使这些细胞合成并释放生物活性物质，引起Ⅰ型超敏反应。

第六节　各类免疫球蛋白的特性

不同 Ig 的生成部位、合成时间、半衰期、体内分布以及生物学活性存在着差异（见表 3－1）。

表 3-1　人类免疫球蛋白的主要理化特性和生物学特征

	IgG1	IgG2	IgG3	IgG4	IgM	IgA1	IgA2	IgE	IgD
重链	γ1	γ2	γ3	γ4	μ	α1	α2	ε	δ
分子量	140	146	165	146	970	160	160	188	184
主要存在形式	单体	单体	单体	单体	五聚体	单体/双体	单体/双体	单体	单体
开始合成时间	出生后 3 个月				胚胎后期	出生后 4~6 个月		任何时期	较晚
成人血浆水平（mg/ml）	9.0	3.0	1.0	0.5	1.5	3.0	0.5	5×10^{-5}	0.03
血清半衰期（天）	21	20	7	21	10	6	6	2	3
活化补体途径	经典 + +	经典 +	经典 + + +	-	经典 + + +	替代 +	-	-	-
通过胎盘	+ + +	+	+ +	±	-	-	-	-	-
结合吞噬细胞	+ + +	-	+ + +	-	-	+	+	+	-
结合肥大细胞 嗜碱性粒细胞	-	-	-	-	-	-	-	+ + +	-
与 SPA 结合	+	+	±	+	-	-	-	-	-
中和作用	+ +	+ +	+ +	+ +	+	+ +	+ +	-	-
介导 ADCC	+ +	-	+ +	-	-	-	-	-	-
免疫作用	再次应答的主要抗体。抗菌、抗病毒、抗毒素、抗自身抗体				初次应答的主要抗体	黏膜局部抗体		Ⅰ型超敏反应，抗寄生虫	成熟 B 细胞标志

一、IgG

婴儿出生后 3 个月开始合成 IgG，3~5 岁接近成人水平，半衰期约 20~23 天。主要具有以下特性：①IgG 是血液和胞外液中含量最高的抗体成分，占血清总 Ig 的 75%~80%，其中 IgG1 含量最高；②IgG 为再次免疫应答的主要抗体，在体内分布广泛，并具高亲和力，是抗感染免疫的“主力军”；③IgG 与抗原结合，可通过经典途径激活补体，并可介导免疫调理、免疫黏附、ADCC 作用；④IgG（IgG1、IgG3、IgG4）是唯一能通过胎盘的抗体，胎盘母体面的滋养层细胞表达特异性 IgG 输送蛋白（FcRn），IgG 可选择性与 FcRn 结合，转移到滋养层细胞内，并主动进入胎儿血循环中。IgG 穿过胎盘的作用是一种重要的天然被动免疫机制，对于新生儿抗感染具有重要意义。

二、IgM

IgM 有两种存在形式，即分泌型 IgM 和膜型 IgM。分泌型 IgM 为五聚体，占血清 Ig 总量的 5%~10%；膜型 IgM 为单体，是 B 细胞表面的抗原识别受体（BCR）。IgM 的突出特点表现为“三最”。

1. 产生最早：①生物进化过程中产生最早的抗体，如低等动物八目鱼只可产生 IgM；②生长发育过程中产生最早的抗体，在胚胎晚期即可产生 IgM，如果在脐血中检测到抗某种病原体的特异性 IgM，提示胎儿有相应的宫内感染；③免疫应答过程中产生最早的抗体，IgM

是初次免疫应答的主要抗体。可以说 IgM 是抗感染的“先锋免疫”。

2. 分子量最大：分泌型 IgM 以五聚体存在，是 Ig 中分子量最大的抗体。理论上讲 IgM 的抗原结合价为 10 价，但由于立体构型的空间位阻，一般只能结合 5 个抗原表位，故实际多为 5 价。

3. 效能最高：IgM 在免疫应答早期产生，在补体参与下的溶菌或溶血作用比 IgG 强 500 倍以上。因此 IgM 在抗感染早期免疫中占有重要地位。

三、IgA

IgA 分为两型，血清型 IgA 和分泌型 IgA（secretory IgA，SIgA）。血清型 IgA 主要以单体形式存在于血清中，占血清总 Ig 的 10% ~15%；SIgA 由 J 链连接的二个单体和分泌片组成，主要存在于外分泌液中，如胃肠道和支气管的分泌液、乳汁（尤其是初乳）、唾液和泪液中。SIgA 是参与黏膜局部免疫的主要抗体，是机体抗感染免疫的“边防军”。SIgA 通过与相应病原微生物（细菌、病毒等）结合，阻止病原体黏附到黏膜表面，从而在局部抗感染中发挥重要作用。SIgA 在黏膜表面也有中和毒素作用。新生儿易患呼吸道、胃肠道感染可能与 SIgA 合成不足有关。婴儿可从母亲乳汁中获得 SIgA，抵抗消化道感染，这是一种重要的天然被动免疫。

四、IgD

IgD 有膜型 IgD 和分泌型 IgD 两种存在形式。膜型 IgD 是 B 细胞表面的抗原识别受体（BCR）成分，mIgD 可作为 B 细胞分化发育成熟的标志，未成熟 B 细胞仅表达 mIgM，成熟的初始 B 细胞（naive B cell）可同时表达 mIgM 和 mIgD，活化 B 细胞或记忆 B 细胞的 mIgD 逐渐消失。分泌型 IgD 在正常人血清中的浓度很低，平均约 0.03mg/ml。血清 IgD 的确切功能仍不清楚。IgD 可在个体发育的任何时间产生。五类 Ig 中，IgD 的铰链区较长，易被蛋白酶水解，故其半衰期很短（仅 3 天）。

五、IgE

IgE 是正常人血清中含量最少的 Ig，血清浓度极低，约为 5×10^{-5}mg/ml。IgE 由鼻咽部、扁桃体、支气管、胃肠黏膜固有层（变应原入侵和过敏反应易发生的部位）浆细胞产生。IgE 为亲细胞抗体，可与肥大细胞、嗜碱性粒细胞上的高亲和力 FcεRI 结合，引起 I 型超敏反应。IgE 也是抗寄生虫的主要抗体。

第七节　抗体的制备

随着抗体在疾病免疫诊断、免疫防治及其基础研究中发挥重要的作用，人们对抗体的需求增大，人工制备抗体是获得大量抗体的有效途径。以特异性抗原免疫动物，制备相应的抗血清，是早年人工制备抗体的主要方法。1975 年，Kohler 和 Milstein 建立的单克隆抗体

(monoclonal antibody，mAb）技术，使规模化制备高特异性、均质性抗体成为可能。但鼠源性 mAb 在人体反复使用后出现的人抗鼠抗体（human anti－mouse antibody，HAMA）很大程度上限制了 mAb 的临床应用。近年，随着分子生物学的发展，人们已有可能通过抗体工程技术制备人－鼠嵌合抗体、人源化抗体或人抗体。

一、多克隆抗体

大多数天然抗原分子中常含多种不同抗原特异性的抗原表位（epitope），每一种表位都可能刺激机体一个 B 细胞克隆产生一种特异性抗体。因此，当抗原物质刺激机体时，体内多个 B 细胞克隆被激活，产生含有针对多种不同抗原表位的抗体，称为多克隆抗体（polyclonal antibody，pAb）。获得多克隆抗体的途径主要有动物免疫血清、恢复期病人血清或免疫接种人群血清等。其优点是：作用全面，具有中和抗原、免疫调理、介导补体细胞毒（CDC）、ADCC 等重要作用，来源广泛，制备容易。其缺点是：特异性不高，易发生交叉反应。

二、单克隆抗体

解决多克隆抗体特异性不高的理想方法是制备针对单一表位的特异性抗体。Kohler 和 Milstein 创立了杂交瘤细胞的单克隆抗体技术。通过 B 细胞与骨髓瘤细胞融合制成杂交瘤（hybridoma），该杂交瘤细胞，既有骨髓瘤细胞大量扩增和永生的特性，又有效应 B 细胞合成和分泌特异性抗体的能力。所谓单克隆抗体（monoclonal antibody，mAb）是指由一个 B 细胞杂交瘤系克隆增殖的细胞群合成并分泌的针对同一抗原表位的纯一抗体。

单克隆抗体的基本过程是用抗原免疫小鼠，再取脾脏制成细胞悬液（含有针对该抗原的致敏 B 细胞），与同系骨髓瘤细胞融合制成杂交瘤细胞，经克隆化分离扩增后，筛选出能产生相应抗体的阳性杂交瘤细胞，制备单克隆抗体。

三、基因工程抗体

基因工程抗体（genetic engineering antibody）又称重组抗体。是借助 DNA 重组技术和蛋白质工程技术，按人们意愿在基因水平上对 Ig 基因进行切割、拼接或修饰，重新组装而成的新型抗体分子。基因工程抗体的根本出发点是解决抗体的鼠源性问题，制备的基本思路是将部分或全部人源抗体的编码基因，或克隆到真核或原核表达系统中，使其合成人鼠嵌合或人源化抗体；或转基因至剔除自身抗体编码基因的小鼠体内，主动免疫诱生人源抗体。其优点是部分人源化或完全人源的抗体，均一性强，可工业化生产；不足的是亲和力弱，效价不高。

基因工程抗体是拓展 mAb 广泛应用的重要思路。mAb 多是来源于小鼠的鼠源性抗体，若用于临床对人体具有抗原性，利用基因工程技术将鼠源性 mAb 的可变区基因与人类抗体恒定区基因拼接，制备人鼠嵌合抗体（chimeric antibody），这样既可保持单克隆抗体均一性、特异性强的优点，又能克服其为鼠源性的不足。随着 DNA 重组技术发展，还可能制得部分甚至全人源化的基因工程抗体（genetic engineering antibody），如人鼠嵌合抗体（chimeric antibody）、改型抗体（reshaped antibody）、双特异性抗体（bispecific antibhody）、小分子抗体及人源抗体等。

第八节 免疫球蛋白超家族

对 Ig 结构进行氨基酸序列分析发现，Ig 分子中有许多保守氨基酸序列构成 Ig 折叠，对其结构的稳定性起关键作用。后来发现这些保守序列，不仅存在于 Ig，而在其他一些蛋白也同样存在着与 Ig 结构同源的保守序列和 Ig 折叠，提示这些蛋白与 Ig 有着共同的祖先基因（同源基因）。因此，把与 Ig 基因同源、结构相似的一类蛋白分子称为免疫球蛋白超家族（immunoglobulin superfamily，IgSF）。

IgSF 主要以膜蛋白形式存在于各类血细胞、各种上皮细胞、血管内皮细胞、神经细胞及神经髓鞘表面，主要特点是参与细胞与细胞间的相互识别和相互作用，介导细胞与细胞间的黏附和信号传递。参与免疫应答、炎症反应和淋巴细胞归巢等。

IgSF 的种类繁多，分布广泛，功能各异。IgSF 成员见表 3－2。

表 3－2　免疫球蛋白超家族主要成员与功能特性

免疫球蛋白超家族成员	功能特性
1. 免疫球蛋白	特异性与抗原结合，并通过其特定结构域产生各种生物学效应
2. 抗原识别受体：	
TCR－CD3 复合体	TCR 特异性识别抗原肽－MHC 分子复合物，受 MHC 限制；经 CD3 转导抗原识别信号
BCR－Igα/Igβ 复合体	BCR 特异性识别抗原的 B 细胞表位，不受 MHC 限制；经 Igα/Igβ 转导抗原识别信号
3. 提呈抗原分子：	
MHC－Ⅰ类分子、MHC－Ⅱ类分子	与抗原肽结合成抗原肽－MHC 分子复合物，将抗原提呈给 T 细胞。受 MHC 限制
CD1 分子	与脂类抗原结合成脂类抗原－CD1 复合物，将抗原提呈给 T 细胞。不受 MHC 限制
4. 属于 IgSF 的黏附分子：	
CD4、CD8	识别 APC 表面的抗原肽－MHC 分子复合物中的 MHC－Ⅱ类分子或 MHC－Ⅰ类分子
CD2、CD7、CD19、CD22、CD28、CD33、CD44、CD48、CD80、CD86、CD96 等	介导细胞间的相互黏附，不依赖 MHC 分子
CTLA－4、LFA－3、ICAM、VCAM－1、PECAM（CD31）、NCAM（CD56）、MAG、PO 髓磷脂糖蛋白等	介导细胞间的相互黏附，不依赖 MHC 分子
5. 属于 IgSF 的免疫球蛋白受体：	
FcγR、多聚 Ig 受体（poly Ig－R）	与 IgG 或多聚 Ig 结合，产生各种效应

（续表）

免疫球蛋白超家族成员	功能特性
6. 属于 IgSF 的细胞因子受体： IL-1R、IL-6R、PDGF-R、CSF-1R、FGF-R、SCF-R、VEGF-R	识别细胞因子，并与其结合产生各种效应
7. 属于 IgSF 的其他成员： 血型分子（B-G）、α-1B 蛋白、病毒受体	血型抗原；细胞表面的病毒受体与病毒表面蛋白结合，引起病毒感染

免疫球蛋白有两种存在形式，即分泌型 Ig 和膜型 Ig。分泌型 Ig（抗体）是机体体液免疫应答的效应分子，与抗原结合，发挥特异性清除抗原的功能；膜型 Ig 是 B 细胞表面的抗原识别受体（BCR），可特异性识别抗原分子表面的 B 细胞表位，为 B 细胞活化提供活化信号。免疫球蛋白超家族是指与 Ig 结构相似、遗传基因同源，主要以膜蛋白形式存在于细胞表面，介导细胞间相互识别和相互作用的一类蛋白分子。

复习思考题

1. 试述抗体与免疫球蛋白概念的区别。
2. 试述 Ig 的结构、功能区及其功能。
3. 比较木瓜蛋白酶和胃蛋白酶水解 IgG 所得片段的特点和生物学活性。
4. 简述抗体多样性形成、类别转换、分泌型与膜型转变机制。
5. 试述抗体的生物学作用。
6. 试比较各类免疫球蛋白的异同点。
7. 何谓单克隆抗体，单克隆抗体有何特性？

第四章　补体系统

19 世纪末，继抗体发现之后，Bordet 证明新鲜血清中存在一种不耐热的成分，可辅助特异性抗体介导溶菌作用。由于这种成分是抗体发挥溶菌或溶细胞作用的必要补充条件，故称为补体（complement，C）。补体并非单一分子，而是存在于人和脊椎动物血清与组织液中一组经活化后具有酶活性的蛋白质，包括 30 余种可溶性蛋白和膜结合蛋白，故称补体系统。补体广泛参与机体防御反应、免疫调节以及介导免疫病理的损伤性反应等，具有多种重要生物学作用。

第一节　补体系统概述

一、补体系统的命名

补体系统的命名较为复杂，一般有以下规律可循：首先依据补体发现的先后顺序，取 complement 的字头 C 分别命名为 C1、C2、C3、C4、C5、C6、C7、C8、C9；补体系统的其他成分以英文大写字母表示，如 B 因子、D 因子、P 因子、H 因子；补体调节蛋白多以其功能命名，如 C1 抑制物、C4 结合蛋白、促衰变因子等；补体活化后的裂解片段，以该成分的符号后面附加小写英文字母表示，如 C3a、C3b 等；具有酶活性的成分，在其符号上划一横线表示，如 $C\overline{1}$、$C\overline{4b2b}$；灭活的补体片段，在其符号前加英文字母 i 表示，如 iC3b。

二、补体系统的组成

根据生物学功能将构成补体系统的 30 余种成分分为三类。

1. 补体固有成分：指存在于体液中、参与补体激活级联反应的补体成分。包括：①参与补体经典激活途径全过程的成分：C1、C2、C3、C4、C5、C6、C7、C8、C9，C1 成分在 Ca^{2+} 存在下，由 C1q、C1r 和 C1s 三种成分所构成；②参与甘露聚糖结合凝集素（mannan - binding lectin，MBL）激活途径的成分：MBL、MASP（MBL - associated serine protease，MBL 相关的丝氨酸蛋白酶）；③参与旁路激活途径的成分：B 因子、D 因子等。

2. 补体调节蛋白：指以可溶性或膜结合形式存在的补体调节成分。包括：备解素（P 因子）、C1 抑制物（C1 inhibitor，C1INH）、I 因子、C4 结合蛋白（C4 binding protein，C4bp）、H 因子、S 蛋白、Sp40/40、衰变加速因子（decay accelerating factor，DAF）、膜辅助因子蛋白（membrane cofactor protein，MCP）、同源限制因子、膜反应溶解抑制物等。

3. 补体受体：指存在于不同细胞表面、能介导补体活性片段或调节蛋白生物效应的受体分子。补体受体（complement receptor，CR）包括 CR1 ~ CR5、C3aR、C2aR、C4aR 等（见表 4－1）。

表 4－1　　主要的补体受体

受体	配体	主要表达的细胞
CR1	C3b、C4b、iC3b、MBL	红细胞、吞噬细胞、滤泡树突状细胞、B 细胞、T 细胞、嗜酸性粒细胞、肾小球上皮细胞
CR2	iC3b、C3dg、C3d、C3b、EBV	B 细胞、滤泡树突状细胞、鼻咽部上皮细胞
CR3	iC3b	单核－巨噬细胞、中性粒细胞、脾树突状细胞、NK 细胞
CR4	iC3b	嗜酸性粒细胞、平滑肌细胞
CR5	C3dg、C3d	中性粒细胞、血小板
C3aR	C3a、C4a	肥大细胞、嗜碱性粒细胞、平滑肌细胞、淋巴细胞
C5aR	C5a	肥大细胞、嗜碱性粒细胞、内皮细胞、吞噬细胞
C1qR	C1q、MBL	B 细胞、单核－巨噬细胞、中性粒细胞、内皮细胞、成纤维细胞

三、补体系统的理化性质

所有补体成分均为糖蛋白，但有不同的肽链结构。各成分的分子量差异较大，最小者仅为 25kD，最大者可达 400kD；补体在血清中含量占血清总蛋白的 5% ~6%，含量相对稳定；血清电泳，补体分子大多属于 β 球蛋白，少数为 α 球蛋白（如 C1s、D 因子）或 γ 球蛋白（如 C1q、C8）；补体多数成分对热不稳定，经 56℃ 温育 30 分钟即灭活，在室温下很快灭活，在 0℃ ~10℃ 活性仅能保持 3 ~4 天，故补体应在 －20℃ 以下冷冻保存。

四、补体代谢

1. 补体的合成：体内多种组织细胞均能合成补体蛋白。如：肝细胞、单核－巨噬细胞、角质细胞、内皮细胞、肠道上皮细胞和肾小球细胞等，其中肝细胞和巨噬细胞是合成补体的主要细胞。血浆中大部分补体成分由肝细胞合成；组织损伤急性期或炎症状态下，局部单核－巨噬细胞是补体的主要来源。

2. 补体生物合成的调节：补体生物合成具有两大特点：①补体的基因表达具有组织特异性，不同细胞各自调节其补体的生物合成，例如家族性 C3 缺乏症患者肝细胞合成 C3 明显减少，但巨噬细胞合成 C3 可超过正常水平；②补体生物合成受多种因素调节，其中包括局部组织特异因子和全身多种激素的调节。例如补体属于“急性期反应物”（acute phase reactant）之一，应急反应中的细胞因子 IL－1、IL－6、肿瘤坏死因子、干扰素－γ 等，可促进补体的合成。另外，补体虽然是参与免疫应答的重要分子之一，但它不属于特异性免疫应答分子，因此，补体的合成不直接受抗原刺激的调节，即抗原刺激不能使补体合成增加。

3. 补体的分解代谢：与其他蛋白相比，补体的代谢率极快，血浆补体每日约有一半被更新。在疾病状态下，补体代谢可能更有复杂的变化。

第二节　补体的激活途径

在生理情况下，血清中大多数补体成分均以无活性的酶前体形式存在。补体各成分只有在某些活化物的作用下，才依次被激活，形成一系列放大的连锁反应，最终导致溶细胞效应。另外，在补体活化过程中产生的多种水解片段，还可发挥不同的生物学效应。

补体的激活过程主要有三条途径：经典途径、旁路途径和 MBL 途径。三条激活途径参与的激活物质和激活条件不同，但具有共同的末端通路（terminal pathway），即从 C5 活化到膜攻击复合物（membrane attack complex，MAC）形成及其溶解细胞效应。

一、补体激活的经典途径

补体激活的经典途径，是由抗原抗体复合物通过抗体 Fc 段与 C1q 结合后启动的激活途径，因其最先被人们所认识，故称为经典途径（classical pathway）。

（一）激活物质

免疫复合物（immune complex，IC）是经典途径的主要激活物。IgG（IgG1、IgG2、IgG3）和 IgM 与抗原结合，抗体发生变形，暴露与 C1q 的结合点，结合 C1q，并使其活化。

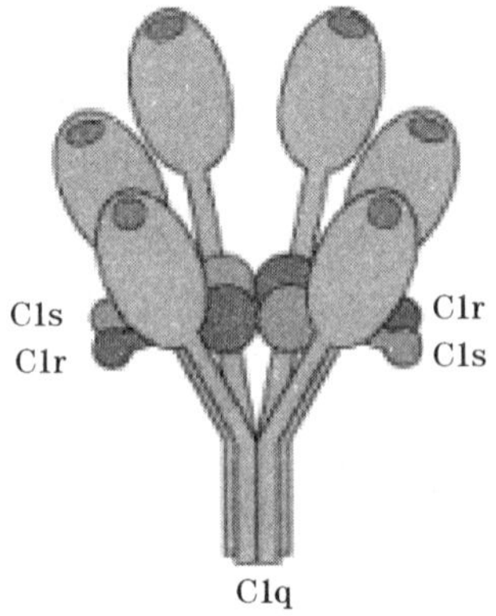

图 4－1　C1 结构示意图

（二）激活过程

补体激活的经典途径，是从 C1 活化开始启动，依次活化 C4、C2、C3、C5 直至 C9。C1 为大分子多聚体复合物，由 1 个 C1q 分子以钙离子依赖方式与 2 个 C1r 和 2 个 C1s 连接而成（见图 4－1）。C1q 为由 6 个相同的亚单位组成的六聚体，亚单位的氨基端呈束状，共同构成 C1q 的中心部位，亚单位的羧基端为球形，呈放射状排列，是与 Ig Fc 段的结合部位。C1r 和 C1s 均为单链蛋白质，均属丝氨酸蛋白酶。在 Ca^{2+} 存在下，以 C1s－C1r－C1r－C1s

的顺序连接成四聚体，缠绕在C1q的羧基端的球状区。当两个以上的C1q球形结构被抗原抗体复合物中的IgG或IgM的Fc段固定后，C1q的6个亚单位构象发生改变，导致C1r激活并裂解成2个片段，小片段即为活化的C$\overline{1r}$，进一步裂解C1s成2个片段，裂解后的小片段C$\overline{1s}$具有蛋白酶活性，可以依次裂解C4和C2分子。

C4分子由α、β、γ三条多肽链经二硫键连接而成。C$\overline{1s}$裂解C4成C4a和C4b两个片段。C4b的α链断端上暴露的硫酯键高度不稳定，可与细胞膜表面蛋白质或糖形成共价酰胺键或酯键。C4b结合于细胞表面后可以稳定其活性，如果C4b在极短时间内不与细胞膜结合，即丧失结合活性。

C2分子为单链多肽，在Mg^{2+}存在下与吸附于细胞表面的C4b结合，也在C$\overline{1s}$作用下裂解成C2a和C2b，C2a释放入液相，这样在细胞膜表面形成C$\overline{4b2b}$复合物，即C3转化酶。

C3转化酶裂解C3成C3a和C3b。大部分C3b与水分子作用而失活，不再参与补体的级联反应，约有10%左右的C3b与细胞表面结合或与细胞表面的C$\overline{4b2b}$结合形成C$\overline{4b2b3b}$（即C5转化酶）。

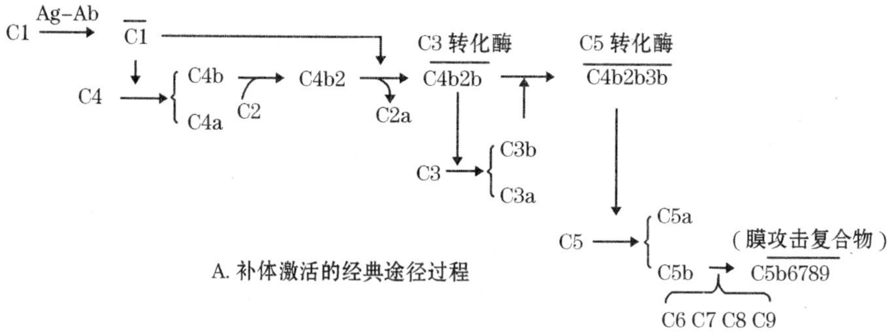

A. 补体激活的经典途径过程

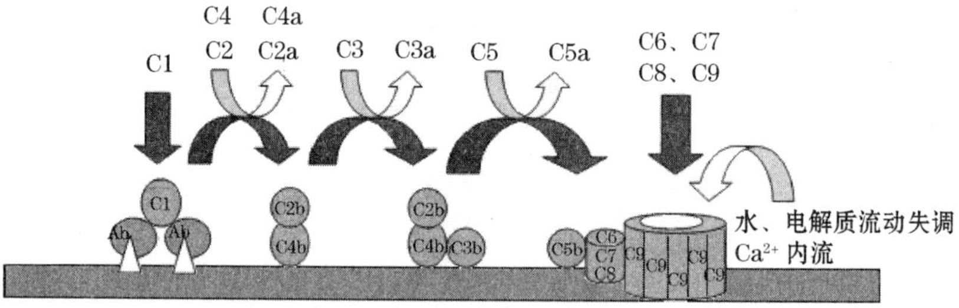

B. 补体在细胞膜表面的激活过程示意图

图4-2　补体激活的经典途径

C5转化酶中的C3b与C5结合，裂解C5成C5a和C5b。C5a释放入液相，C5b结合于细胞表面。C5b与C6结合形成C5b6复合物。C5b6复合物与细胞表面松散地结合在一起，再与C7结合成C5b67复合物，并插入浆膜脂质双分子层中，再与C8结合成C5b678复合物，该复合物可牢固地吸附于细胞膜上。

C5b678复合物可与12～15个C9分子结合成C$\overline{5b6789}$（即膜攻击复合物membrane attack complex，MAC）。电镜下可见这种 C9 多聚体的特征性结构为：中空的多聚 C9（poly－C9）插入靶细胞脂质双分子层，形成内径为 11nm 小孔（见图 4－2）。

（三）补体溶细胞作用的效应机制

补体通过级联反应依次激活后，最终形成的膜攻击复合物（MAC）产生溶细胞作用。MAC 的效应机制：MAC 在细胞膜形成小孔，使水分子、可溶性小分子、离子自由透过胞膜，但蛋白质之类的大分子却难于从胞质中逸出。最终结果是水、离子内流使细胞溶解。另外末端的补体成分插入胞膜，可能使致死量钙离子被动向细胞内弥散，导致细胞死亡。

若补体的激活发生在无靶细胞的血清中，则相关的补体成分可与 S 蛋白形成亲水性、无溶细胞活性的 SC5b67、SC5b678、SC $\overline{5b6789}$。

二、补体激活的 MBL 途径

在病原微生物感染的早期，体内巨噬细胞和中性粒细胞产生 TNF－α、IL－1 和 IL－6，导致机体发生急性期反应（acute phase response），并诱导肝细胞合成与分泌急性期蛋白，其中包括甘露糖结合凝聚素（mannose－binding lectin，MBL）和 C 反应蛋白。二者均可参与补体的激活。C 反应蛋白可通过与 C1q 结合，使 C1 激活，同经典途径依次激活补体系统。

MBL 途径又称凝聚素途径（lectin pathway）：MBL 直接识别多种病原体表面大范围重复的糖结构，并与其结合，进而活化 MBL 相关的丝氨酸蛋白酶（MBL－associated serine protease，MASP），由 MASP 启动补体活化级联反应。MASP 具有与活化的 C$\overline{1}$同样的生物学活性，可水解 C4 和 C2 分子。以下的激活过程与经典途径相同（见图 4－3）。

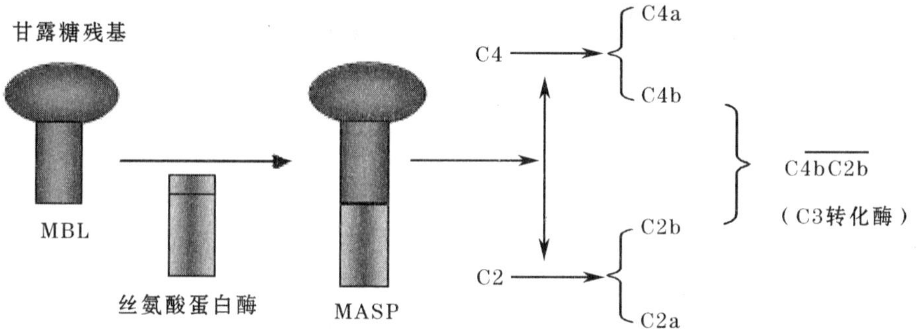

图 4－3　补体激活的 MBL 途径

MBL 途径与经典途径的过程基本类似，但其激活起始于炎症期产生的 MBL 与病原体结合之后，不依赖于抗原抗体复合物。

三、补体激活的旁路途径

不经 C1、C4、C2 途径，直接从 C3、B 因子、D 因子开始的激活过程，称为旁路途径（alternative pathway）。它既可由病原体直接激活，在感染早期为机体提供有效的防御作用，又可放大经典途径和 MBL 途径的级联反应。

（一）激活物质

某些细菌、革兰阴性菌的内毒素、酵母多糖、葡聚糖、凝聚的 IgA 和 IgG4 以及哺乳动物细胞，这些物质提供了使补体激活级联反应得以进行的接触表面，激活补体活化途径。

（二）激活过程

C3 是启动旁路途径并参与其后级联反应的关键分子。体内多种因素（如补体活化的经典途径、MBL 途径或某些自发因素等）可以裂解 C3 产生 C3b，如果 C3b 不能迅速结合于细胞或某些物质表面，则迅速自身衰变或被 I 因子（C3 灭活因子）迅速降解而失活。如果有旁路途径的激活物质存在，C3b 则结合于这些物质表面，启动旁路途径。这里需要说明的是：机体自身正常细胞也可与 C3b 结合，由于机体多数正常细胞高表达 MCP，可促进与之结合的 C3b 衰变而失活；而外来的颗粒或病原体缺乏 MCP，不能灭活与之结合的 C3b，才能启动旁路途径。

结合于激活物质表面的 C3b 与 B 因子结合形成 C3bB，D 因子能将结合状态的 B 因子裂解，形成 C$\overline{3bBb}$（旁路途径的 C3 转化酶）和 Ba，Ba 释放入液相。C$\overline{3bBb}$不稳定，C$\overline{3bBb}$与 P 因子结合并使之稳定。

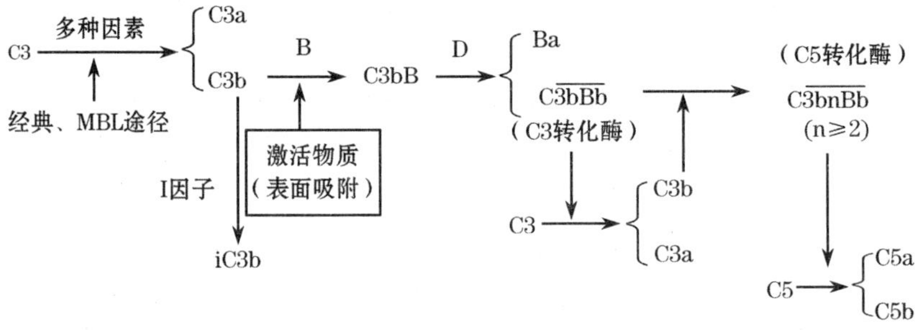

图 4-4 补体激活的旁路途径

裂解 C3 生成 C3a 和 C3b，后者沉积在颗粒表面并与 C$\overline{3bBb}$结合形成 C$\overline{3bBb3b}$（或称 C$\overline{3bnBb}$，旁路途径的 C5 转化酶）复合物，能够裂解 C5 成 C5a 和 C5b，C5b 再与 C6、C7、C8、C9 结合，形成最终的膜攻击复合物（MAC）（见图 4-4）。

四、补体激活三条途径的关系

在病原体感染机体的早期，尚未刺激机体产生特异性免疫应答时，主要通过旁路途径和 MBL 途径激活补体系统。补体活化过程中产生的补体裂解片段，尤其是 C3d，与抗原成分结合成抗原-C3d 复合物，对 B 细胞活化，启动特异性体液免疫应答具有重要的促进作用。在机体产生抗体之后，抗体（IgM、IgG1～3）与抗原结合，启动补体激活的经典途径，补体在特异性免疫应答中产生效应。补体激活三条途径见图 4-5；补体激活三条途径的区别见表 4-2。

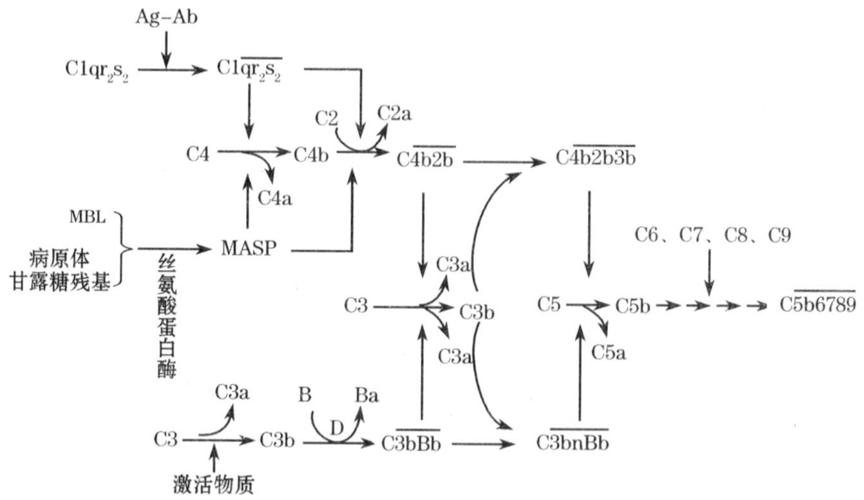

图 4－5　三条补体激活途径的关系

表 4－2　　三条补体激活途径比较

	经典激活途径	旁路激活途径	MBL 激活途径
激活物质	抗原－抗体（IgM，IgG1－3）复合物	MBL 与病原体结合	脂多糖，酵母多糖，葡聚糖，凝聚 IgA 和 IgG4
参与补体成分	C1～C9	C2～C9	C3，C5～C9，B，D，P 因子
所需离子	Ca^{2+}，Mg^{2+}	Ca^{2+}	Mg^{2+}
C3 转化酶	$C\overline{4b2b}$	$C\overline{4b2b}$	$C\overline{3bBb}$
C5 转化酶	$C\overline{4b2b3b}$	$C\overline{4b2b3b}$	$C\overline{3bnBb}$（n≥2）
作用	参与特异性体液免疫应答的效应阶段	参与非特异性免疫，在感染急性期起重要作用	参与非特异性免疫，在感染早期起重要作用；可放大其他途径

第三节　补体激活的调控

补体的激活是一个受着严密调控、高度有序的级联反应，从而发挥广泛的生物学效应，调控失常可以对机体造成病理性损害。

一、补体的自身调控

补体激活过程中生成的某些中间产物极不稳定，成为补体激活级联反应的重要自限因素。例如：①补体激活级联反应过程中产生的液相 C4b、C3b 及 C5b 在极短时间内不与细胞膜结合，则失去结合活性而失活。因此，局部组织内的补体活化，一般只杀伤靶细胞或仅可能误伤邻近细胞，不会引起远离细胞的损伤，另外，由于 C4b、C3b 及 C5b 与自身正常细胞结合多被 MCP 灭活，一般不会杀伤临近正常细胞；②不同激活途径的 C3 转化酶（C$\overline{4b2b}$和 C$\overline{3bBb}$）均易衰变，从而限制 C3 裂解及其后续的酶促反应。

二、补体调节因子的作用

体内的多种可溶性或膜结合性补体调节因子可与不同补体成分相互作用，使补体的激活与抑制处于精细的平衡状态，既防止对自身组织造成损害，又能有效地杀灭外来病原体或体内异常细胞。

1. C1 抑制分子（C1INH）：C1INH 可与活化的 C$\overline{1r}$和 C$\overline{1s}$以共价键结合成稳定的复合物，使 C$\overline{1r}$和 C$\overline{1s}$失去酶解正常底物的能力；C1INH 还可有效地将与 IC 结合的 C$\overline{1}$解聚，明显缩短 G$\overline{1}$的半衰期。C1INH 还与 MASP 复合物结合，抑制 MASP 活性。

2. C4 结合蛋白（C4bp）与补体受体 1（complement receptor 1，CR1）：C4bp 是可溶性蛋白，CR1 属膜蛋白，二者均可与 C4b 结合，抑制 C4b 与 C2 结合，阻止 C3 转化酶（C$\overline{4b2b}$）的形成与组装，并能加速其分解。

3. 膜辅助蛋白（MCP）：MCP 表达于白细胞、上皮细胞和成纤维细胞表面，可作为辅助因子，促进 I 因子介导的 C4b、C3b 裂解。

4. 衰变加速因子（DAF）：DAF（即 CD55）表达于所有外周血细胞、内皮细胞和各种黏膜上皮细胞表面，可抑制 C3 转化酶形成，并促进其分解。①DAF 同 C2 竞争与 C4b 结合，抑制 C$\overline{4b2b}$形成，并促进其分解；②DAF 同 B 因子竞争与 C3b 结合，抑制 C$\overline{3bBb}$形成。

5. I 因子：I 因子可降解 C3b、C4b。使 C3b 水解为 C3f 和无活性的 iC3b，iC3b 可继续裂解为 C3c 和 C3dg；使 C4b 水解为 C4c 和 C4d 而失活。

6. H 因子：可与 B 因子竞争结合 C3b，促进 I 因子对 C3b 酶解，干扰旁路途径 C3 转化酶的组装。MCP 和 CR1 还可增强膜结合 C3b 与 H 因子的亲和力。

7. 备解素（properdin，P 因子）：P 因子与C$\overline{3bBb}$结合后发生构象改变，可以稳定 C$\overline{3bBb}$，使 C$\overline{3bBb}$半衰期延长 10 倍。

8. S 蛋白：可与 C5b67 复合物结合，阻止其插入细胞膜。

9. 膜反应性溶解抑制物（membrane inhibitor of reactive lysis，MIRL）：即 CD59，可阻碍 C7、C8 与 C5b6 复合物结合，从而抑制 MAC 形成。

10. 同源限制因子（homologous restriction factor，HRF）：也称为 C8 结合蛋白（C8 - binding protein，C8bp），可干扰 C9 与 C8 结合，抑制 MAC 形成。

另外，某些疾病（如膜增生型肾小球肾炎）患者血清中存在一种 C3 肾炎因子（C3 nephritic factor，C3Nef），它实际上是抗 C3 转化酶的自身抗体，与 C$\overline{3bBb}$特异结合后，可直接稳定 C$\overline{3bBb}$，并使其半衰期延长 10～30 倍，引起肾小球损伤。

第五节　补体的生物学功能

补体具有多种生物学作用，不仅参与非特异性防御反应，也参与特异性免疫应答。补体系统的功能可分为两大方面：①补体在细胞表面激活并形成 MAC，介导溶细胞效应；②补体激活过程中产生不同的蛋白水解片段，从而介导各种生物学效应。

一、补体介导的溶细胞效应

补体系统被激活后，可在靶细胞表面形成膜攻击复合物，从而导致靶细胞溶解。这种补体介导的溶细胞效应，是机体抵抗微生物感染和抗肿瘤的重要机制之一。

在感染早期无抗体存在的情况下，通过 MBL 途径和旁路途径，在产生抗体之后，通过经典途径激活补体系统，溶解病原体。一般情况下，补体介导的溶菌效应，主要对 G^- 菌有效。由于 G^+ 菌有较厚的肽聚糖细胞壁的保护，所以对 G^+ 菌的溶菌作用不强。对寄生虫感染也有一定的作用。

胞内微生物感染宿主细胞（如病毒感染等）后，导致宿主细胞膜抗原性改变，诱导机体产生抗体，抗体与细胞膜相应抗原结合后，激活补体系统，可以产生补体介导的溶细胞效应。这是病毒感染后引起被感染细胞溶解的重要机制之一。

用外源性抗肿瘤特异性抗体治疗肿瘤，抗体与肿瘤细胞结合后，激活补体系统，通过补体介导的溶细胞效应杀伤肿瘤细胞，是治疗肿瘤的重要手段之一。

自身免疫性疾病，多是由于机体产生了抗自身成分抗体，抗体与自身抗原结合后，激活补体系统，导致自身细胞或组织损伤。

二、补体激活过程中活性片段介导的生物学效应

（一）调理作用（Opsonization）

补体激活过程中产生的 C3b、C4b 和 iC3b 均是重要的调理素（opsonin），可与中性粒细胞或巨噬细胞表面相应受体（如 CR1、CR3 和 CR4）结合，促进吞噬细胞的吞噬作用。这种依赖 C3b、C4b 和 iC3b 的吞噬作用，可能是机体抵抗全身性细菌或真菌感染的主要防御机制。

（二）引起炎症反应

在补体活化过程中产生的 C3a、C4a 和 C5a（C5a 的作用最强）等被称为过敏毒素（anaphylatoxin）。三种过敏毒素能与肥大细胞、嗜碱性粒细胞、平滑肌细胞、淋巴细胞或内皮细胞表面的相应受体结合。激发细胞脱颗粒，释放组胺之类的血管活性介质，从而增强血管通透性；刺激内脏平滑肌收缩；C5a 还是一种有效的中性粒细胞趋化因子；C2a 还具有激肽样作用。

（三）清除免疫复合物

补体成分可参与清除循环免疫复合物，其机制为：①补体与 Ig 的结合，改变 Ig 的空间构象，一方面干扰其再与抗原表位结合，从而抑制新的 IC 形成；另一方面补体成分插入 IC 的网络结构中，在空间上干扰 Fc 段之间的相互作用，溶解已沉积的 IC。②免疫黏附：循环

IC 可激活补体，产生与 IC 结合的 C4b 和 C3b 成分，借助 C4b 或 C3b 与表达 CR1 和 CR3 的血细胞结合，并通过血流运送到肝脏而被清除。由于表达 CR1 的红细胞数量巨大，因此，红细胞是清除 IC 的主要参与者。

（四）免疫调节作用

补体可对免疫应答的各个环节发挥调节作用：①C3 可参与捕捉、固定抗原，使抗原易被 APC 处理与提呈；②补体成分可与多种免疫细胞相互作用，调节细胞的增殖分化，例如 C3d 可与抗原分子非特异性结合，形成抗原－C3d 复合物，在刺激 B 细胞活化中发挥重要作用（详见第十章第一节）；③补体参与调节多种免疫细胞效应功能，如杀伤细胞表达的 CR3，与 C3b 结合后可增强对靶细胞的 ADCC 作用。

复习思考题

1. 简述补体系统的组成。
2. 比较补体三条激活途径的异同。
3. 补体系统有哪些生物学活性？
4. 补体如何参与早期抗感染免疫？

第五章　细胞因子

细胞因子（cytokine，CK）是由细胞分泌，能介导细胞与细胞之间相互作用的一类小肽分子。在免疫应答过程中，细胞因子表现出重要的功能。由于重组细胞因子的问世，已开始应用细胞因子调节机体的免疫应答以治疗某些疾病，成为生物应答调节剂（biological response modifier，BRM）中的一类重要的治疗制剂。目前，EPO、IFN、G－CSF、GM－CSF、IL－2及IL－11等细胞因子的基因工程产品已获准生产，并用于疾病的治疗。

第一节　细胞因子的命名与分类

一、细胞因子的命名原则

细胞因子的命名基本上遵循两个原则：一是依据产生的细胞来命名，如由单核－吞噬细胞产生的细胞因子称为单核因子（monokine），由淋巴细胞产生的细胞因子称为淋巴因子（lymphokine）等；二是依据其发生的作用来命名，如能介导白细胞之间相互作用的细胞因子称为白细胞介素，可刺激骨髓干细胞或祖细胞分化成熟的细胞因子称为集落刺激因子（colony－stimulating factor，CSF）等。因此，有时同一细胞因子可有多个名称。

二、细胞因子的分类

根据细胞因子的结构和功能，将其分为六大类（或称六个家族）。

（一）白细胞介素

白细胞介素（Interleukin，IL），最初是指由白细胞产生并能介导白细胞之间相互作用的细胞因子。虽然后来发现其来源和作用不局限于白细胞，但这一名称仍被沿用。目前报道的白细胞介素已有30余种，根据发现的次序分别命名为IL－1、IL－2、IL－3……IL－33（详见附录1）。

（二）干扰素

干扰素（Interferon，IFN）是最先发现的细胞因子，因其具有干扰病毒生物合成的能力故称干扰素。根据其来源和理化性质，可将干扰素分为α、β和γ三种类型。IFN－α/β主要由白细胞、成纤维细胞和病毒感染细胞产生，也称为Ⅰ型干扰素，主要作用是干扰病毒在宿主细胞内的生物合成，使细胞处于抗病毒状态；IFN－γ主要由活化T细胞和NK细胞产生，也称为Ⅱ型干扰素，主要参与免疫应答的调节。

（三）肿瘤坏死因子

肿瘤坏死因子（Tumor necrosis factor，TNF）是 Garwell 等在 1975 年发现的一种能使肿瘤发生出血坏死的物质。肿瘤坏死因子分为 TNF－α 和 TNF－β 两种，具有生物学活性的 TNF－α 或 TNF－β 为同源三聚体分子。TNF－α 主要由活化的单核－巨噬细胞产生，抗原刺激的 T 细胞、活化的 NK 细胞和肥大细胞也分泌 TNF－α；TNF－β 主要由活化的 T 细胞产生，又称淋巴毒素（lymphotoxin，LT），可特异性杀伤靶细胞。

（四）集落刺激因子

集落刺激因子（Colony－stimulating factor，CSF）是指能够刺激多能造血干细胞和不同发育分化阶段的造血干细胞进行增殖分化，并在半固体培养基中形成相应细胞集落的细胞因子。目前发现的集落刺激因子有粒细胞－巨噬细胞集落刺激因子（GM－CSF）、单核－巨噬细胞集落刺激因子（M－CSF）、粒细胞集落刺激因子（G－CSF）。此外，红细胞生成素（erythropoietin，EPO）、干细胞因子（stem cell factor，SCF）和血小板生成素（thrombopopoietin，TPO），也是重要的造血刺激因子。

（五）生长因子

生长因子（Growth factor，GF）是具有刺激细胞生长作用的细胞因子，包括转化生长因子－β（TGF－β）、表皮细胞生长因子（EGF）、血管内皮细胞生长因子（VEGF）、成纤维细胞生长因子（FGF）、神经生长因子（NGF）、血小板源生长因子（PDGF）等。

（六）趋化性细胞因子

趋化性细胞因子（Chemokine）是一个蛋白质家族，此家族有十余种结构，但有较大同源性，分子量多为 8～10kD。这些蛋白在氨基端多含有一或两个半胱氨酸。根据半胱氨酸的排列方式，将趋化性细胞因子分为四个亚家族：①CXC 亚家族：近氨基端有两个半胱氨酸按 Cys－X－Cys（半胱氨酸－任意 1 个氨基酸－半胱氨酸）方式排列的趋化细胞因子，属 α 亚家族，如 IL－8，可趋化多形核白细胞到达急性炎症部位；②CC 亚家族：近氨基端以 Cys－Cys 方式排列的趋化细胞因子，属 β 亚家族，如单核细胞趋化蛋白－1（monocyte chemotactic protein－1，MCP－1），对单核细胞、T 细胞、嗜碱性粒细胞和树突状细胞有趋化和激活作用；③C 亚家族：近氨基端只有一个半胱氨酸（Cys）的趋化细胞因子，属 γ 亚家族，如淋巴细胞趋化蛋白因子（lymphotactin），对 T 细胞、NK 细胞和树突状细胞有趋化作用；④CX_3C 亚家族：近氨基端以 Cys－X－X－X－Cys 方式排列的趋化细胞因子，如 Fractalkine，对单核细胞、T 细胞有趋化作用。

第二节　细胞因子受体

细胞因子受体（Cytokine Receptor，CKR）依其存在形式的不同，可分为膜结合型受体和可溶性受体。膜结合型细胞因子受体（membrane binding CKR，mCKR）是其主要的存在形式，它是一种跨膜蛋白，由胞外区、跨膜区和胞浆区组成，细胞因子与其膜型受体结合，介导细胞信号转导的启动；可溶性细胞因子受体（soluble CKR，sCKR）是 CKR 的一种特殊形式，它的氨基酸序列与 mCKR 胞外区同源，缺少跨膜区和胞浆区，其与相应细胞因子结合力一般比 mCKR 低，sCKR 主要作用是转运 CK 和调节 CK 生物学作用。

一、细胞因子受体分类

根据细胞因子受体的结构可将其分为五个家族。

1. Ⅰ型细胞因子受体家族：是最大的细胞因子受体家族。其胞外区由细胞因子受体结构域和Ⅲ型纤连蛋白（Fn3）结构域组成。共同的结构特点为：氨基端有 4 个保守的半胱氨酸残基，羧基端存在着由两个不连续的半胱氨酸残基和 WSXWS 基序（W 代表色氨酸，S 代表丝氨酸，X 代表任一个氨基酸），在功能上均与血细胞增殖、分化有关。如：IL－2Rβ 和 γ、IL－3R、IL－4R、IL－5R、IL－6R、IL－7R、IL－9R、IL－11R、IL－13R、IL－15R、GM－CSFR、G－CSFR、EPOR 等。

2. Ⅱ型细胞因子受体家族：胞外区有 Fn3 结构域组成，氨基端及其近膜区分别含有两个保守的半胱氨酸。如：IFN－αR、IFN－βR、IFN－γR、IL－10R、IL－22R 等。

3. Ⅲ型细胞因子受体家族：结构特征为胞外区有多个由 40 个氨基酸组成的富含半胱氨酸的结构域。如 TNFR、NGFR（神经生长因子受体）、CD40 和 Fas 分子属此类受体。

4. 免疫球蛋白超家族（IgSF）：结构特征是胞外区含有 1 个或多个免疫球蛋白样结构域。某些 CKR 胞外区可同时含有两种不同类型的 CKR 结构。例如 IL－6R 既含 Ig 样结构域，又含半胱氨酸残基和 WSXWS 基序，因此它既可以归类于免疫球蛋白超家族，又可归类于Ⅰ型细胞因子受体家族。其成员包括Ⅰ型和Ⅱ型的细胞因子受体，如 IL－1R、IL－6R、M－CSFR 和 SCFR 等。

5. 趋化细胞因子受体家族（chemokine receptor，ChKR）：此类受体属 G－蛋白偶联受体超家族，均含七个疏水性跨膜 α 螺旋结构与 GTP 结合蛋白偶联，故又属七次跨膜受体家族（STSR－F）。此类受体与相应的配体结合后，经偶联 GTP 结合蛋白而发挥生物学效应。如：CCR1～11、CXCR1～6、CX_3CR1 等。目前发现 CCR5 是 HIV 在巨噬细胞和 T 细胞上的辅助受体，HIV 可借此进入细胞引起原发感染。

五类细胞因子受体结构特征见图 5－1。

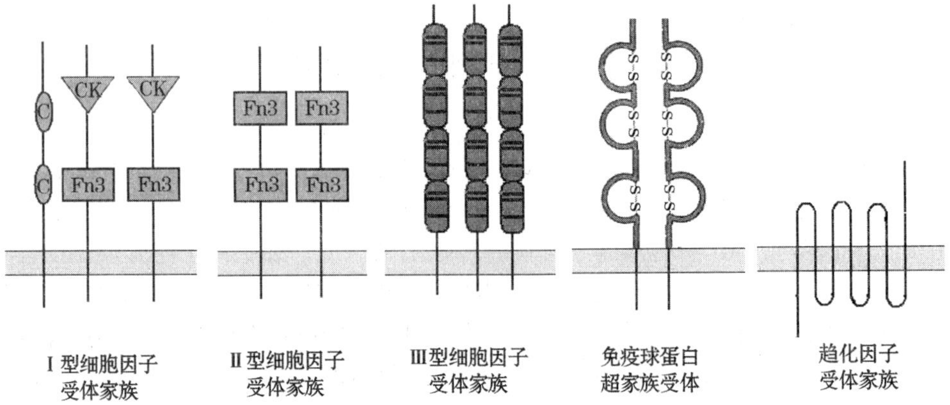

图 5－1　细胞因子受体结构示意图

二、细胞因子受体的结构特征

（一）CKR 的肽链组成类型

CKR 可以是一条多肽链，也可以由两条或三条多肽链组成。

1. 单链模式：仅有一条肽链组成，如 EPOR、G－CSFR 等。

2. 双链模式：由两条异源多肽链组成，如 IL－3R、IL－5R、GM－CSFR 等。

3. 多链模式：由多条多肽链组成，如 IL－2R 由 α、β、γ 三条肽链组成。

（二）CKR 的“私有链”和“公有链”模式

多数 CKR 由两条或两条以上异源型多肽链组成，某些 CKR 的亚基可参与若干其他 CKR 的组成，组在一起的 CKR 通过特异多肽链与相应配体结合，共同通过一个共有多肽链进行信号转导。把与相应 CK 特异性结合的链称为“私有链”；而把参与多个受体信号转导的共有链称为“公有链”。不同 CKR 的“私有链”与各自的 CK 特异性结合，均通过“公有链”转导信号，产生相同效应，因此相关的不同 CK 的功能具有重叠性。现已发现的“公有链”CKR 有：①IL－3R、IL－5R 和 GM－CSFR：各自的 α 链为私有链，可与相应 CK 特异性结合，β 链为公有链，参与三者受体的信号转导；②IL－6R、IL－11R、LIFR、OSMR（肿瘤抑制素受体）、CNTFR（ciliary neurotrophic factor receptor）、睫状神经营养因子受体的公有链为 gp130；③IL－10R 的 β 链为 IL－10R、IL－12R、IL－28R 的公有链；④IL－12R 的 β_2 链为 IL－12R、IL－23R 的公有链。

（三）CKR 的共用受体模式

多数 CK 都有各自的 CKR，但有些 CK 常共用受体：①许多趋化性细胞因子的共用受体；②TNF－α 和 LT 共用 TNFR；③IL－19、IL－20、IL－24 共用Ⅰ型 IL－20R；④IL－28A、IL－28B、IL－29 共用 IL－28R 等。

三、可溶性细胞因子受体

大部分细胞因子受体除细胞膜结合型外，还存在着分泌型可溶性形式，即可溶性细胞因子受体（soluble CKR，sCKR）。它是 CKR 的一种特殊形式，它的氨基酸序列与膜结合型与 mCKR 膜外区同源，缺少跨膜区和胞浆区。如 sIL－1R、sIL－2R、sIL－4R、sIL－5R、sIL－6R、sIL－7R、sIL－8R、sG－CSFR、sGM－CSFR、sIFN－γ 和 sTNFR 等。

（一）sCKR 的产生机制

1. 膜受体脱落：膜结合型 CKR 脱落是形成 sCKR 的主要途径，膜受体脱落是通过蛋白酶的酶解作用实现的，此为主动过程并受各种因素调节。如 PMA 可促进 mIL－6R 脱落，PKC 抑制剂则可抑制此过程。

2. 基因调控：通过受体 mRNA 的剪接或阅读框架后移，翻译合成 sCKR。

（二）sCKR 的生物学作用

1. 转运 CK 作用：sCKR 与 CK 结合，可稳定 CK，减缓“衰变”，从而发挥 CK“慢性释放库”作用；将 CK 转运至机体有关部位发挥作用。

2. 调节 CK 效应：sCKR 可通过多种途径调节 CK 效应：①作为膜受体清除的形式，降低细胞对 CK 的反应性；②sCKR 与 mCKR 竞争与 CK 结合，对过量产生的 CK 起缓冲作用；③某些 sCKR 可上调 CK 效应，如 sIL－6R 与 IL－6 结合，可被靶细胞表面的 gp130 识别，并传递刺激信号，从而促进 IL－6 的效应发挥。sCKR 与 CK 效应起抑制或增强作用，可能取决于 sCKR 与 CK 的浓度比。一般而言，高浓度 sCKR 可抑制 CK 效应，低浓度 sCKR 可增强 CK 效应。

（三）sCKR 的临床意义

sCKR 与疾病诊断、病程发展、转归、预后或治疗：检测 sCKR 的水平，有助于某些疾病的诊断及病程发展、转归和预后。如类风湿性关节炎患者滑膜液 sIL－2R 升高，可作为与其他关节炎的鉴别诊断；用 sTNFR 治疗可减轻 TNF 在类风湿关节炎和 Crohu 病中介导的病理损害，缓解内毒素性休克病情等。

四、细胞因子拮抗剂

机体内天然存在着一些细胞因子受体拮抗剂。如 IL－1R 拮抗剂（IL－Rα）是一种由单核－巨噬细胞产生、与 IL－1 有一定同源性的多肽，可竞争性结合 IL－1R，从而抑制 IL－1 的生物活性。另外，某些病毒可产生细胞因子结合蛋白，抑制细胞因子与相应受体结合，从而抑制细胞因子的生物活性，干扰机体的免疫功能。

第三节　细胞因子的共同特征

细胞因子的种类繁多，生物学作用各异，但具有以下共同的特征。

一、理化特性

绝大多数 CK 是低分子量（8～80kD）的多肽或糖蛋白。多数 CK 以单体形式存在，少数细胞因子如 IL－10、IL－12、M－CSF、TGF－β 等以双体形式存在，TNF－α 可形成三聚体。

二、分泌特点

1. 产生的刺激性：①天然的 CK 由刺激因子（如抗原、丝裂原等）刺激细胞合成和分泌；②CK 的分泌是一个短时自限过程。这是因为，CK 的基因多在细胞受到刺激后开始转录，转录出的 mRNA 在短时工作后即被降解。

2. 产生的多向性：①一种 CK 可由不同类型的细胞产生，如 IL－1 可由 Mo/MΦ、内皮细胞、成纤维细胞、表皮细胞等产生；②一种细胞可产生多种 CK，如活化的 T 细胞可产生 IL－2、IL－6、IL－9、IL－10、IL－13、IFN－γ、GM－CSF、TNF－β 等。

三、生物学作用特点

CK 与靶细胞表面的 CKR 结合，通过信号转导产生各种生物学效应。其作用有以下特点。

1. 作用的高效性：大多数 CK 都以较高的亲和力与其受体结合，产生极高效应。微量甚至极微量 CK 就可对靶细胞产生显著的生物学作用。

2. 作用的局部性：一般来说，CK 仅在近距离（或局部）发挥作用。①自分泌效应（autocrine）：细胞分泌的 CK 作用于自身细胞，产生的细胞因子效应；②旁分泌效应（paracrine）：细胞分泌的 CK 作用于邻近细胞，产生的细胞因子效应。另外，少数 CK 如 TGF－β、IL－1 和 M－CSF 在高剂量时也能作用于机体远离的靶细胞，表现内分泌效应（endocrine）。

3. 作用的重叠性：不同的 CK 作用于同一类靶细胞，由于通过同一公有链传递信号，可产生相同或相似的生物学效应。

4. 作用的多向性：一种 CK 可作用于多种靶细胞，产生多种生物学效应，其作用效应取决于被作用的靶细胞。如 IFN－γ 可上调有核细胞 MHC 分子的表达，促进巨噬细胞活化，抑制 Th2 细胞。

5. 作用的联合效应：几种不同 CK 作用于同一种靶细胞，产生相同（或相近）、相加、协同或拮抗效应。如 IL－6 和 IL－13 均可维持和促进 B 细胞增殖；IL－3 和 IL－11 共同刺激造血干细胞分化成熟；IL－4 抑制 IFN－γ 刺激 Th0 细胞向 Th1 细胞分化。

6. 作用的网络效应：众多 CK 在机体内相互诱生、相互促进或相互抑制，形成十分复杂的 CK 网络，调节免疫应答。CK 的产生、生物学作用、受体表达、相互调节等均具有网络作用特点。

第四节　细胞因子的生物学作用

一、抗感染作用和抗肿瘤作用

由单核-巨噬细胞产生的 CK 有强大的抗病毒、抗细菌感染作用和抗肿瘤作用。如 IFN-α/β 是重要的抗病毒 CK，能刺激细胞合成抗病毒蛋白，干扰病毒复制。IL-12 和IL-15 增强 NK 细胞活性，促进靶细胞表达 MHC-Ⅰ类分子，增强 CTL 活性。IL-1、IL-6、TNF-α 和 IL-8 等，激活血管内皮细胞，增加血管通透性，趋化中性粒细胞和 T 细胞进入感染部位。TNF 除有 TNF 的作用外，还有直接抑瘤和杀瘤作用，IL-2、IL-12 等可增强巨噬细胞等的杀瘤效应等。上述细胞因子的协同作用构成重要的抗感染和抗肿瘤防卫体系。

二、参与免疫应答和免疫调节

趋化细胞因子可趋化免疫细胞到达炎性病灶，发挥免疫效应。

大多数 CK 具有上调免疫功能的作用。IFN-γ 对 APC 表达 MHC-Ⅱ类分子有上调作用，促进 APC 对抗原的提呈；IL-12 促进 Th1 细胞分化，IL-4 促进 Th2 细胞分化；IL-2 和 IFN-γ 对 T 细胞活化增殖作用强，而 IL-4、IL-5 和 IL-6 对 B 细胞活化增殖作用强。

有些 CK 可下调免疫功能。如 TGF-β 表现为抑制作用，可以抑制造血干细胞、T 细胞、B 细胞的增殖，还可抑制巨噬细胞和 NK 细胞的吞噬和/或杀伤活性。IL-10 亦表现为下调作用，抑制抗原提呈。IL-10 是重要的负调节细胞因子，缺陷时易发生炎症性损伤。

三、刺激造血

某些细胞因子（主要为 CSF）作为造血细胞刺激剂，作用于多能干细胞及不同细胞系分化发育的各阶段。如 SCF/IL-3 作用于早期造血干细胞，GM-CSF 和 M-CSF 等作用于晚期干细胞，EPO 作用于红系干细胞等（见图 5-2）。

四、促进凋亡或直接杀伤靶细胞

肿瘤坏死因子可直接杀伤靶细胞或诱导细胞凋亡。如 TNF-α 和 LT-α 可直接杀伤肿瘤细胞或病毒感染细胞。

五、促进创伤的修复

多种细胞因子（尤其生长因子）在组织损伤修复中具有重要作用。如转化生长因子（TGF-β）可通过刺激成纤维细胞和成骨细胞，促进损伤组织的修复；血管内皮细胞生长

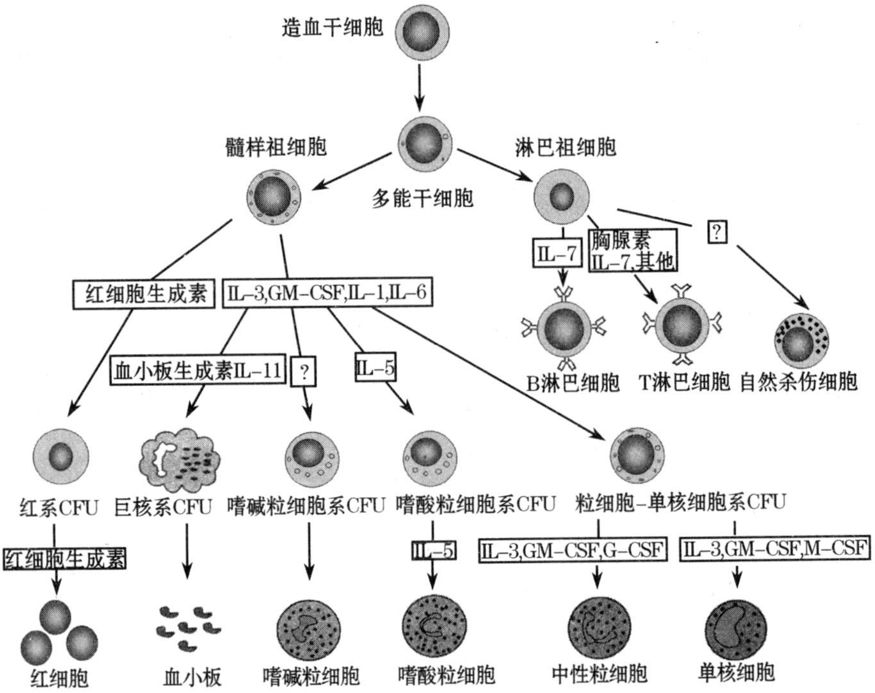

图5-2 细胞因子参与的造血功能

因子（VEGF）可促进血管和淋巴管生成；成纤维细胞生长因子（FGF）促进多种细胞增殖，有利于慢性软组织溃疡的愈合；表皮生长因子（EGF）促进上皮细胞、成纤维细胞和内皮细胞增殖，促进皮肤溃疡和伤口的愈合。

复习思考题

1. 试述细胞因子的命名和分类。
2. 简述细胞因子的共同特点。
3. 简述细胞因子作用的重叠性、多向性机制。

第六章 免疫细胞表面分子

免疫应答过程有赖于免疫系统中多种细胞间的相互作用，包括细胞间直接接触和通过释放细胞因子或其他介质间接的作用。免疫细胞间或介质与细胞间相互识别的物质基础是免疫细胞表面分子，包括细胞表面受体和其他分子。细胞表面分子通常也称为细胞表面标记（cell surface marker），它是免疫细胞识别抗原性异物、接受信号刺激、免疫细胞间相互作用的分子基础，也是鉴别和分离免疫细胞的重要依据。

依据免疫细胞对抗原性异物的识别和应答特征，免疫细胞主要分为两大类：特异性免疫细胞和非特异性免疫细胞。前者包括 T 细胞和 B 细胞，后者主要包括吞噬细胞、自然杀伤细胞（NK 细胞等）、抗原提呈细胞等。

免疫细胞表面分子的种类相当繁多，综合归纳起来可分为：细胞表面受体、主要组织相容性抗原、黏附分子（AM）、细胞分化抗原（CD 抗原）等。它们之间没有严格区别，所有表面分子，一般都是蛋白质或多肽，都有抗原性，都可称为表面抗原或 CD 抗原；黏附分子也可以是表面受体等。

第一节　免疫细胞表面受体

表面受体是指存在于细胞表面能与相应配体结合的蛋白质或多肽。这里主要概括性讨论免疫细胞表面受体。

一、免疫细胞表面识别抗原性异物的受体

特异性免疫细胞和非特异性免疫细胞的主要区别是对抗原性异物的识别和应答是否具有特异性。其分别表达的抗原性异物的识别受体是决定其特异性的关键因素，二者的主要区别见表 6－1。

表 6－1　非特异性免疫细胞与特异性免疫细胞对抗原性异物识别的受体

项目类	非特异性免疫应答	特异性免疫应答
识别抗原的受体	模式识别受体（PRR）	TCR 或 BCR
识别抗原的结构	广泛表达于病原体和异常细胞表面的病原相关分子模式（PAMP）	抗原分子的 T 细胞表位或 B 细胞表位
识别的特异性	泛特异性	高度特异性

（续表）

项目类	非特异性免疫应答	特异性免疫应答
识别受体的分布特性	非克隆化细胞，广泛表达于同类非特异性免疫细胞表面	克隆化细胞，不同细胞克隆表达针对不同抗原表位的 TCR 或 BCR
识别抗原受体的基因	在胚系中编码	在个体发育过程中重排

（一）非特异性免疫细胞表面识别抗原性异物的受体

非特异性免疫细胞表面识别抗原性异物的受体，为泛特异性，能识别广泛表达于某些病原体及宿主衰老、损伤和凋亡细胞表面的某些特征性分子。

1. 模式识别受体（Pattern recognition receptor，PRR）：PRR 广泛表达于吞噬细胞（单核－巨噬细胞和中性粒细胞）和抗原提呈细胞（巨噬细胞和树突状细胞）表面。为非克隆性表达（即同一类细胞所表达的 PRR，具有相同特异性）；PRR 是胚系基因编码产物，缺乏多样性；PRR 能识别广泛表达于某些病原体及宿主衰老损伤和凋亡细胞表面的病原相关分子模式（PAMP）。PRR 一旦识别 PAMP，效应细胞立即被激活并发挥效应，表现为介导快速生物学效应。

模式识别受体主要包括（见表 6－2）：①甘露糖受体（mannose receptor，MR）：可识别广泛存在于微生物细胞壁糖蛋白和糖脂组分末端甘露糖和岩藻糖残基，从而介导吞噬作用；②清道夫受体（scavenger receptor，SR）：可识别存在于 G^+ 菌磷壁酸、G^- 菌脂多糖，损伤、凋亡细胞表面的磷脂酰丝氨酸、乙酰化低密度脂蛋白，从而有效清除血循环中的细菌和损伤细胞。③Toll 样受体（Toll－like receptor，TLR）：因其胞外段与果蝇蛋白 Toll 同源而得名。人 TLR 家族包括 11 个成员 TLR1～11。依其分布分为两类：即表达于细胞膜表面的 TLR（TLR1、2、4、5、6）和表达于胞内器室膜上的 TLR（TLR3、7、8、9）。前者主要识别病原体表面的共有分子结构，如 G^+ 菌的肽聚糖和磷壁酸，G^- 菌的脂多糖、鞭毛蛋白，细菌和支原体的脂蛋白、脂肽，酵母菌的酵母多糖等；后者主要识别胞质中的病毒双股或单股 RNA 以及胞质中非甲基化 CpC DNA，继而触发 MyD88 依赖或非依赖的信号转导途径，诱导促炎细胞因子和Ⅰ型干扰素的产生。

附：病原相关分子模式：主要是指病原体表面某些共有的高度保守分子结构和宿主衰老、损伤或凋亡细胞表面某些共有的特定分子结构，是 PRR 识别结合的配体分子。这些 PAMP 通常只存在于病原体和宿主异常细胞表面，而不存在于宿主正常细胞表面。因此，非特异性免疫细胞可借助 PRR 来识别“自己”或“非己”，产生非特异性免疫应答。

表 6-2　　模式识别受体及其配体（病原相关分子模式）

模式识别受体	病原相关分子模式
甘露糖受体（MR）	病原体表面的甘露糖、岩藻糖
清道夫受体（SR）	G^-菌的脂多糖、G^+菌的磷壁酸、乙酰化低密度脂蛋白、磷脂酰丝氨酸（凋亡细胞重要标志）
Toll 样受体（TLR）：	
TLR1，2，4，5，6（在细胞膜表达）	病原体表面特定分子：G^+菌肽聚糖、磷壁酸，细菌和支原体的脂蛋白、脂肽，酵母菌的酵母多糖，G^-菌的脂多糖、鞭毛蛋白等
TLR3，7，8，9（在胞内器室膜表达）	病毒双股 RNA、单股 RNA，细菌或病毒非甲基化 CpC DNA 等

2. NK 细胞的激活性受体和抑制性受体：NK 细胞主要能非特异性杀伤体内的异常细胞。其杀伤机制与其表达的激活性受体和抑制性受体相互作用有关。

激活性受体能识别广泛表达于病毒感染细胞和肿瘤细胞表面的特定分子（高表达的MIC A/B 等）；抑制性受体能识别广泛表达于宿主细胞表面的 HLA-Ⅰ类分子（如 HL A-E 等）。激活性受体与靶细胞表面的特定分子结合，具有激活 NK 细胞的杀伤活性；抑制性受体与宿主细胞表面的 HLA-E 结合，则抑制其杀伤活性。因此，宿主正常细胞表达的HLA-Ⅰ类分子，抑制了 NK 细胞的杀伤活性。但是如果由于某种原因（如病毒感染、肿瘤细胞）使 HLA-Ⅰ类分子表达异常或丢失，则激活 NK 细胞的杀伤活性。

（二）特异性免疫细胞表面识别抗原性异物的受体

特异性免疫细胞（T 细胞、B 细胞）对抗原的识别，是通过其细胞表面的抗原识别受体（TCR、BCR）来实现，具有高度的特异性。

（1）T 细胞受体（T cell receptor，TCR）：又称 T 细胞抗原识别受体，抗原刺激机体，首先由抗原提呈细胞摄取抗原、加工处理成抗原肽（即 T 细胞表位），并与自身的 MHC 分子结合，以抗原肽-MHC 分子复合物形式表达于细胞表面，供 T 细胞的 TCR 识别，使 T 细胞获得第一活化信号。

（2）B 细胞受体（B cell antigen receptor，BCR）：又称 B 细胞抗原识别受体，BCR 能直接识别抗原分子表面的 B 细胞表位，使 B 细胞获得第一活化信号。

二、协同刺激分子及其受体

抗原提呈细胞（APC）表达协同刺激分子（如 B7、CD40 等），特异性免疫细胞表达协同刺激分子受体（如 CD28、CD40L 等）。特异性免疫细胞的活化，需要接受双信号刺激。通过 TCR 或 BCR 与抗原表位结合，获得第一活化信号；通过协同刺激分子受体与 APC 表达的协同刺激分子结合，获得第二活化信号。

T 细胞通过 TCR 和协同刺激分子受体，分别与 APC 表达的抗原肽-MHC 分子复合物和协同刺激分子结合，获得双信号刺激而活化。

B 细胞既是特异性免疫应答效应细胞，又是抗原提呈细胞，也表达协同刺激分子。B 细胞通过 BCR 直接与抗原分子表面的抗原表位结合，获得第一活化信号；B 细胞通过内化作用，将抗原加工处理，并与 MHC 分子结合成抗原肽 – MHC 分子复合物表达于表面，提呈给 Th 细胞，使 Th 细胞获得第一活化信号；通过 B 细胞表达的协同刺激分子与 Th 细胞表达的协同刺激分子受体结合，相互作用，彼此获得第二活化信号。

三、细胞因子受体

细胞因子在免疫应答过程中发挥着重要的辅助和调节作用。特异性免疫细胞和非特异性免疫细胞均表达多种细胞因子受体，与细胞因子结合后，辅助活化和产生调节作用。

四、有丝分裂原受体

有丝分裂原能引起细胞进行有丝分裂。T 细胞表达植物血凝素（PHA）受体和刀豆素 A（con A）受体，PHA 和 Con A 能非特异性活化 T 细胞；T、B 细胞均表达美洲商陆（PWM）受体，PWM 能非特异性活化 T、B 细胞。

第二节　主要组织相容性复合体及其编码分子

同种异体移植物（allograft）移植后常发生移植排斥反应，引起同种异体移植排斥反应的抗原称为组织相容性抗原（histocompatibility antigen），它是一个抗原系统。包括主要组织相容性抗原（major histocompatibility antigen）和次要组织相容性抗原（minor histocompatibility antigen）。前者为引起强而迅速排斥反应的抗原；后者则是引起较弱而缓慢排斥反应的抗原。在哺乳动物，编码主要组织相容性抗原的基因位于同一染色体上，是一组紧密连锁的基因群，故将其称为主要组织相容性复合体（major histocompatibility complex，MHC）。

不同动物的 MHC 和主要组织相容性抗原的名称不同。人类主要组织相容性抗原最早在人类白细胞发现，故将人类主要组织相容性抗原称为人类白细胞抗原（human leukocyte antigen，HLA），人类 MHC 称为 HLA 复合体。小鼠为 H – 2，大鼠为 RT – 1，兔为 RLA，狗为 DLA，猪为 SLA 等。

一、MHC 的分类

（一）依据 MHC 结构分类

MHC 结构十分复杂，根据其结构，将组成 MHC 的基因传统上分为 MHC – Ⅰ类基因、MHC – Ⅱ类基因和 MHC – Ⅲ类基因。新近又发现确认了多种基因，人们将传统的Ⅰ类、Ⅱ类、Ⅲ类基因称为经典基因，将新确认的基因分为非经典Ⅰ类、Ⅱ类、Ⅲ类基因。

依据 MHC 结构分类：

- MHC 类型
  - MHC－Ⅰ类基因　MHC－Ⅰ类分子表达于所有有核细胞表面
    - 经典 MHC－Ⅰ类基因
    - 非经典 MHC－Ⅰ类基因
  - MHC－Ⅱ类基因　MHC－Ⅱ类分子表达于抗原提呈细胞表面等
    - 经典 MHC－Ⅱ类基因
    - 非经典 MHC－Ⅱ类基因
  - MHC－Ⅲ类基因　MHC－Ⅲ类分子主要为液相分子
    - 经典 MHC－Ⅲ类基因
    - 非经典 MHC－Ⅲ类基因

（二）依据 MHC 功能分类

MHC 分子是参与和调控免疫应答的重要分子。根据其在免疫应答中作用将其分为免疫应答调控基因、免疫应答相关基因和免疫无关基因。免疫应答调控基因主要是经典Ⅰ类和经典Ⅱ类基因，它显示极为丰富多态性，经典的 HLA－Ⅰ分子或 HLA－Ⅱ分子与抗原肽结合参与抗原提呈，调控特异性免疫应答；免疫功能相关基因，主要包括经典Ⅲ类基因和新确认的非经典基因，它们不显示或仅显示有限多态性，主要参与调节非特异性免疫应答。

依据 MHC 功能分类：

- HLA
  - 免疫应答调控基因（显示极为丰富多态性，HLA 分子与抗原肽结合参与抗原提呈，调控特异性免疫应答）
    - 经典 HLA－Ⅰ类基因　HLA－Ⅰ类分子与内源性抗原肽结合，将抗原提呈给 $CD8^+$ T 细胞
    - 经典 HLA－Ⅱ类基因　HLA－Ⅱ类分子与外源性抗原肽结合，将抗原提呈给 $CD4^+$ T 细胞
  - 免疫功能相关基因（不显示或仅显示有限多态性，HLA 分子参与调节非特异性免疫应答）
    - 非经典 HLA－Ⅰ类基因　杀伤细胞抑制基因
    - 非经典 HLA－Ⅱ类基因　抗原加工提呈基因
    - 经典 HLA－Ⅲ类基因　血清补体成分基因
    - 非经典 HLA－Ⅲ类基因　炎症相关基因
  - 免疫无关基因——非经典 HLA－Ⅰ类基因（HLA－H）、非经典 HLA－Ⅲ类基因（21 羟化酶基因）等

二、HLA 复合体及其 HLA 分子

人类 MHC 称为 HLA 复合体，其编码产物称为 HLA 分子或 HLA 抗原。

（一）HLA 基因及其分子的结构和分布特点

HLA 复合体位于第 6 号染色体短臂一个窄小的区域内，全长约为 3600kb，共有 224 个基因座，其中能表达蛋白质分子功能性基因为 128 个，另外 96 个为假基因。根据其在染色体上的分布以及所编码 HLA 分子的功能特点，将 HLA 基因分为Ⅰ类、Ⅱ类和Ⅲ类基因（图 6－1），分别编码 HLA－Ⅰ类分子、HLA－Ⅱ类分子和 HLA－Ⅲ类分子。

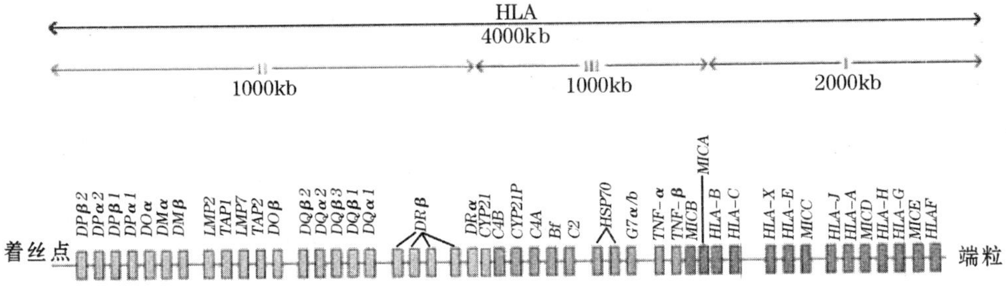

图 6－1　人类 HLA 复合体结构示意图

1. HLA－Ⅰ类基因及其分子： HLA－Ⅰ类基因在 HLA 复合体中位于远离着丝点的一端。经典 HLA－Ⅰ类基因包括 B、C、A 三个基因座位，显示极为丰富的多态性。其编码的经典 HLA－Ⅰ类分子，表达于所有的有核细胞及血小板和网织红细胞表面，神经细胞和成熟的滋养层细胞不表达经典 HLA－Ⅰ类分子；非 HLA－Ⅰ类基因包括 E、F、G、H 等基因座位，不显示或仅显示有限的多态性。其编码的非经典 HLA－Ⅰ类分子，表达不广泛，主要在绒毛膜滋养层细胞等高表达。

2. HLA－Ⅱ类基因及其分子： HLA－Ⅱ类基因在 HLA 复合体中位于近着丝点一端，结构较为复杂。经典 HLA－Ⅱ类基因，由 DP、DQ、DR 三个亚区组成，每个亚区包括两个或两个以上功能基因座位，显示极为丰富的多态性。分别编码分子量相近的 α 链和 β 链，形成 DPα－DPβ、DQα－DQβ 和 DRα－DRβ 分子。主要表达于具有抗原提呈作用的细胞表面，如专职性 APC 的树突状细胞、B 细胞、巨噬细胞以及非专职性 APC 的内皮细胞、成纤维细胞、活化 T 细胞等。非经典 HLA－Ⅱ类基因由 DM、DO 等组成，不显示或仅显示有限的多态性。其编码的分子主要参与抗原加工处理过程。

3. HLA－Ⅲ类基因及其分子： HLA－Ⅲ类基因位于 HLA－Ⅰ和Ⅱ类基因之间，包括经典 HLA－Ⅲ类基因（如 C2、C4A、C4B、Bf 基因）和非经典 HLA－Ⅲ类基因（如肿瘤坏死因子、热休克蛋白等）。主要编码体液性免疫分子。

（二）HLA 分子的作用

HLA 基因按其产物的功能可分为三群：免疫应答调控基因、免疫功能相关基因和免疫无关基因。

1. 免疫应答调控基因及其分子： 包括经典 HLA－Ⅰ类基因和经典 HLA－Ⅱ类基因。显示极为丰富多态性，其编码分子与抗原肽结合，参与抗原提呈，调控特异性免疫应答。

（1）经典 HLA－Ⅰ类分子：表达于几乎所有有核细胞表面。HLA－Ⅰ类分子由重链（α链）和轻链（$β_2$微球蛋白，$β_2$－m）以非共价键组成异二聚体。α 链由 HLA－A、B、C 基因编码，分子量 44kDa，属于免疫球蛋白超家族（IgSF）成员；$β_2$－m 由第 15 号染色体基因（非 HLA 基因）编码，分子量 12kDa，$β_2$－m 的作用是稳定Ⅰ类分子天然构象并使其有效表达于细胞膜表面（见图 6－2）。

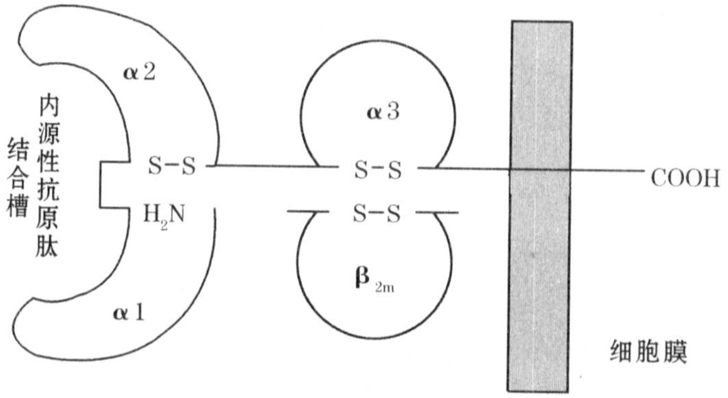

图 6－2　HLA－Ⅰ类分子结构示意图

经典 HLA－Ⅰ类分子可分为四个区。①肽结合区：位于 α 链的氨基端，由 α1 和 α2 两个结构域组成。该区是 HLA－Ⅰ类分子与靶细胞内源性抗原肽（指来源于细胞本身内的抗原片段）结合的区域，也是 HLA－Ⅰ类分子多态性区，HLA－Ⅰ类分子抗原肽结合槽两端封闭，接纳的抗原肽长度有限，为 8～10 个氨基酸残基。HLA－Ⅰ类分子与内源性抗原肽结合，是 $CD8^+$T 细胞 TCR 的识别区。TCR 需同时识别靶细胞表面抗原肽－MHC－Ⅰ类分子复合物中的抗原肽和自身 MHC－Ⅰ类分子（多态性 α 链的 α1 和 α2 结构域），因此，此过程受 MHC－Ⅰ类分子限制。②免疫球蛋白样区：该区包括 α3 功能区和 $β_2$－m，与 Ig 恒定区有同源性，为 T 细胞表面 CD8 分子的结合部位。③跨膜区：由 25 个氨基酸残基组成，以螺旋状穿过胞膜脂质双层，并将Ⅰ类分子锚定在膜上。④胞浆区：位于 α 链的羧基端含 30 个氨基酸，位于胞浆中，性质高度保守，参与Ⅰ类分子与其他膜蛋白或细胞骨架成分间的相互作用，也与细胞内外信号传递有关。

（2）经典 HLA－Ⅱ类分子：表达于 APC 细胞表面。由 α 链（35kD）和 β 链（28kD）以非共价键结合的异源二聚体。两条肽链均由 HLA 基因编码，且均具多态性。两条链的基本结构相似（图 6－3）。

HLA－Ⅱ类分子分为四个区：①肽结合区：由 α1、β1 结构域组成，该区是 HLA－Ⅱ类分子与外源性抗原肽（指来源于 APC 细胞之外，被 APC 吞入、加工处理后的抗原片段）结合的区域，也是 HLA－Ⅱ类分子多态性区，HLA－Ⅱ类分子抗原肽结合槽两端开放，接纳的抗原肽长度变化较大，为 13～17 个氨基酸残基，甚至更多。HLA－Ⅱ类分子与外源性抗原肽结合，是 $CD4^+$T 细胞 TCR 的识别区。TCR 需同时识别 APC 表面抗原肽－MHC－Ⅱ类分子复合物中的抗原肽和自身 MHC－Ⅱ类分子（多态性 α1 和 β1 结构域），因此，此过程受 MHC－Ⅱ类分子限制。②免疫球蛋白样区：由 α2 和 β2 结构域组成，属于 IgSF，是 T 细胞

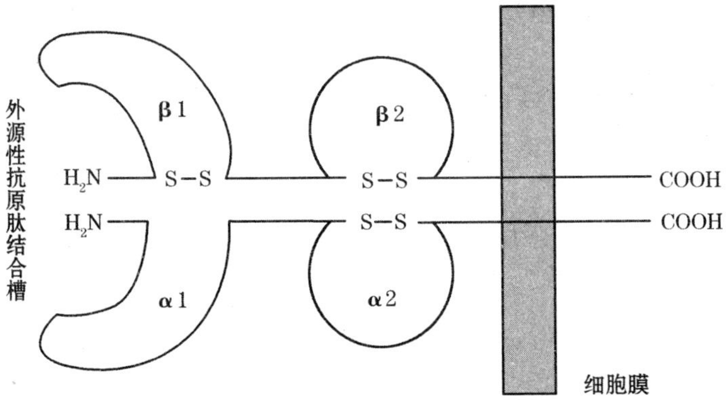

图6–3 HLA–Ⅱ类分子结构示意图

表面CD4分子与HLA–Ⅱ类分子结合的部位。③跨膜区和胞浆区：跨膜区将整条多肽链锚定在胞膜上，胞浆区参与跨膜信号的传递。

（3）MHC分子与抗原肽的相互作用：通过对HLA分子抗原结合槽洗脱下来的各种天然抗原肽的一级结构分析，发现抗原肽氨基酸序列中都带有两个或两个以上与HLA分子抗原结合槽相结合的特定部位，称锚定位，抗原肽该位置的氨基酸残基称锚定残基（anchor residue）。抗原肽的锚定残基与MHC分子抗原结合槽底部的特定氨基酸残基相互对应，以非共价键结合。

MHC的多态性决定着与特定抗原肽锚定残基的结合。不同MHC等位基因产物可以与同一抗原分子的不同抗原肽片段结合，提呈不同的抗原表位，造成不同个体MHC对同一抗原分子所提呈的抗原肽有所差异，激活的T细胞克隆不尽相同，最后导致的免疫应答特异性和反应强度也不同。这是MHC多态性参与和调控免疫应答的一种重要机制。

2. 免疫功能相关基因及其分子：不显示或仅显示有限多态性，其编码分子参与调节非特异性免疫应答的功能。包括非经典HLA–Ⅰ类分子、非经典HLA–Ⅱ类分子和HLA–Ⅲ类分子。

（1）非经典HLA–Ⅰ类分子：主要为杀伤细胞抑制性受体的配体，能抑制杀伤细胞的杀伤活性。主要包括HLA–E、HLA–F、HLA–G、MIC–A和MIC–B等。非经典HLA–Ⅰ类分子在细胞表面的表达与经典HLA–Ⅰ类分子不同，如HLA–E的表达需要与HLA–G和HLA–A、HLA–B、HLA–C分子来源的先导序列结合，尤其与HLA–G分子的表达密切相关。

HLA–E分子可表达于各种组织细胞，在羊膜、滋养层细胞表面高表达，是NK细胞和CTL细胞C型凝聚素受体超家族中CD94/NKG2（抑制性受体）家族的专一性配体，可抑制NK细胞和CTL细胞的杀伤活性。

HLA–G分子的表达同样具有局限性，除了能在单核细胞、胸腺表达外，有时也可在肌肉纤维、肝胆管和肾小管内皮细胞上检测到，但主要表达在母胎界面绒毛外滋养层细胞表面，为杀伤细胞免疫球蛋白样受体（KIR）家族和白细胞免疫球蛋白样受体（LIR）家族中某些成员的配体，因此，HLA–G在母胎耐受中发挥作用。

HLA－F 分子研究与报道均较少，虽然对 HLA－F 是否能在细胞表面表达尚有争论，但近来确认 HLA－F 可表达在妊娠期间的滋养层细胞上。

（2）非经典 HLA－Ⅱ类分子：非经典 HLA－Ⅱ类基因主要为抗原加工提呈相关基因，其编码分子主要参与抗原加工处理过程。非经典 HLA－Ⅱ类分子与经典 HLA－Ⅱ类分子结构相似，但它没有经典 HLA－Ⅱ类分子的抗原肽结合沟槽，因而不能结合抗原肽。主要包括 HLA－DM、HLA－DO 等。

HLA－DM：是 1990 年发现的一种非经典 HLA－Ⅱ类分子，其基因座位于 HLA 复合体的 DP 和 DQ 基因座之间。HLA－DM 包括 DMA 和 DMB 两个座位，分别编码 DM 分子的 α 链和 β 链。它主要参与 APC 对外源性抗原的加工提呈，帮助溶酶体中抗原肽进入 MHC－Ⅱ类分子的抗原肽结合槽。

HLA－DO：由 DOA 和 DOB 两个基因座位，分别编码 DO 分子的 α 链和 β 链，DO 分子是 DM 功能的负向调节蛋白。

另外，在 HLA－Ⅱ类分子基因区还发现了一些与抗原加工处理相关的基因。例如：①低分子量多肽（low molecular－weight polypeptide，LMP）基因：编码胞质溶胶中的蛋白酶体相关成分，蛋白酶体参与对内源性抗原的酶解。②抗原加工相关转运体（transporter associated with antigen processing，TAP）基因：TAP 参与对内源性抗原肽的转运，使其从胞质溶胶进入内质网腔并与 MHC－Ⅰ类分子结合。③TAP 相关蛋白（TAP－associated protein）基因：TAP 相关蛋白对 MHC－Ⅰ类分子在内质网中的装配起作用。

（3）经典 HLA－Ⅲ类分子：包括 C2、C4A、C4B、Bf 基因等，主要编码补体 C2、C4、Bf。HLA－Ⅲ类分子以可溶性形式存在于血浆中。

（4）非经典 HLA－Ⅲ类分子：在 HLA－Ⅲ类基因区靠近Ⅰ类基因一侧，检测出多个免疫功能相关基因，其编码的分子多与炎症反应有关。分属四个家族：

肿瘤坏死因子基因家族：包括 TNFA、LTA、LTB 三个基因座位，其产物 TNFα、LTα、LTβ 参与炎症、抗病毒和抗肿瘤免疫。

转录调节基因或类转录因子基因家族：包括类 I－κB、B144、ZNF178 基因等，I－κB 编码的 IκBL，可参与调节 DNA 结合蛋白 NF－κB 的活性。

MHC－Ⅰ类相关基因（MIC）家族：包括 MICA、MICB 基因，编码的 MIC 是 NK 细胞激活受体 NKG2G 的配体，可启动 NK 细胞杀伤活性。

热休克蛋白（hot shock protein，HSP）基因家族：包括 HSP70 基因，其产物参与炎症和应急反应，并作为分子伴侣，在内源性抗原的加工中发挥作用。

3. 免疫无关基因：如 HLA－Ⅲ类基因区的 21 羟化酶基因和位于 HLA－Ⅰ类基因区的 HLA－H 基因（与铁代谢有关）等。

三、MHC 的遗传特征与多态性

（一）MHC 的遗传特征

MHC 的遗传具有多基因型、共显性、单元型遗传和连锁不平衡等特征。

1. 多基因型：在一个机体中 MHC 的一个基因座位上最多只能存在两个等位基因，群体中的不同个体在等位基因拥有状态上存在着不同基因型的差别。已确定的 HLA 复合体等位基因总数截至 2006 年 7 月达到 2641 个（见表 6－3）。人类细胞为二倍体细胞，若各座位基因为随机组合，在群体中可能出现的 HLA 基因型别可达 $10^{8\sim10}$之多。

表 6－3　　HLA 复合体基因座位已获正式命名的等位基因数（2006 年 7 月）

Ⅰ类基因					Ⅱ类基因							Ⅲ类基因		其他	合计
A	B	C	E	G	DRA	DRB1	DRB3	DQA1	DQB1	DPA1	DPB1	MICA	TAP		
478	805	256	9	23	3	527	23	34	73	23	125	61	11	190	2641

2. 共显性（codominance）：一对等位基因同为显性表达称为共显性。HLA 复合体中的每一对等位基因均为共显性。

3. 单元型遗传：同一条染色体上 HLA 等位基因的组合称单元型，在遗传过程中，HLA 单元型作为一个完整的遗传单位由亲代传给子代称为单元型遗传。

4. 连锁不平衡：HLA 复合体各等位基因均有各自的基因频率。所谓基因频率是指群体中某一等位基因的数目占座位等位基因数目总和的比例。在随机婚配的群体中，若无突变和自然选择，基因频率可代代维持不变。由于 HLA 复合体各座位紧密连锁，若各座位的等位基因随机组合构成单元型，每一单元型的出现频率应等于组成该单元型各基因频率的乘积。实际上，HLA 复合体各基因并非完全组成单元型。已发现，某些基因比其他基因能更多或更少地连锁在一起，从而出现连锁不平衡（linkage disequilibrium）。

例如：北欧白人中 HLA－A1 和 HLA－B8 单出现频率分别为 0.17 和 0.11。若按随机组合计算，其单元型 A1－B8 的预期频率应为 $0.17\times0.11=0.019$。但实际测得的 A1－B8 单元型频率为 0.088，远远高于预期频率，即 A1－B8 单元型处于连锁不平衡遗传。在 HLA 复合体中已发现有 50 余对等位基因显示连锁不平衡。

（二）MHC 的多态性

MHC 多态性是一个群体概念，即群体中不同个体在等位基因拥有状态上存在的差别。HLA 是人体中多态性最丰富的基因系统，其等位基因的数目有 2641 个之多，且均为共显性基因。因此，人群中除同卵双生外，无关个体间 HLA 型别完全相同的可能性极小。HLA 多态性主要表现在经典的 HLA－Ⅰ类和 HLA－Ⅱ类基因。

MHC 多态性的产生：MHC 多基因型的出现，是 MHC 基因结构变异的结果。基因变异的发生涉及基因突变、基因重组（染色体同源部分的交换）和基因转换（染色体非同源部分 DNA 片段转移）等多种机制。

MHC 基因变异的产生属于偶发事件，这些偶发变异能否以新的等位基因形式被代代保存下来，取决于自然选择，引起物种进化或者退化（如疾病相关联基因的出现等）。在动物界，因基因变异引起种系进化为主，这是因为变异进化的个体，会因更适应自然、机体强壮使其基因被遗传保留，逐渐导致种系进化；退化的个体，会因疾病等原因患病死亡或身体较弱而成为其他动物的美餐，使其基因逐渐被淘汰。然而，在人类由于疾病的治疗干预，某些导致疾病的变异基因或对健康不利的退化基因则易保留下来，并在群体中遗传。禁止某些遗传病人结婚或生育的政府行为，则是一种有限的补救办法。

在人类，由于种族、生活地域和生长环境不同，HLA 基因的突变及其遗传保留与丢失也不同，因此，在不同种族、不同地域人群中 HLA 的基因型的表达也不尽相同。例如：等位基因 B53 基因及其产物在白种人和黄种人中的表达很低（不足 1%），但在非洲黑种人高表达（28% ~40%）。非常有意义的是，带 B53 等位基因的黑人不易患疟疾，这是人类抵抗疾病突变基因被保留并遗传而引起人类进化的实例。

四、MHC 的生物学意义

（一）个体性遗传标志

组织器官移植：器官移植术后，移植物存活率主要取决于供受体之间的 HLA 型别相符的程度。在骨髓移植中，为预防移植物抗宿主病，一般选择 HLA 全相同或大部分相同者作为供者。

个体身份鉴定：由于 HLA 具有高度多态性，无关个体间 HLA 表型全相同的几率极低，故 HLA 型别被看作是伴随个体终生的特异性遗传标记，HLA 基因分型已在法医学上被广泛用于亲子鉴定、犯罪嫌疑人或死者身份鉴定等。

（二）调控和调节免疫应答

1. 调控特异性免疫应答：经典 MHC－Ⅰ、Ⅱ类分子，直接参与抗原提呈并制约免疫细胞间相互作用，从而调控机体免疫应答的发生及其强度。另外，MHC 分子作为参与抗原提呈的关键成分，其表达水平高低也直接决定机体对抗原应答的强弱。通过调控 MHC 分子表达水平，可有效地调节免疫应答。

2. 调节非特异性免疫应答：非经典 HLA－Ⅰ类分子多为杀伤细胞抑制性受体的配体，可抑制杀伤细胞的杀伤活性；非经典 HLA－Ⅱ类分子多为调节抗原提呈细胞对抗原加工、处理的一类分子，调节抗原提呈细胞的抗原提呈作用；HLA－Ⅲ类分子多为调节机体炎症反应的一类分子，调节炎症反应的发生和强度。

（三）HLA 与疾病的关联

某些疾病与 HLA 的一种或几种抗原相关（见表 6－4），其中最典型的例子是 90% 以上的强直性脊柱炎患者携带 HLA－B27 基因。研究 HLA 与疾病的相关性，可有助于对某些疾病的诊断及预后判断。

（四）HLA 异常表达

HLA 抗原异常表达与疾病的关系：①HLA－Ⅰ类抗原表达异常：Ⅰ类抗原表达缺失或减少的肿瘤细胞不能有效地受到 CTL 细胞识别和攻击而导致免疫逃逸；②HLA－Ⅱ类分子表达异常：某些器官特异性自身免疫病的靶细胞异常表达 HLA－Ⅱ类分子，如胰岛素依赖

性糖尿病的胰岛 β 细胞、乳糜泻的肠道细胞、萎缩性胃炎的胃壁细胞等异常表达 HLA－Ⅱ类分子。

表 6－4　HLA 与疾病的关联

自身免疫病	HLA 抗原	相对风险率*
强直性脊柱炎	B27	55～376
急性前葡萄膜炎	B27	10.0
肾小球性肾炎咯血综合征	DR2	15.9
多发性硬化症	DR2	4.8
乳糜泻	DR3	10.8
重症肌无力	DR3	10.0
系统性红斑狼疮	DR3	5.8
突眼性甲状腺肿	DR3	3.7
自身免疫病	HLA 抗原	相对风险率*
胰岛素依赖性糖尿病	DR3/DR4	25.0
类风湿性关节炎	DR4	4.2
寻常天疱疮	DR4	14.4
淋巴瘤性甲状腺肿	DR5	3.2

注：*相对风险率：是对带有特定 HLA 抗原的个体，比不带有该抗原的个体罹患某种疾病可能性的一种评估。

第三节　黏附分子

黏附分子（cell－adhesion molecules，CAM）是指由细胞产生、存在于细胞表面、介导细胞与细胞间或细胞与基质间相互接触和结合的一类分子。黏附分子大多为糖蛋白，少数为糖脂，分布于细胞表面或细胞外基质（extracellular matrix，ECM）中，以配体－受体相对应的形式发挥作用，导致细胞与细胞间、细胞与基质间或细胞－基质－细胞之间的黏附，参与细胞的信号转导与活化、细胞的伸展和移动、细胞的生长及分化、炎症、血栓形成、肿瘤转移、创伤愈合等一系列重要生理和病理过程。目前按黏附分子的结构特点可将其分为以下六类：

一、整合素家族

整合素家族（integrin family）的黏附分子主要介导细胞与细胞外基质的黏附，使细胞得以附着而形成整体（integration）而得名。除此之外，整合素还具有多种生物学作用，如参与免疫细胞间的黏附；介导白细胞与血管内皮细胞的黏附；调节机体发生、发育；参与伤口修复及血栓形成等。

整合素家族的黏附分子都是由 α、β 两条链（或称亚单位）由非共价键连接组成的异源二聚体（heterodimer），α 和 β 链共同组成识别配体的结合点。整合素家族中至少有 17 种 α 链和 8 种 β 链，依 β 链可将整合素家族分为 8 个组（β1～β8 组）。大部分 α 链结合一种 β 链，有些 α 链可分别结合两种或两种以上的 β 链，因此，整合素家族的划分并非十分严格。

整合素分子广泛分布于组织细胞，一种整合素可分布于多种细胞，同一种细胞也往往有多种整合素表达。某些整合素的表达有显著细胞类型特异性，如白细胞黏附受体组（β2 组）主要分布于白细胞。整合素分子的表达水平，可随细胞分化和生长状态发生改变（见表 6-5）。整合素的配体为细胞外基质（ECM）成分。

表 6-5　整合素家族 β1、β2、β3 组的成员、结构、分布与配体

分组	成员举例	α/β 分子量（kDa）	亚单位结构	分布	配体	主要功能
β1 组	VLA-4	150/130	α4β1	淋巴细胞、胸腺细胞、单核细胞、嗜酸性粒细胞	FN、VCAM-1、MAdCAM-1	参与免疫细胞黏附，为 T 细胞活化提供协同刺激信号
β2 组	LFA-1	180/95	αLβ2	淋巴细胞、髓样细胞	ICAM-1，2，3	参与淋巴细胞再循环和炎症，为 T 细胞活化提供协同刺激信号
	Mac-1	170/95	αMβ2（CR3）	淋巴细胞、髓样细胞	Ic3b、Fg、ICAM-1	参与免疫细胞黏附、炎症和调理吞噬
β3 组	gpⅡbⅢa	125+22/105	αⅡbβ2	血小板、内皮细胞、巨核细胞	Fg、FN、vWF、TSP	血小板活化和凝集

二、免疫球蛋白超家族

免疫球蛋白超家族（immunoglobulin superfamily，IgSF）的黏附分子，主要参与细胞与细胞之间相互识别、相互作用。其配体多为免疫球蛋白超家族中的黏附分子或整合素家族的黏附分子，它们相互识别、互为配体。

三、选择素家族

选择素（selectin）的全名为选择凝聚素。主要表达于白细胞、活化的血管内皮细胞和血小板表面，可在血流状态下介导白细胞与血管内皮间的起始黏附和脱离，在炎症发生、淋巴细胞归巢中发挥重要作用（见表 6-6）。选择素家族包括白细胞选择素（leukocyte-selectin，L-选择素）、内皮细胞选择素（endothelium-selectin，E-选择素）和血小板选择素（platelet-selectin，P-选择素）。其命名源自最早被发现的表达细胞。

选择素分子识别的配体为寡糖基团，大致可分三类：①与 SLe^x（Sialyl $Lewis^x$）和 SLe^a 相关的寡聚糖：SLe^x 是一类含唾液酸、半乳糖、N-乙酰葡糖胺和岩藻糖末端的糖类，存在于白细胞膜糖脂和糖蛋白中。是 E-选择素、P-选择素识别的主要结构。SLe^a 是 SLe^x 的变异体，通常表达于某些肿瘤细胞表面，可能参与肿瘤的转移。②磷酸化单糖和多糖。③硫酸化多糖。一种寡糖基团可以存在于多种糖蛋白或糖脂分子上，并分布于多种细胞表面，因此选择素分子的配体在体内分布较为广泛。已发现白细胞、血管内皮细胞、某些肿瘤细胞表面及血清中某些糖脂、糖蛋白分子上都存在有选择素分子识别的寡糖基团。

表 6－6　　选择素家族的成员、分布、配体与功能

选择素	分布	配体	主要功能
L－选择素	白细胞（活化后下调）	CD15s（sLe^x）、外周淋巴结 HEV 上的 CD34、GlyCAM－1	白细胞与内皮细胞黏附、参与炎症；淋巴细胞归巢
E－选择素	血小板、巨核细胞、活化的内皮细胞	CD15s（sLe^x）、CD15、PSGL－1	白细胞与内皮细胞黏附、参与炎症
P－选择素	活化的内皮细胞	CD15s（sLe^x）、CLA、PSGL－1、ESL－1	白细胞与内皮细胞黏附、参与炎症

四、钙离子依赖的黏附分子家族

最初发现一种介导细胞间相互聚集的黏附分子，在有 Ca^{2+} 存在时可以抵抗蛋白酶的水解作用。以后又发现另外两种作用和特性与其类似的黏附分子，它们的氨基酸组成也有同源性，因此将其命名为钙离子依赖的黏附分子家族（Ca^{2+} dependent cell adhesion molecule family，Cadherm 家族）。

目前已知 Cadherin 家族共有 3 个成员：E－Cadeherin、N－Cadherin 和 P－Cadherin。不同的 Cadherin 分子在体内有其独特的组织分布，它们的表达随细胞生长发育状态的不同而改变。Cadherin 分子以其独特的方式相互作用，其配体是自身相同的 Cadherin 分子。Cadherin 家族主要参与介导同型细胞间的黏附作用，在调节胚胎形态发生、维持成人组织结构完整与极性方面具有重要意义，对于生长发育过程中细胞的选择性聚集具有重要作用。

五、黏蛋白样家族

黏蛋白样家族（mucin－like family）为一组富含丝氨酸和苏氨酸的糖蛋白，其分子具有大量外延结构，从而可为选择素提供唾液酸化的糖基配位，属于最新归类的一类黏附分子。

黏蛋白样家族主要包括三类：CD34、糖酰化依赖的细胞黏附分子－1（glycosylation dependent cell adhesion molecule－1，GlyCAM－1）和 P－选择素糖蛋白配体（P－selectin glycoprotein ligand－1，PSGL－1）。CD34 主要分布于造血祖细胞和某些淋巴结内皮细胞表面，为 L－选择素的配体，调控早期造血，同时也是外周淋巴结的地址素，介导淋巴细胞归巢；GlyCAM－1 分布于某些淋巴结的内皮细胞表面，为 L－选择素的配体；PSGL－1 主要分布于 PMN 表面，为 E－选择素和 P－选择素的配体，介导 PMN 向炎症部位迁移。

六、其他未归类的黏附分子

除了上述五类黏附分子外，还有一些黏附分子目前尚未归类，包括一组作为 selectin 分子配体的 CD15、CD15（s－Lewis），此外，还有 CD44、MAd、MLA 黏附分子等。

第四节　分化抗原

细胞分化抗原是指不同谱系（lineage）细胞在正常分化成熟的不同阶段以及活化过程

中，出现或消失的细胞表面标志。

20世纪80年代以来，应用以单克隆抗体鉴定为主的聚类分析法，将来自不同实验室的单克隆抗体所识别的同一分化抗原归为一个分化群（cluster of differentiation，CD），并以此代替分化抗原以往的名字。CD后的序号，一般是发现确定的次序，代表一个（或一类）分化抗原分子。例如人的CD序号已从CD1命名至CD350。

一个分化抗原分子可具有多个不同的抗原表位，可诱导多种不同的单克隆抗体产生。习惯上将某一CD抗原及其相应的单克隆抗体均用同一序号表示，如CD3/抗CD3、CD4/抗CD4等。

简言之，CD分子乃是位于细胞膜上一类分化抗原的总称。它包括了某一种细胞表面的各种蛋白分子标志，细胞表面的各种受体、黏附分子等都具有抗原性，也可称为分化抗原。因此，一种CD分子可有多个名称。如CD152又称CTLA－4（黏附分子），CD154又称CD40受体等。CD分子所表达的细胞、分子量、功能和其他的名称见书后附录2。

复习思考题

1. 简述常见的免疫细胞表面受体的种类；试比较特异性免疫细胞和非特异性免疫细胞对抗原性异物识别的特点。

2. 试比较HLA－Ⅰ类和HLA－Ⅱ类分子的细胞分布特点。

3. 试比较经典HLA－Ⅰ类分子和经典HLA－Ⅱ类分子的结构特点；简述其主要生物学功能。

4. 什么是黏附分子；简述它的分类以及各类的特点。

5. 试述CD分子的基本概念；试述CD分子与细胞表面的受体、MHC分子、黏附分子等表面分子的关系。

第七章 免疫细胞

免疫细胞泛指所有参与免疫应答或与免疫应答有关的细胞及其始祖细胞。根据功能特点，免疫细胞可分为非特异性免疫细胞和特异性免疫细胞。非特异性免疫细胞主要通过其表达的模式识别受体，识别广泛表达于病原体或宿主衰老、损伤、凋亡细胞表面的病原相关分子模式，产生非特异性免疫应答；特异性免疫细胞通过表达特异性抗原识别受体，特异性识别抗原后，发生活化、分化、增殖，最终产生特异性清除抗原或特异性接纳抗原的应答，故又称免疫活性细胞。

第一节 非特异性免疫细胞

非特异性免疫细胞主要是指执行非特异性免疫应答的细胞，包括吞噬细胞、杀伤细胞、抗原提呈细胞等（图7－1）。

非特异性免疫细胞对抗原性异物的应答缺乏严格特异性，这与其表面存在的能广泛识别抗原性异物的模式识别受体（pattern recognition receptor，PRR）有关。PRR能识别广泛表达于某些病原体及宿主衰老、损伤和凋亡细胞表面的病原相关分子模式（pathogen associated molecular pattern，PAMP）。

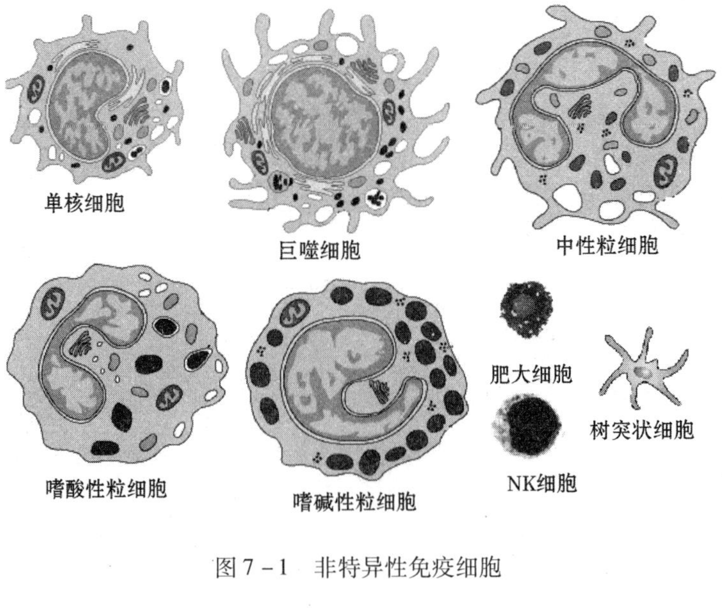

图7－1 非特异性免疫细胞

一、吞噬细胞

吞噬细胞（phagocyte）主要包括单核－吞噬细胞系统（mononuclear phagocyte system，MPS）和中性粒细胞（neutrophil）两大类。吞噬细胞的主要生物学功能有：吞噬、杀伤和清除作用；分泌细胞因子和其他炎性介质；巨噬细胞还具有加工处理提呈抗原、启动特异性免疫应答的作用。

（一）单核－吞噬细胞系统

单核－吞噬细胞系统包括：游离于血液中的单核细胞（monocyte，Mon）及存在于各种组织中的巨噬细胞（macrophage，MΦ），均来源于骨髓干细胞。它们具有很强的吞噬能力，且细胞核不分叶，故命名为单核－吞噬细胞系统。

1. 单核－巨噬细胞来源及组织分布：在骨髓中造血干细胞经单核母细胞，在某些细胞因子（M－CSF及单核细胞生长因子）的作用下，发育成前单核细胞，并分化成单核细胞。单核细胞离开骨髓到达血液，在血液中仅存留数小时，穿越血管内皮细胞移行到全身各组织器官，发育成熟为巨噬细胞。定居在组织器官中的MΦ寿命较长，能存活数天至数月不等。定居在局部组织中的MΦ一般不再返回血流，但可在组织间隙中自由移动或固定。MΦ在不同器官组织中具有不同的名称：如肝脏中的库谱弗（kupffer）细胞、肺脏中的肺泡巨噬细胞、淋巴结和脾脏中游走及固定的巨噬细胞、胸膜腔和腹腔中的巨噬细胞、骨中的破骨细胞和神经组织中的小胶质细胞、结缔组织中的组织细胞等。

2. 生物学特征：在不同的组织器官中或处于不同功能状态的单核细胞和MΦ的形态不尽相同，单核－巨噬细胞均有较强的黏附玻璃或塑料表面的特性，可借此进行分离和纯化。

（1）表面标志：巨噬细胞表达多种表面标志，发挥着各种生物学功能，如模式识别受体、MHC分子、黏附分子（LFA－3、ICAM－1等）、协同刺激分子（B7、CD40）、补体受体（CR1、CR3、CR4等）、Fc受体（FcγR等）、细胞因子受体（IL－1R、IL－2R、TNFR、M－DSFR、IFNα/βR）等，这些表面标志不仅参与细胞黏附及对异物性颗粒的摄取、提呈，也介导相应配体触发的跨膜信号转导，促使细胞活化和游走，并影响细胞分化和发育等。

（2）高分泌功能：单核－巨噬细胞分泌的生物活性物质近百种。如能产生多种酶（髓过氧化物酶、蛋白水解酶、溶菌酶、溶酶体酶等）；细胞因子（IL－1、IL－6、IL－8、IL－10、IL－12、TNF－α、M－CSF、IFN－γ、TGF－β等）；反应性氮中间产物（reactive nitrogen intermediate，RNI）、反应性氧中间产物（reactive oxygen intermediate，ROI）以及补体成分和凝血因子等。

3. 巨噬细胞的主要生物学作用：巨噬细胞是执行非特异性免疫应答的效应细胞，同时在特异性免疫应答的各阶段发挥重要作用。

（1）巨噬细胞对抗原性异物的识别：巨噬细胞通过其表面受体识别病原体等抗原性异物。①非调理性受体（non－opsonic receptors）：即模式识别受体（Pattern recognition receptor，PRR），能识别广泛表达于某些病原体及宿主衰老、损伤和凋亡细胞表面的病原相关分子模式（pathogen associated molecular pattern，PAMP）；②调理性受体（opsonic receptors）：

巨噬细胞表面的 IgG 的 Fc 受体（FcγR）、补体受体（如 CR1），可以通过识别与抗原性异物结合的 Ag－IgG 复合物或 Ag－Ab－C 复合物中的 IgG 或 C3b/C4b，将抗原性异物结合于表面。

（2）巨噬细胞对抗原性异物的杀伤、消化、清除作用：MΦ 具有强大的吞噬功能，可将病原体等抗原性异物摄入胞内，形成吞噬体，通过氧依赖和氧非依赖系统作用杀伤病原体；吞噬体与溶酶体融合形成吞噬溶酶体，在多种水解酶的作用下，消化降解抗原性异物，不仅能杀灭病原体，而且还能产生抗原性片段（抗原肽）发挥抗原提呈作用。

1）氧依赖性途径：该途径主要的效应分子是 ROI 和 RNI。ROI 作用系统：在吞噬作用激发下，通过呼吸爆发，激活细胞膜上还原型辅酶Ⅰ和还原型辅酶Ⅱ，使分子氧活化，生成超氧阴离子（O_2^-）、游离羟基（OH^-）、过氧化氢（H_2O_2）和单态氧（$^1O_2$），产生杀菌或细胞毒作用；RNI 作用系统：巨噬细胞活化后，产生诱导型一氧化氮合成酶（inducible nitric oxide synthase，iNOS），在还原型辅酶Ⅱ或四氢生物蝶呤存在下，催化 L－精氨酸与氧分子反应，生成胍氨酸和一氧化氮（NO），产生杀菌或细胞毒作用。

2）氧非依赖性途径：为无需氧分子参与的杀菌作用。主要包括：①酸性环境：吞噬体和吞噬溶酶体形成后，其内糖酵解作用增强，乳酸积累致 pH 下降至 3.5～4.0，发挥杀菌或抑菌作用；②溶菌酶：在酸性条件下，溶酶体内的溶菌酶破坏 G^+ 菌细胞壁的肽聚糖，发挥杀菌作用；③防御素：是一组耐受蛋白、富含精氨酸的小分子多肽，可在细菌的脂质双层形成离子通道，导致细菌溶解。

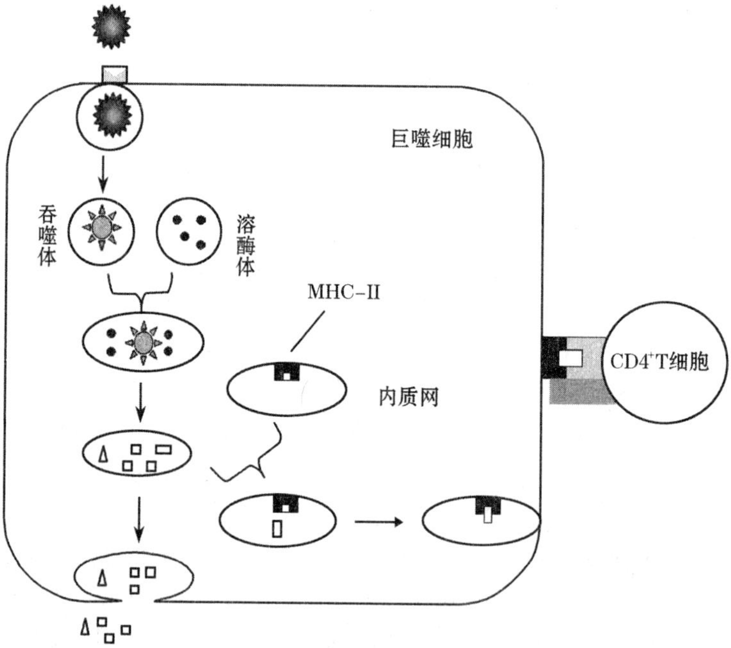

图 7－2　巨噬细胞吞噬、杀伤、消化、清除和抗原提呈

3）溶酶体消化、清除和抗原提呈：病原体被杀伤、破坏后，在吞噬溶酶体内被多种水

解酶（如蛋白酶、核酸酶、脂酶、磷酸酶等）进一步消化降解。大部分通过胞吐作用排出胞外；某些产物被加工处理成抗原肽，进入内质网与自身 MHC 分子结合成抗原肽－MHC 分子复合物，并表达于细胞表面提呈给 T 细胞，启动特异性免疫应答（图 7－2）。

（3）参与和促进炎症反应：被募集到感染部位的巨噬细胞，活化后通过以下机制参与炎症反应：①分泌 MIP－1、MCP－1、IL－8 等趋化因子，募集、活化更多的巨噬细胞、中性粒细胞、淋巴细胞，发挥抗感染作用；②分泌多种促炎因子（如 IL－1、TNF－α、IL－6 等）和其他炎性介质（如前列腺素、白三烯、血小板活化因子等），参与和促进炎症反应。

（4）细胞毒作用：静息巨噬细胞的细胞毒作用微弱，活化后可使 PRR 和调理性受体表达增加，胞内溶酶体数目、ROI、RNI 和各种水解酶显著增高，TNF－α 分泌增加。可通过 PRR 介导杀伤靶细胞；通过 IgG Fc 受体介导 ADCC 效应。

（5）免疫调节作用：巨噬细胞可分泌多种细胞因子，参与免疫调节。①IL－1、IFN－γ 可上调 APC 表达 MHC 分子，促进 T、B 细胞活化；②TNF－α 可促进 CTL 细胞活化、增殖和分化；③IL－12、IL－18 可激活 NK 细胞，促进 T 细胞增殖和分化；④IL－10 可抑制单核－巨噬细胞、NK 细胞活化，抑制巨噬细胞的抗原提呈作用。

（二）中性粒细胞

中性粒细胞来源于骨髓干细胞，是血液中数目最多的白细胞。正常人外周血中浓度为 $2\sim7.5\times10^{10}$/L。中性粒细胞的胞浆中有大量分布均匀的中性粒细胞颗粒，这些颗粒多是溶酶体，内含髓过氧化酶、溶菌酶、碱性磷酸酶和酸性水解酶等丰富的酶类，与中性粒细胞的吞噬和消化功能密切相关。中性粒细胞的吞噬能力很强，和单核－巨噬细胞一起被称为专职吞噬细胞。感染发生时中性粒细胞是首先到达炎症部位的效应细胞，6 小时左右细胞数量达到高峰，约增加 10 倍以上，是机体急性炎症反应的重要成分。中性粒细胞识别和吞噬病原体的过程与单核－巨噬细胞相似，但中性粒细胞对病原体的杀伤主要是通过其胞浆颗粒中的酶来完成。另外，中性粒细胞不参与抗原提呈作用。

二、杀伤细胞

（一）自然杀伤（natural killer，NK）细胞

NK 细胞是一类独立的淋巴细胞群，因其无须抗原致敏就能自发地杀伤异常靶细胞而得名。NK 细胞来源于骨髓淋巴样干细胞，在骨髓或胸腺中分化成熟，主要分布于外周血和脾脏，在淋巴结和其他组织中也有少量存在。在形态上，NK 细胞胞质内可出现许多嗜苯胺颗粒，又称为大颗粒淋巴细胞。NK 细胞不表达 T、B 细胞特有的 TCR、BCR、CD4 和 CD8 分子，目前将人 TCR^-、mIg^-、$CD56^+$、$CD16^+$淋巴样细胞鉴定为 NK 细胞。

NK 细胞不需要预先抗原刺激，即可直接杀伤异常细胞（如病毒感染细胞和肿瘤细胞等）；NK 细胞还可发生 ADCC 效应。

1. NK 细胞表面受体：依据功能特点分为杀伤细胞活化性受体和杀伤细胞抑制性受体两类，并且抑制性受体占主导地位。依据结构特点分为杀伤细胞免疫球蛋白样受体（Killer cell immunoglobulin－like receptor，KIR）和杀伤细胞凝聚素样受体（Killer cell lectin－like receptor，KLR）两种。两种受体又都包含杀伤细胞活化性受体和杀伤细胞抑制性受体。

（1）杀伤细胞免疫球蛋白样受体（KIR）：属Ig超家族成员，为跨膜蛋白，其配体为HLA－Ⅰ类分子（包括经典和非经典HLA－Ⅰ类分子）。

根据胞外段Ig结构域的数目，可分为KIR2D和KIR3D。KIR2D的配体为HLA－C；KIR3D的配体为HLA－Bw4、HLA－A。二者的胞内段的长短不一，胞内段氨基酸残基序列较长（longer）者，称为KIR2DL和KIR3DL，含有ITIM基序，转导抑制信号；胞内段氨基酸残基序列较短（shorter）者，称为KIR2DS或KIR3DS，胞内段与DAP－12（含有ITAM基序）相连，通过DAP－12转导活化信号。

（2）杀伤细胞凝聚素样受体（KLR）：包括CD94/NKG2A、CD94/NKG2C和NKG2D。

1）CD94/NKG2A：为异二聚体的抑制性受体，配体为HLA－E。其中CD94胞内段较短，无信号转导功能，NKG2A胞内段较长，含有ITIM基序，转导抑制信号。

2）CD94/NKG2C：为异二聚体的活化性受体，配体为HLA－E（Qa－1）。两股链胞内段均较短，无信号转导功能，但NKG2C胞内段与DAP－12（含有ITAM基序）相连，通过DAP－12转导活化信号。

3）NKG2D：为同源二聚体，胞内段与DAP－10（含有ITAM基序）相连，转导活化信号。配体是MHC－I链相关分子（MHC class I chain－related molecules A/B，MIC A/B）。MIC A/B是一种HLA－Ⅰ类样分子，主要表达于乳腺癌、卵巢癌、结肠癌、胃癌、肺癌等上皮细胞肿瘤表面，在正常细胞表面表达很低或缺失。

2. NK细胞活化或抑制的识别模式：NK细胞的活化或抑制，主要是通过“压力诱导”模式和“自我丢失”模式进行调控。①“压力诱导”模式：研究发现活化性受体NKG2D的各种配体（如MIC A/B等），在转录翻译时均需要热休克蛋白（HSP）参与，该转录因子通常需要在“压力诱导”下，才能发挥转录调控作用。这种“压力诱导”包括：病毒感染、恶性转化、化学刺激和炎症反应等，在这些“压力诱导”下，HSP会促使MIC等分子表达；②“自我丢失”模式：病毒感染细胞和肿瘤细胞，可致MHC－Ⅰ类分子表达下降或丢失（即代表个体标志的分子丢失，故称“自我丢失”），这样细胞表面丢失了与NK细胞抑制性受体的配体，失去了抑制NK细胞杀伤活性的因素。NK细胞可通过活化性受体NKG2D与靶细胞高表达的MIC A/B分子结合，活化NK细胞发挥杀伤功能。

由于NK细胞的抑制性受体占主导地位，其识别正常细胞表面表达的MHC－Ⅰ类分子，可抑制NK细胞的杀伤活性，故不杀伤自身正常细胞。另外，HLA－E不显示或仅有限显示多态性，存在于同种异体细胞表面的HLA－E，也能与宿主NK细胞的抑制性受体结合，抑制其杀伤作用。因此，在同种异体组织移植时，一般NK细胞也不发生杀伤细胞作用。

3. NK细胞的ADCC作用：NK细胞表达的IgG Fc受体（FcγR），为活化性受体。IgG与靶细胞相应抗原结合后，通过其Fc段与NK细胞FcγR结合，介导ADCC效应。在同种异体移植时，如果宿主产生了抗移植物细胞表面抗原的抗体（IgG），NK细胞可以通过ADCC效应杀伤移植物靶细胞。

4. NK细胞杀伤靶细胞机制：①通过释放穿孔素和颗粒酶途径引起靶细胞溶解或凋亡。

②通过 Fas/FasL 途径引起靶细胞凋亡。(详见 CTL 细胞的细胞毒机制)

(二) NKT 细胞

NKT 细胞在小鼠是指能够组成性表达 NK1.1 分子和 TCR－CD3 复合体的 T 细胞。此类 T 细胞可在胸腺内或胸腺外(胚肝)分化发育,主要分布于骨髓、肝和胸腺,在脾、淋巴结和外周血中也有少量存在。大多数 NKT 细胞为 $CD4^-$、$CD8^-$ 双阴性 T 细胞,少数为 $CD4^+$ 单阳性 T 细胞。

NKT 细胞低表达 TCR,并缺乏多样性,抗原识别谱窄,可识别由 CD1 分子提呈途径提呈的脂类和糖脂类抗原,且不受 MHC 限制。其主要生物学功能是细胞毒作用和免疫调节作用。

(三) 淋巴因子(IL－2)激活的杀伤细胞

淋巴因子激活的杀伤细胞(lymphokine activated killer cell, LAK):1982 年 Grimm 等人首先发现,外周血单个核细胞(PVMC)中加入 IL－2 后,在体外经 4～5 天培养,能诱导出一种非特异性的杀伤细胞作用,可杀伤多种对 CTL 和 NK 细胞不敏感的肿瘤细胞。

三、抗原提呈细胞

抗原提呈细胞(antigenpresenting cell, APC)是指能摄取、加工处理抗原,并以抗原肽－MHC 分子复合物形式表达于细胞表面,将抗原信息提呈给 T 细胞并能使之活化、产生免疫应答的一类免疫细胞。由于它在抗原诱发免疫应答过程中起辅助作用,故又称辅佐细胞(accessory cell, AC)。

广义上的 APC 泛指能对抗原加工处理,并以抗原肽－MHC 分子复合物形式表达于细胞表面,将抗原信息提呈给 T 细胞的各种细胞。其中包括仅表达抗原肽－MHC－Ⅰ类分子复合物的各种靶细胞和表达抗原肽－MHC－Ⅱ类分子复合物的免疫细胞。由于仅表达抗原肽－MHC－Ⅰ类分子复合物的靶细胞,不表达协同刺激分子(不能为 T 细胞提供第二活化信号),只能将抗原提呈给 T 细胞,但不能使其活化,所以不把其归为 APC。APC 主要包括能表达抗原肽－MHC－Ⅱ类分子和协同刺激分子的一类免疫细胞。

APC(广义)
- 表达 MHC－Ⅱ类分子的 APC
  - 专职性 APC:DC、MΦ、B 细胞
  - 非专职性 APC:内皮细胞、成纤维细胞、活化 T 细胞等
- 表达 MHC－Ⅰ类分子的 APC——几乎所有的有核细胞

(一) 抗原提呈细胞的分类及其特点

APC 是一个不均一的细胞群体,主要特征为细胞表面表达 MHC－Ⅱ类分子。目前将 APC 分为专职 APC 和非专职 APC 两类。

专职性 APC：①能摄取、加工、处理抗原，形成抗原肽－MHC－Ⅱ类分子复合物（也可形成抗原肽－MHC－Ⅰ类分子复合物）并表达于细胞表面，将抗原提呈给 T 细胞，为 T 细胞提供第一活化信号；②表达协同刺激分子（如 CD40、B7 等），为 T 细胞提供第二活化信号。包括树突状细胞、巨噬细胞和 B 细胞。

非专职性 APC：通常情况下并不表达 MHC－Ⅱ类分子，但在某些因素刺激下也可表达 MHC－Ⅱ类分子并发挥抗原提呈功能。包括血管内皮细胞、成纤维细胞、上皮细胞等。

1. 树突状细胞（dendritic cell，DC）：是目前所知功能最强的专职性 APC，因成熟细胞具有许多树突样突起而得名。DC 主要通过 PRR 识别抗原性异物，经吞饮、吞噬等介导的内吞作用摄取抗原。抗原被摄取后，在细胞内酶（溶酶体酶等）的作用下降解成小分子肽段，并与 MHC 分子结合，形成抗原肽－MHC 分子复合物表达于表面，提呈给初始 T 细胞，启动机体特异性免疫应答。因此，DC 是机体特异性免疫应答的启动者。

（1）DC 的来源、分化：DC 均来源于骨髓多能干细胞，可分为髓系 DC（myeloid DC，MDC/DC1）和淋巴系 DC（lymphoid DC，LDC/DC2）。

1）髓系 DC（又称 DC1）：由骨髓中骨髓样干细胞分化而来，与单核－吞噬细胞有共同的祖细胞，其中间体有双潜能，由 M－CSF 诱生为 MΦ，由 GM－CSF/TNF－α 诱生为 DC1。DC1 将其表面表达的抗原肽－MHC－Ⅱ类分子复合物提呈给初始 $CD4^+$ Th 细胞（Th0），并能分泌 IL－12，促使 Th0 细胞向 Th1 细胞分化，主要启动细胞免疫应答。

2）淋巴系 DC（又称 DC2）：由淋巴样干细胞分化而来，与淋巴细胞有共同的祖细胞。DC2 将其表面表达的抗原肽－MHC－Ⅱ类分子复合物提呈给初始 $CD4^+$ Th 细胞（Th0），并能分泌 IL－4，促使 Th0 细胞向 Th2 细胞分化，主要启动体液免疫应答。

（2）DC 的发育：正常情况下，绝大多数体内 DC 处于非成熟状态，其表达低水平的协同刺激分子和黏附分子，体外激发混合淋巴细胞反应（MLR）能力较弱，但具有极强的抗原内吞和加工处理能力。DC 在摄取抗原或受到某些刺激因素后，可以分化成熟，其 MHC 分子、协同刺激分子和黏附分子的表达显著提高，体外激发 MLR 能力增强，但其抗原摄取和加工能力则大大降低。在 DC 成熟过程中同时发生迁移，由外周组织通过淋巴管和（或）血液循环进入次级淋巴器官，然后激发 T 细胞活化。

（3）DC 的分布：DC 广泛分布于机体所有组织和器官，根据分布部位可将其分为三类：①淋巴样组织 DC：包括定位于淋巴滤泡的滤泡 DC（FDC）、定位于淋巴细胞胸腺依赖区的并指状 DC（IDC）和定位于胸腺的胸腺 DC；②非淋巴样组织 DC：包括位于表皮和胃肠上皮层内的朗格汉斯细胞（LC）和间质 DC；③循环 DC：包括分布于输入淋巴管内的隐蔽细胞（VC）、外周血 DC。不同部位 DC 的生物学特征和命名各异。

2. 巨噬细胞：MΦ 属专职性 APC，主要通过 PRR 或调理性受体识别抗原性异物，经吞噬、胞饮和受体介导的胞吞作用摄取、加工处理抗原，并与 MHC 分子结合，形成抗原肽－MHC 分子复合物表达于表面，提呈给已活化的或记忆性 T 细胞，主要参与抗原再次刺激的细胞免疫应答。

3. B 细胞：B 细胞既是特异性免疫细胞，又是重要的专职 APC。B 细胞通过表面的抗原识别受体（BCR）特异性摄取抗原，通过内吞作用，对抗原进行加工处理，并与 MHC 分子

结合成抗原肽 - MHC 分子复合物表达于表面，提呈给已活化或记忆性 Th2 细胞，主要参与抗原刺激的体液免疫应答。另外，BCR 是一种高亲和力受体，能使抗原浓集于 B 细胞表面，在抗原非常低的情况下也能有效摄入和提呈抗原。因此，B 细胞具有浓缩抗原的效应。

（二）抗原提呈过程

基于 APC 来讲，抗原有外源性抗原（exogenous Ag）和内源性抗原（endogenous Ag）之分。外源性抗原是指来源于 APC 之外的抗原；内源性抗原是指在细胞内合成的靶细胞自身表达抗原，如肿瘤细胞合成的肿瘤抗原、胞内微生物感染细胞后合成的抗原等。二者在抗原的加工处理和提呈机制上有所不同。根据抗原提呈机制，将抗原提呈过程分为 MHC - Ⅱ类分子途径（亦称溶酶体提呈途径）、MHC - Ⅰ类分子途径（亦称胞质溶胶提呈途径）、交叉提呈途径和 MHC 非依赖性抗原提呈途径。

1. MHC - Ⅱ类分子途径（溶酶体提呈途径）：MHC - Ⅱ类分子途径主要提呈外源性抗原。参与抗原提呈的细胞是能表达 MHC - Ⅱ分子的 APC，如 DC、MΦ 和 B 细胞等。其过程包括 APC 摄取、内吞抗原，在胞质内形成内体（endosome），内体与溶酶体（lysosome）融合成吞噬溶酶体（phagolysosome），在酸性内体和吞噬溶酶体蛋白酶作用下降解，形成小分子多肽，转运至内质网（ER），与 MHC - Ⅱ类分子结合成抗原肽 - MHC - Ⅱ类分子复合物，并表达于 APC 表面，提呈给 $CD4^+$T 细胞（参见图 7 - 2）。

（1）抗原的摄取：外源性抗原进入机体后，数分钟内即在淋巴结的两个主要区域被捕捉：①抗原初次进入机体，在淋巴结深皮质区（胸腺依赖区）和淋巴窦壁被 DC 或 MΦ 捕捉；②抗原再次进入机体，抗原与初次应答所产生的抗体结合，形成抗原抗体复合物，在浅皮质区淋巴滤泡内被 APC 捕获。各类 APC 摄取抗原的方式和机制有所不同：①MΦ 可通过吞噬、吞饮、被动吸附和受体介导的胞吞作用摄取抗原；②DC 无吞噬能力，可通过吞饮作用和受体介导的胞吞作用摄取抗原；③B 细胞亦无吞噬能力，BCR 与抗原特异性结合后胞膜内陷将抗原卷入胞内（吞饮作用），由于 BCR 与抗原有高亲和力，B 细胞表面可以大量富集抗原，因此 B 细胞对摄取和提呈低浓度可溶性抗原具有重要意义。

（2）抗原处理（antigen processing）：T 细胞通常不能直接识别天然蛋白质的抗原表位，天然蛋白质抗原必须经 APC 加工处理成抗原肽，与 MHC 分子结合成抗原肽 - MHC 复合物，并表达于 APC 表面，才能被 T 细胞的 TCR 识别。

1）抗原在 APC 胞内降解：外源性抗原进入 APC 后，在胞内被质膜包裹、内化形成内体，次级内体与溶酶体融合成吞噬溶酶体。蛋白质抗原在酸性内体和吞噬溶酶体蛋白酶作用下，逐渐被降解，形成小分子多肽，使表位暴露出能被 TCR 识别的关键性肽段（即免疫显位）。免疫显位常位于运动性强、能折叠形成 α 螺旋结构的肽段。螺旋的一面为亲水性残基，暴露于外面，含有可供 TCR 识别的抗原表位；另一面则为疏水性残基，隐蔽于内面，含有可与特定 MHC - Ⅱ类分子抗原结合槽结合的锚着残基。抗原肽与 MHC Ⅱ类分子结合形成抗原肽 - MHC - Ⅱ类分子复合物后，抗原肽受到 MHC - Ⅱ类分子井状结构部位的保护，可避免被进一步酶解。

2）抗原肽 - MHC - Ⅱ类分子复合物的组装：MHCαβ 异二聚体在 ER 合成，并与 γ 链

(亦称恒定链 Iaassociated invariant chain，Ii) 非共价键结合，形成 $(\alpha-\beta-\gamma)_3$ 九聚体。携有 $(\alpha-\beta-\gamma)_3$ 九聚体的囊泡由高尔基体转运，与吞噬溶酶体融合形成 MHC－Ⅱ类小室。在其内，Ii 链首先被切割成含 80～104 个残基的小片段（CLIP），占据 MHC－Ⅱ类分子的抗原肽结合槽，直至被抗原肽所取代。在此交换过程中，CLIP 解离时，HLA－DM 分子与 MHC－Ⅱ类分子结合，对稳定空载Ⅱ类分子、保证其与抗原肽的亲和力具有重要作用。另外，在上述抗原处理过程中，还有钙连蛋白及其他分子伴侣和 HLA－DO 等的参与。

(3) 抗原提呈：在 APC 内 ER 形成的抗原肽－MHC－Ⅱ类分子复合物，经高尔基体转运至 APC 表面，供 $CD4^+$ T 细胞的 TCR 识别。

2. MHC－Ⅰ类分子途径（胞质溶胶途径）：MHC－Ⅰ类分子途径主要提呈内源性抗原。靶细胞内抗原在胞质中被蛋白酶体酶（proteasome）降解，借助 TAP 转运至 ER 腔内，由 gp96 直接提交或修剪后，与新合成的 MHC－Ⅰ类分子结合，形成抗原肽－MHC－Ⅰ类分子复合物，转运于细胞表面，提呈给 $CD8^+$ T 细胞。MHC－Ⅰ类分子途径，主要在效应性 $CD8^+$ CTL 细胞发生特异性杀伤自身靶细胞时，发挥抗原提呈作用。

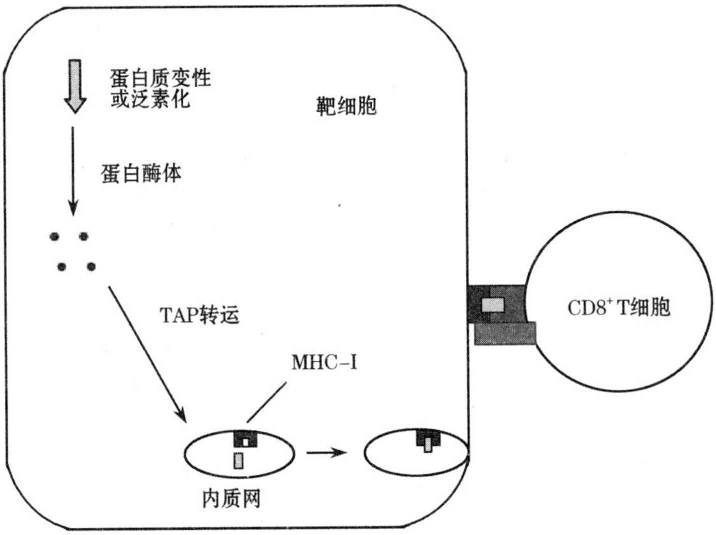

图 7－3　MHC－Ⅰ类分子提呈途径

(1) 内源性抗原的降解：胞质溶胶中的蛋白质抗原首先在胞质中泛素（ubiquitin）化，打开空间构型，在胞质溶胶蛋白酶体（由一个具催化活性的蛋白酶体核心和多种相关因子如 ATP 酶和切割泛素的多肽酶组成）作用下，使变性蛋白或泛素化蛋白降解为 5～15 个氨基酸残基的肽段（未被泛素化的功能性蛋白不被水解）。

(2) 抗原处理：适合于 MHC－Ⅰ类分子抗原肽结合槽的抗原肽片段（一般为 8～10 个氨基酸残基），其与 TAP 亲和力最高。内源性抗原肽借助 TAP 转运至 ER 腔内，在 gp96（为 ER 腔中肽分子结合受体，并具有蛋白酶活性和 ATP 酶活性）直接提交或修剪后，与新合成的 MHC－Ⅰ类分子抗原结合槽结合，形成抗原肽－MHC－Ⅰ类分子复合物。

(3) 抗原提呈：在靶细胞 ER 形成的抗原肽－MHC－Ⅰ类分子复合物，经高尔基体转运

至细胞表面，供 CD8⁺T 细胞的 TCR 识别。（图 7－3）

3. 交叉提呈途径：交叉提呈途径是指 APC 对某些外源性抗原提呈时，除经 MHC－Ⅱ类分子提呈途径，将抗原提呈给 CD4⁺T 细胞外，还可通过 MHC－Ⅰ类分子提呈途径，将抗原提呈给 CD8⁺T 细胞。APC 的交叉提呈途径，在活化 CD4⁺T 细胞的同时，也参与了 CD8⁺T 细胞活化，这对由 CTL 细胞介导特异性细胞毒效应具有重要意义，在抗病毒免疫和抗肿瘤免疫中发挥重要作用。

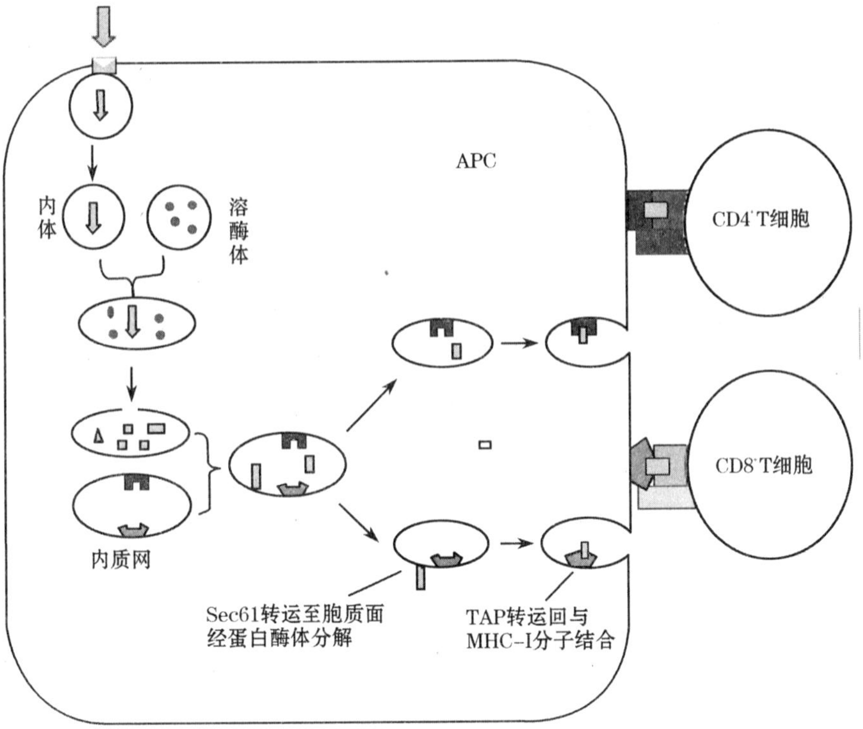

图 7－4　交叉提呈途径

在下列情况下，外源性抗原可通过 MHC－Ⅰ类分子提呈途径提呈：①某些病原微生物抗原直接侵入 APC 胞质中，可通过胞质溶胶途径被提呈；②外源性抗原从内体转向胞质溶胶中，或直接从胞外流向胞质，通过胞质溶胶途径被提呈；③在内体中抗原肽直接与预先合成的 MHC－Ⅰ类分子结合；④含外源性抗原的吞噬溶酶体，可与 ER 融合，ER 膜的 Sec61 分子可使吞噬溶酶体中的抗原肽逆向转运至融合体的胞质面，通过胞质内的蛋白酶体将其进一步分解，在 HSP70 参与下，由 ER 膜表面的 TAP 转运回融合体，并与 MHC－Ⅰ类分子抗原结合槽结合成抗原肽－MHC－Ⅰ类分子复合物。

4. MHC 非依赖性提呈途径：上述的 MHC 依赖性抗原提呈途径，主要提呈蛋白质抗原。近年来发现了某些非 MHC 分子依赖性提呈途径。如 CD1 分子提呈途径，可参与处理、提呈脂类抗原。

CD1分子主要参与脂类和糖脂抗原的提呈。研究证明：外源性和内源性脂质抗原，均可通过CD1提呈。脂质抗原与CD1分子结合形成脂质抗原－CD1复合物，表达于细胞表面，提呈给CD1限制性T细胞。CD1限制性T细胞主要包括TCRγδT细胞和TCRαβ的$CD4^-CD8^-$T细胞、$CD4^+$T细胞、$CD8^+$T细胞等。

CD1分子与抗原的结合方式与MHC分子不同。被CD1提呈的抗原大多具有相同的基序，带有疏水的分支烃链，CD1分子的疏水抗原结合槽可与不同长度的乙酰基团结合。CD1分子循内体途径对抗原进行加工、处理。不同CD1异构体所提呈的抗原不同，带有不饱和短烃链的脂质优先转运至内体中，与CD1a结合并提呈；具有饱和长烃链的脂质从内体系统分选出来，进入溶酶体，由CD1b提呈。

四、其他非特异性免疫细胞

除上述的吞噬细胞、杀伤细胞和抗原提呈细胞重要的非特异性免疫细胞外，还有很多细胞参与免疫应答过程。如红细胞和血小板均表达FcγR和补体受体，能黏附抗原－抗体复合物和抗原－抗体－补体复合物，增强吞噬、清除循环免疫复合物，调节免疫应答；嗜碱性粒细胞和肥大细胞能介导超敏反应，调节炎症反应；嗜酸性粒细胞在速发型超敏反应、抗寄生虫免疫中发挥作用。

（一）嗜酸性粒细胞

嗜酸性粒细胞（eosinophil）直径约10～15μm，圆形，因其富含嗜酸性颗粒而得名。来源于骨髓，在GM－CSF、IL－2和IL－3的诱导下发育成熟。该细胞的寿命很短，在骨髓有2～6天的成熟期，在循环中的半寿期约6～12小时，在结缔组织中可存活数日。在正常人体外周血中为（0.05～0.5）$\times 10^9$/L，组织中嗜酸性粒细胞的数量是外周血中的100倍左右，主要分布于呼吸道、消化道和泌尿生殖道黏膜组织中。在速发型超敏反应、抗寄生虫免疫中发挥作用。

（二）嗜碱性粒细胞与肥大细胞

嗜碱性粒细胞（basophil）和肥大细胞（mast cell）均来源于骨髓干细胞，但却不属于同一细胞谱系。成熟嗜碱性粒细胞存在血液中，只有在发生炎症时受趋化因子诱导才迁出血管外；肥大细胞在祖细胞阶段即迁移至外周组织中，就地发育成熟。

嗜碱性粒细胞与肥大细胞在表面标志和生物学功能上相似，同为IgE介导的超敏反应和炎症反应的效应细胞。它们的共同特征：①胞内均含丰富的嗜碱性颗粒，颗粒中均含组胺、白三烯、肝素和嗜酸性粒细胞趋化因子（ECF－A）；②细胞膜表面均高密度表达IgE的Fc受体（FcεRⅠ）和C3aR、C5aR、C567R等受体。

嗜碱性粒细胞和肥大细胞主要的生物学作用是介导超敏反应：①抗变应原的IgE与嗜碱性粒细胞和肥大细胞表面的FcεRⅠ结合处于致敏状态，当变应原再次进入机体时与其表面的IgE结合导致FcεR的交联，可触发细胞脱颗粒和新合成活性介质，介导Ⅰ型超敏反应；②补体活化过程中产生的补体活性片段（如C3a、C5a）与嗜碱性粒细胞和肥大细胞表面相应受体结合，使其脱颗粒，导致血管通透性增强，促进免疫复合物沉积于血管壁，在Ⅲ型超敏反应中发挥重要作用（详见超敏反应章节）。另外，一些非免疫因素如高温、电离辐射、毒素等和内源性介质如组织蛋白酶、阳离子蛋白等，亦可诱发嗜碱性粒细胞脱颗粒。

近年来研究表明：嗜碱性粒细胞参与机体抗寄生虫免疫，病原体感染引起嗜碱性粒细胞分泌大量的 IL－4、IL－13。可能是机体 Th2 类免疫应答重要的触发因素；嗜碱性粒细胞也参与抗肿瘤免疫，肿瘤灶局部除淋巴细胞和巨噬细胞浸润外，也有嗜碱性粒细胞，且浸润程度与患者预后相关。

另外，肥大细胞还具有吞噬功能。近年来发现，肥大细胞表达 MHC－Ⅱ分子、协同刺激分子（B7－1 和 B7－2），功能上可作为 APC，能加工、提呈抗原，启动免疫应答。肥大细胞还能分泌细胞因子 IL－1、IL－3、IL－4、IL－5、IL－6、IL－8、IL－10、IL－12、IL－13、GM－CSF、TNF 及趋化因子等，参与免疫调节，发挥免疫效应功能。

第二节　特异性免疫细胞

特异性免疫细胞主要是指能特异性识别抗原，接受抗原刺激后活化、分化、增殖以及产生特异性免疫应答的细胞。主要包括 T 淋巴细胞（又称 T 细胞）和 B 淋巴细胞（又称 B 细胞），T 细胞和 B 细胞是免疫应答中最为活跃和重要的免疫细胞，又被称为免疫活性细胞（immunocompetent cell，ICC）。

一、T 细胞

T 细胞是骨髓中的淋巴样干细胞，进入胸腺中发育、分化、成熟，故称胸腺依赖性淋巴细胞（thymus－dependent lymphocyte），简称 T 细胞。T 细胞在血液中占淋巴细胞总数的 70%～80%，在胸导管中达 90%以上，淋巴结和脾脏中也大量存在。依据 T 细胞表面标志及功能特征，可将其分为若干亚群，各 T 细胞亚群在免疫应答过程中发挥的作用有所不同。

（一）T 细胞的表面标志

T 细胞表面标志（surface marker）是存在于 T 细胞表面的膜分子，故称为表面标志。表面标志包括表面抗原（surface antigen）和表面受体（surface receptor）。表面标志不仅是鉴别和分离 T 细胞的重要依据，也是与其他免疫细胞相互作用、接受信号刺激、产生免疫应答的物质基础。其中 TCR、CD3 和 CD2 分子是成熟 T 细胞各亚群的共有表面标志。

1. T 细胞抗原识别受体（T cell receptor，TCR）－CD3 复合体： TCR 与 CD3 分子呈非共价键结合形成 TCR－CD3 复合体。它是 T 细胞特异性识别抗原和传导活化信号的主要单位，也是 T 细胞的特征性表面标志。

TCR 有 α、β、γ、δ 四种多肽链。其组成形式有两种，TCRαβ 和 TCRγδ。两条糖蛋白链均以二硫键连接组成异二聚体。体内大多数 T 细胞为 TCRαβ。TCR 胞外区折叠成膜远端的可变区（V 区）和膜近端的恒定区（C 区），与免疫球蛋白的结构相似。两条链的可变区分别由 V - J - C 和 V - D - J - C 基因片段重排后编码而成，形成特异性各不相同的 TCR 分子，由此决定 TCR 的多样性和 T 细胞识别抗原的特异性，可对环境中千变万化的抗原产生特异性免疫应答。

TCRαβ 可变区的每条肽链分别有三个环形结构，即 CDR1、CDR2、CDR3 三个特异性识别区，是识别 APC 表面抗原肽 - MHC 分子复合物的部位。其中 CDR3 特异性识别抗原肽，CDR1 和 CDR2 主要识别 MHC 分子的多态区。也就是说，TCR 必须同时识别 APC 表面的抗原肽 - MHC 分子复合物中的抗原肽和 MHC 分子的多态区。故 APC 与 T 细胞相互作用受 MHC 限制。

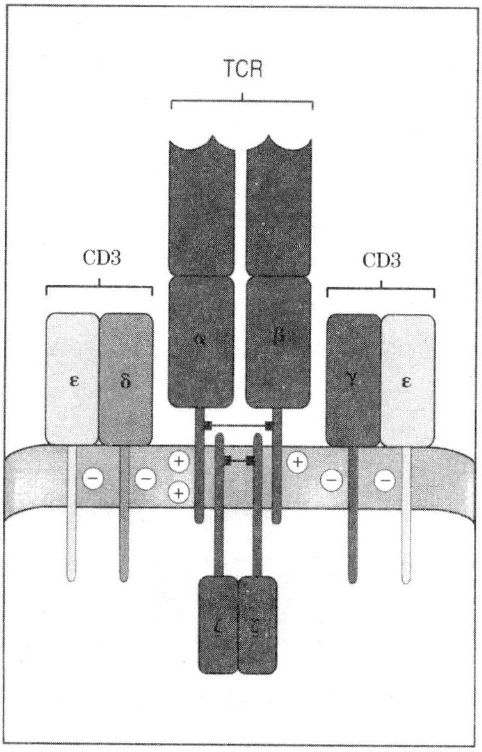

图 7 - 5　TCR 结构模式图

CD3 分子有 γ、δ、ε、ζ、η 五种肽链，以 γε、δε、ζζ、ζη 形式组成二聚体，五种肽链均为跨膜蛋白，跨膜区具有带负电荷的天冬氨酸残基与 TCR 跨膜区带有正电荷的氨基酸残基形成盐桥。γ、δ、ε、ζ、η 链的胞浆区较长，含有免疫受体酪氨酸活化基序（immunoreceptor tyrosine - based activation motif，ITAM）。ITAM 基序由 18 个氨基酸组成，其中含有 2 个 YxxL/V（Y 为酪氨酸，L 为亮氨酸，V 为缬氨酸，x 代表任意氨基酸）。在胞膜相连的一类酪氨酸激酶（Sro - PTK）作用下，YxxL/V 中的酪氨酸发生磷酸化，招募游离于胞浆中其他类别的蛋白酪氨酸激酶（Syk - PTK）分子，与 SH 2结构域结合，被招募的 PTK 和连接蛋白活化后，参与活化信号的转导（详见第十章第一节）。当 TCR 与 APC 表面的抗原肽 - MHC 分子复合物结合后，通过 CD3 分子向细胞内传递活化信号。

2. CD4/CD8 分子：T 细胞在不同发育阶段 CD4 和 CD8 的表达有所变化。胸腺内的 T 祖细胞不表达 CD4 和 CD8，呈双阴性，再经双阳性阶段，CD4 与 CD8 相互排斥，成熟后表现为单阳性，即 $CD4^+$ 或 $CD8^+$。依此将成熟 T 细胞分为 $CD4^+$T 细胞或 $CD8^+$T 细胞两大类。

CD4 分子是由一条肽链组成的跨膜蛋白。胞外区具有 4 个 Ig 折叠样结构域，其中远膜端的 2 个结构域能够与 MHC－Ⅱ分子的 β2 区结合。CD8 分子由 α 链、β 链经二硫键连接而成，两条链均为跨膜蛋白，在胞外区各含一个 Ig 折叠样结构域，能与 MHC－Ⅰ分子的 α3 区结合。因此，CD4 和 CD8 分子分别为 MHC－Ⅱ分子和 MHC－Ⅰ分子的受体。CD4/CD8 分子与 TCR 共同参与识别 APC 表达的抗原肽－MHC 分子复合物，共同参与 MHC 限制性，并能辅助 T 细胞第一活化信号转导。

3. 协同刺激分子受体：T 细胞活化需要双信号刺激。通过 TCR、CD4/CD8 与 APC 表面的抗原肽－MHC 分子复合物结合，获得第一活化信号；还必须通过协同刺激分子受体与 APC 表达的协同刺激分子结合（见图 7－6），获得第二活化信号，才能活化。

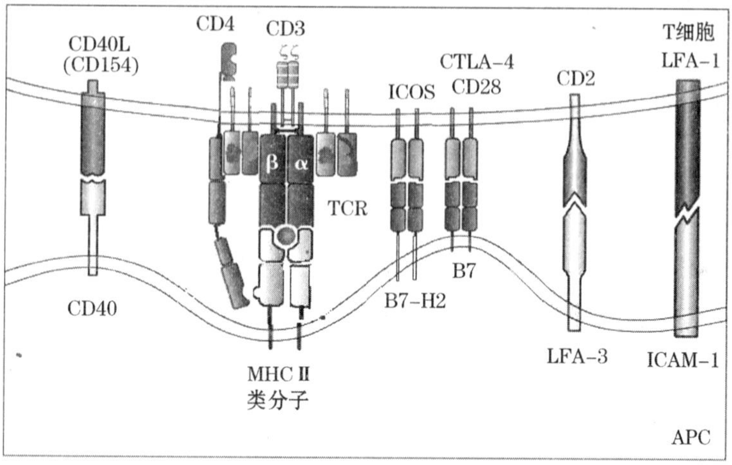

图 7－6　T 细胞表面协同刺激分子受体与 APC 表面协同刺激分子相互作用

（1）CD28：由两条相同肽链组成的同源二聚体。表达于初始 T 细胞，其中 90% 的 $CD4^+$T 细胞和 50% 的 $CD8^+$T 细胞表达 CD28，是协同刺激分子 B7 的受体。CD28 与 APC 表达的 B7 结合，刺激 T 细胞合成 IL－2 和其他细胞因子，诱导 T 细胞表达抗细胞凋亡蛋白（Bcl－x），促进 T 细胞增殖和分化。

CTLA－4 与 CD28 的受体均是 B7，但与 CD28 的作用截然相反，CTLA－4 与 B7 结合对 T 细胞活化产生负反馈信号，终止 T 细胞活化。其机制为：CTLA－4 在 T 细胞活化后约 24h 才表达，并与 B7 的亲和力显著高于 CD28。因此，CTLA－4 在调节 T 细胞过渡活化中发挥重要作用。

（2）ICOS（inducible costimulator）：表达于活化的 T 细胞，与 CD28 有同源性，配体为 B7－H2。初始 T 细胞主要依赖 CD28 提供共刺激信号，ICOS 在 CD28 之后发挥作用，调节活化 T 细胞产生多种细胞因子，上调 T 细胞黏附分子的表达，促进 T 细胞增殖。

（3）CD40 受体（CD40L，为 CD154）：主要表达于活化的 $CD4^+$T 细胞，配体为表达于

APC表面的CD40。活化$CD4^+$T细胞的CD40L与APC的CD40结合，有彼此促进活化的作用，如使APC的B7分子表达增加，细胞因子（如IL－12）合成增加，促进B细胞增殖、分化、抗体生成和类别转换，诱导记忆性B细胞的分化等；促进T细胞分化、活化、细胞因子合成等。

（4）CD2（亦即LFA－2）：人的CD2表达于95%成熟T细胞、50%～70%胸腺细胞和部分NK细胞。其配体包括IFA－3（CD58）、CD59和CD48（小鼠和大鼠）。CD2除作为黏附分子介导T细胞与APC间黏附外，还介导T细胞旁路激活途径，为效应T细胞提供活化信号。

另外，人CD2能与绵羊红细胞（SRBC）结合，故又称SRBC受体。可通过E花环试验检测人血中T细胞含量。

（5）LFA－1和ICAM－1：二者互为配体，均表达于T细胞和APC表面，主要介导T细胞与APC间的黏附。

4. 细胞因子受体（cytokine receptor，CKR）：多种细胞因子通过与T细胞表面相应受体（IL－1R、IL－2R、IL－4R、IL－6R及IL－7R等）结合而参与调节T细胞活化、增殖和分化。静止和活化的T细胞，其表面CKR的种类、密度及亲和力差别很大。例如，静止T细胞仅表达低亲和力的IL－2R，而活化T细胞可表达高亲和力的IL－2R。

5. 有丝分裂原受体：有丝分裂原（mitogen）为能刺激静止状态的细胞进行有丝分裂的物质。T细胞表达植物血凝素（phytohemagglutinin，PHA）受体、刀豆蛋白A（concanavalinA，ConA）受体和美洲商陆（PWM）受体。PHA、ConA和PWM与T细胞相应受体结合，对T细胞有非抗原特异性的活化作用。

（二）T细胞亚群及其功能

T细胞是高度异质性的细胞群体，根据其表面标志及功能特点，可分为不同亚群。

1. 依据分化阶段分类：T细胞可分为初始T细胞（naive T cell）、效应T细胞（effector T cell）和记忆T细胞（memory T cell）。

（1）初始T细胞：从未接受过抗原刺激的成熟T细胞，处于细胞周期的G_0期，存活期短，表达CD45RA和高表达L－选择素（CD62L），参与淋巴再循环。在外周免疫器官内接受抗原刺激而活化，最终分化为效应T细胞和记忆T细胞。

（2）效应T细胞：存活期也较短，表达整合素、CD44和CD45RO，高表达高亲和力的IL－2R。不参与淋巴再循环，只是向外周炎症组织迁移。

（3）记忆T细胞：处于细胞G_0期，存活期长，可达数年。表达整合素、CD44和CD45RO，接受抗原刺激后迅速活化，并分化为效应T细胞和记忆T细胞，主要介导再次免疫应答。

2. 依据表面标志分类：根据T细胞TCR链的不同，可分为TCRαβ T细胞和TCRγδ T细胞；根据表达CD4/CD8分子的不同，可分为$CD4^+$T细胞、$CD8^+$T细胞和$CD4^-CD8^-$T细胞。

（1）TCRαβ T细胞：主要为$CD4^+$T细胞和$CD8^+$T细胞，仅有少数为$CD4^-CD8^-$T细

胞。在末梢血中，TCRαβ T 细胞占成熟 T 细胞的 90% ~95%，TCRαβ T 细胞识别 APC 表面的抗原肽 - MHC 分子复合物，受 MHC 限制。是机体参与特异性免疫应答的主要 T 细胞类型。

（2）TCRγδ T 细胞：主要为 $CD4^-CD8^-$T 细胞，少数为 $CD4^+$T 细胞和 $CD8^+$T 细胞。在末梢血中仅占 5% ~10%，主要分布于皮肤和黏膜组织。TCRγδ T 细胞主要经 CD1 抗原提呈途径识别非肽类的脂类和糖脂抗原，并不受 MHC 限制。另外，TCRγδ T 细胞与 TCRαβ T 细胞的另一显著区别是 TCRγδ 缺乏多样性，可识别多种病原体表达的脂类和糖脂抗原。

3. 依据功能分类：根据 T 细胞的功能特点不同，可分为辅助性 T 细胞（helper T lymphocyte，Th）、调节性 T 细胞（regulatory T cell，Tr）和细胞毒性 T 细胞（cytotoxic T lymphocyte，CTL 或 cytotoxic T cell，Tc）等。

（1）辅助性 T 细胞（Th）：Th 为 $CD4^+$ $CD25^-$T 细胞。在特异性免疫应答中主要能够辅助其他特异性免疫细胞的活化。

APC 将抗原信息提呈给初始 Th 细胞（Th0），Th0 细胞活化、增殖，在局部微环境中的不同细胞因子调控下分化成 Th1、Th2 或 Th3 细胞。Th0 的分化方向，与参与抗原提呈的 APC 和细胞因子有关，由 DC1、巨噬细胞提呈抗原和 IL - 12 等作用下，促使 Th0 向 Th1 分化；DC2、B 细胞提呈抗原和 IL - 4 等作用下，促使 Th0 向 Th2 分化。Th0 细胞的分化方向决定着免疫应答类型。

Th1 细胞合成并分泌的 IL - 2、INF - γ、TNF - β 等细胞因子主要介导细胞免疫应答；Th2 细胞通过分泌 IL - 4、IL - 5、IL - 10 等介导体液免疫应答；Th3 细胞分泌 TGF - β 抑制免疫应答，对免疫应答起负反馈调节作用。

（2）调节性 T 细胞（Tr）：Tr 细胞在免疫应答过程中主要发挥抑制作用，故又可称为抑制性 T 细胞（suppressor T cell，Ts），Tr 标志为 $CD4^+$、$CD25^+$、$foxp3^+$。在胸腺接受抗原刺激后活化，通过与胸腺内发育中的 Th 细胞直接接触和分泌 TGF - β、IL - 10、IL - 35 等细胞因子，抑制其增殖活性，引发克隆清除，诱导中枢免疫耐受。该细胞也可迁移至外周，占外周血 $CD4^+$T 细胞的 5% ~10% 左右。对免疫耐受的诱导和维持具有重要意义。

（3）细胞毒性 T 细胞（cytotoxic T lymphocyte，CTL 或 Tc）：CTL 细胞主要为 $CD8^+$T 细胞。$CD8^+$T 细胞（小鼠等同物为 Lyt2）是细胞免疫应答的主要效应细胞，可特异性杀伤靶细胞。CTL 识别靶细胞受 MHC - Ⅰ类分子的限制，因此主要杀伤自身靶细胞（如肿瘤细胞和被胞内微生物感染的自身细胞等）。

活化 CTL 细胞通过两条途径杀伤靶细胞：①通过 CTL 细胞分泌非特异性效应分子如穿孔素与颗粒酶，选择性地杀伤与其紧密接触的靶细胞；②通过 CTL 表面高表达的 FasL 与靶细胞 Fas 结合，诱导靶细胞凋亡。

1）穿孔素和颗粒酶途径：穿孔素（perforin）使储存于胞浆颗粒内的细胞毒素，在 CTL 细胞与靶细胞结合后脱颗粒释放。其生物学效应类似于补体激活后形成的膜攻击复合物（MAC）。穿孔素单体可插入细胞膜，在 Ca^{2+} 存在条件下，聚合成内径为 16nm 的跨膜通道，使水、电解质迅速进入细胞，导致细胞溶解。颗粒酶（granzyme）属丝氨酸蛋白酶，也是一类重要的细胞毒素。它随 CTL 脱颗粒而出胞，它单独不能发挥作用，只有当穿孔素在靶细胞膜上形成孔道后，才能进入靶细胞内，通过激活相关酶系统介导靶细胞的凋亡。

2）Fas 与 FasL 途径：活化的 CTL 细胞高表达 FasL，Fas 作为一种普遍表达的受体分子，可表达于多种细胞表面，二者结合后能够有效地以凋亡途径杀死靶细胞。

Fas（为 CD95）是由 325 个氨基酸残基组成的受体分子。Fas 的配体是 FasL，二者结合后可通过 Fas 分子启动致死性信号转导，最终引起细胞一系列特征性变化，使细胞凋亡。Fas 分子胞内段带有特殊的死亡结构域（death domain ，DD）。三聚化的 Fas 和 FasL 结合后，使三个 Fas 分子的死亡结构域相聚成簇，吸引了胞浆中另一种带有相同死亡结构域的蛋白 FADD。FADD 由两部分组成：DD 和 DED（DED 指死亡效应结构域）。因而 FADD 是死亡信号转导中的一个连接蛋白。该蛋白再以其 DED 连接另一个带有 DED 的半胱天冬蛋白酶（caspase），后者作为酶原而被激活，引发 caspase 介导的级联反应。使细胞出现一系列特征性变化，包括 DNA 片段化、染色质浓缩、胞膜泡化、细胞皱缩、凋亡小体形成，最终导致细胞裂解。

caspase 介导的级联反应：caspase 是一类蛋白酶，哺乳动物中已命名了 13 种 caspase。功能上分为两类：启动酶和效应酶，分居级联反应的上游和下游。caspase 中的 c 和 asp 分别指半胱氨酸（cysteine）和天冬氨酸（asparticacid），能专一性地在天冬氨酸及其临近的氨基酸残基之间使底物分解。caspase 通常以酶原形式存在，激活后裂解，成为具酶活性的异二聚体。这样，在一个激活的 caspase 作用下，另一个 caspase 可从其酶原形式成为有活性的蛋白酶形式，后者再作用于下一个 caspase，由此形成级联反应。

caspase 的级联反应，在 Fas 相关的凋亡信号转导中发挥极为重要的作用。在 Fas 介导的死亡信号转导中第一个发挥启动作用的半胱天冬蛋白酶，即为 caspase 8 酶原，又名 FLICE。结构比较特殊，一端带有两个 DED，能够与连接蛋白 FADD 一侧的 DED 结合，引起另一端的 caspase 活化，启动级联反应。接下来被激活的是另一个重要的 caspase 3，及其他的效应性 caspase，使细胞出现一系列特征性变化，包括 DNA 片段化、染色质浓缩、胞膜泡化、细胞皱缩、凋亡小体形成，最终导致细胞裂解。

近年来又报道了 $CD4^+$ Th1 细胞亚群的部分细胞也具有明显的细胞毒作用，称为 $CD4^+$ CTL，其发挥细胞毒作用的主要机制是通过 Fas/FasL 途径诱导靶细胞凋亡，并且参与清除活化的 APC 和活化的 T 细胞，从而对免疫应答发挥负调节作用，并参与某些病理过程的发生。

（3）NKT 细胞：在小鼠是指能够组成性表达 NK1.1 分子和 TCR－CD3 复合体的 T 细胞。大多数 NKT 细胞为 $CD4^-$、$CD8^-$ 双阴性 T 细胞，少数为 $CD4^+$ 单阳性 T 细胞。NKT 细胞低表达 TCR，并缺乏多样性，抗原识别谱窄，可识别由 CD1 分子提呈途径提呈的脂类和糖脂类抗原，且不受 MHC 限制。其主要生物学功能是细胞毒作用和免疫调节作用。

（三）T 细胞在胸腺内的发育过程

T 细胞来源于骨髓多能造血干细胞，经血流进入胸腺，在由胸腺基质细胞（胸腺上皮细胞、树突状细胞、巨噬细胞等）及其表达的黏附因子、分泌的细胞因子（如 IL－1、G－CSF、IL－12、GM－CSF、TFN－α、IFN－α）和胸腺激素构成的胸腺微环境下，逐渐分化成熟。因为胸腺中的 T 细胞，从未接触过抗原刺激，故又称处女 T 细胞。

对小鼠T细胞发育的研究表明，来自骨髓的T祖细胞（por－T）进入胸腺后的分化、发育可分为三个阶段：①早期T细胞阶段：主要表型为 $CD4^-$、$CD8^-$ 双阴性细胞（double negative cell，DN），又称DN阶段；②不成熟T细胞阶段：主要表型为 $CD4^+$、$CD8^+$ 双阳性细胞（double positive cell，DP），又称DP阶段；③成熟T细胞阶段：DP细胞经历阳性选择和阴性选择，最终发育成 $CD4^+/CD8^+$ 单阳性细胞（single positive cell，SP），又称SP阶段。下面主要介绍T细胞的TCR形成、阳性选择和阴性选择。

1. TCR的形成：早期胸腺细胞（双阴性细胞，DN）位于胸腺皮质，随着向皮质深层迁移，发生基因重排和表达，并逐渐发育为双阳性细胞（DP），并表达TCRαβ－CD3复合体。T细胞发育过程中，围绕TCR－CD3复合体成熟，发生一系列基因的有序表达和关闭。最早开始表达CD3δ，随即出现pre－TCR替代轻链pTα（gp33）的mRNA和TCRβ的胚系转录本，其后是RAG－1和RAG－2（recombination activation gene－1、－2，RAG－1、RAG－2）表达。在RAG作用下，TCRβ基因进行V、D、J基因片段重排和表达，pTα与TCRβ组装成pre－TCR。pre－TCR与CD3（γ、δ、ε链）共同开始行使信号转导功能，可诱导下列效应：①T细胞克隆扩增；②暂时性RAG－1和RAG－2表达下调；③关闭TCRβ基因进一步重排，以确保只有一个TCRβ等位基因重排，即为等位基因排除（allelic exclusion）。此时，TCRα基因也开始重排，最后表达成熟的TCRαβ－CD3复合体，pTα、RAG－1和RAG－2关闭。只有功能性表达TCRαβ－CD3复合体的细胞，才能由TCRαβ介导阳性选择和阴性选择过程。

2. 阳性选择：主要发生于双阳性细胞（DP）阶段，通过胸腺基质细胞表达的MHC分子，选择性地使其发育成具有功能的 $CD4^+/CD8^+$ 单阳性T细胞。其机制如下：①DP细胞的TCRαβ和CD8分子与胸腺皮质的基质细胞MHC－Ⅰ类分子中等亲和力结合，使CD8表达水平增高，使CD4表达降低直至消失，分化成 $CD4^-CD8^+$ T细胞；②DP细胞的TCRαβ和CD4分子与胸腺皮质的基质细胞MHC－Ⅱ类分子中等亲和力结合，使CD4表达水平增高，使CD8表达降低直至消失，分化成 $CD4^+CD8^-$ T细胞。

3. 阴性选择：经阳性选择形成的 $CD4^+$ T细胞和 $CD8^+$ T细胞的TCR的可变区（经过V、D、J基因片段随机重排而形成），可针对各种抗原（其中包括自身抗原）。所以必须经过胸腺内基质细胞表达的自身抗原肽－MHC分子复合物，特异性清除针对自身抗原的T细胞克隆，诱导自身耐受。同时使不针对自身抗原的T细胞（即自身阴性T细胞）克隆发育成熟。其机制如下：

（1）$CD8^+$ T细胞的阴性选择：$CD8^+$ T细胞的TCR与位于胸腺皮质和髓质处的基质细胞（包括DC和MΦ）表达的自身抗原肽－MHC－Ⅰ类分子复合物高亲和力结合，诱导针对自身抗原的 $CD8^+$ T细胞克隆凋亡。当然，基质细胞不表达的自身抗原，也不能诱导相应T细胞克隆凋亡。事实上，机体内也存在着少数针对自身抗原的T细胞。

（2）$CD4^+$ T细胞的阴性选择：有两种方式：①$CD4^+$ T细胞（除 $CD4^+CD25^+foxp3^+$ Tr细胞外）的TCR和CD4分子与胸腺内DC和MΦ高表达的自身抗原肽－MHC－Ⅱ类分子复合物高亲和力结合，诱导针对自身抗原的 $CD4^+$ T细胞克隆凋亡；②$CD4^+CD25^+foxp3^+$ Tr细胞的TCR与DC和MΦ表达的抗原肽－MHC－Ⅱ类分子复合物结合后诱导活化，可通过与胸腺内发育中的相应抗原特异性 $CD4^+$、$CD25^-$ T 细胞（主要为 Th）直接接触，抑制其增殖活性，引发克隆清除。

T 细胞在胸腺内首先表达 TCR－CD3 复合体，并由 $CD4^-$、$CD8^-$ 双阴性细胞（DN）分化成 $CD4^+$、$CD8^+$ 双阳性细胞（DP）；再通过 TCR 和 CD4/CD8 分子分别与基质细胞的 MHC－Ⅱ类分子或 MHC－Ⅰ类分子结合，经阳性选择分化成 $CD4^+$T 细胞或 $CD8^+$T 细胞；最后通过 TCR 选择性地与基质细胞表达的自身抗原肽－MHC－Ⅱ类分子复合物或自身抗原肽－MHC－Ⅰ类分子复合物结合，引起针对自身抗原的 T 细胞克隆清除，使不针对自身抗原的 T 细胞（即自身阴性 T 细胞）克隆发育成熟（见图 7－7）。

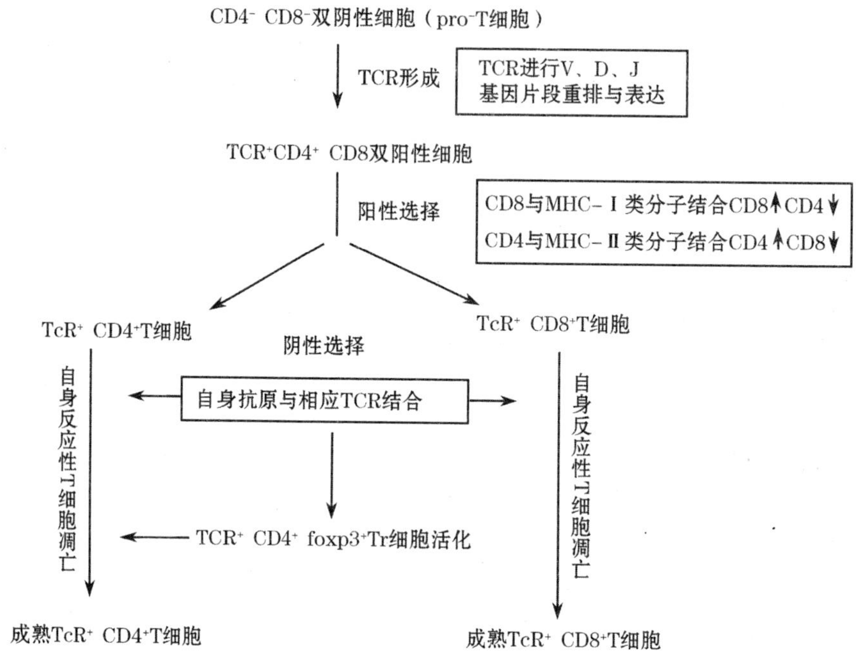

图 7－7　T 细胞在胸腺内的发育过程

二、B 细胞

B 细胞来源于骨髓，哺乳动物在骨髓（禽类在腔上囊）中分化成熟，因而称为骨髓依赖性淋巴细胞（bone marrow－dependent lymphocyte）或囊依赖性淋巴细胞（bursa－dependent lymphocyte），简称 B 细胞。B 细胞在脾脏和淋巴结中大量存在，在血液中约占淋巴细胞总数的 10%～15%。B 细胞是体内产生抗体的细胞，主要执行体液免疫应答，还具有抗原提呈功能。

（一）B 细胞表面标志

1. B 细胞抗原识别受体（B cell receptor，BCR）－Igα/Igβ 复合体：BCR－Igα/Igβ 复

合体是 B 细胞的特征性表面标志。BCR 是与抗原特异性结合的部位（图 7-8）。

（1）BCR：是存在于 B 细胞表面的膜型免疫球蛋白（membrane immunoglobulin，mIg），是 B 细胞特异性识别抗原分子表面 B 细胞表位的受体。mIg 与液相的 Ig 有所不同，如 mIgM 的 μ 链羧基端比液相 IgM 多 15 个氨基酸残基。不同发育阶段的 B 细胞，表达 mIg 的类别有所不同。未成熟 B 细胞仅表达 mIgM；成熟 B 细胞同时表达 mIgM 和 mIgD；活化 B 细胞和记忆 B 细胞不表达 mIgD。另外存在于特定部位的 B 细胞也可表达 mIgG、mIgA 或 mIgE，如肠黏膜大量存在着 $mIgA^+$ B 细胞。

（2）Igα/Igβ：Igα 和 Igβ 异二聚体通过非共价键与 BCR 结合，形成 BCR-Igα/Igβ 复合体。BCR 与抗原分子的 B 细胞表位结合，获得第一活化信号。Igα/Igβ 胞内段连有 ITAM 基序，负责将 BCR 的特异性识别信号传递至胞内。

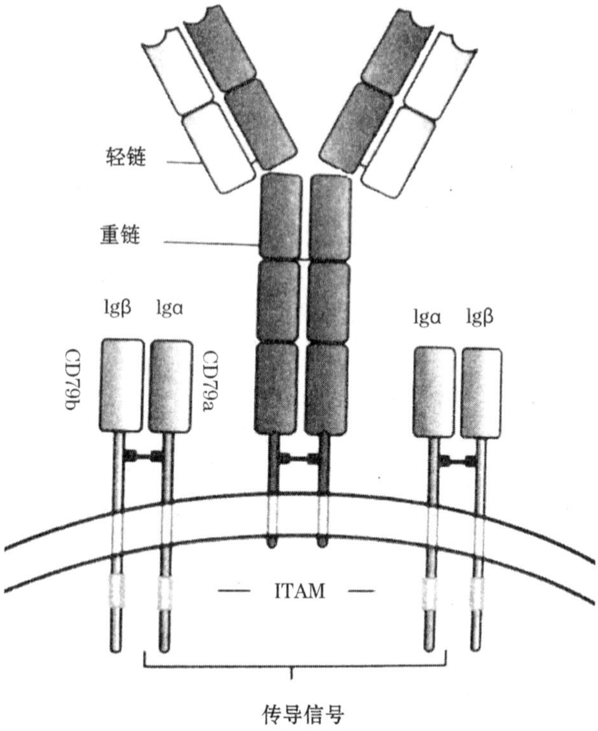

图 7-8　BCR-Igxβ 复合体示意图

2. CD19-CD21-CD81-CD225 共受体：四者以非共价键相联，形成一个 B 细胞特异的多分子活化受体。CD21 为 CR2（C3d 受体），能与 C3dg、C3d、iC3b 结合，其作用是增强 B 细胞对抗原的敏感性。抗原性异物通过多种机制激活补体，补体激活过程中产生的活性片段 C3dg、C3d、iC3b，与抗原分子非特异性结合，形成抗原-C3d 复合物，B 细胞通过 BCR 和共受体，分别与抗原的 B 细胞表位和 C3d 结合。能显著增强 B 细胞第一活化信号的转导。另外，CD21 也是 B 细胞的 EB 病毒受体，该受体与 EB 病毒选择性感染 B 细胞有关。在体外用 EB 病毒感染 B 细胞，可使 B 细胞转化为 B 淋巴母细胞系，从而达到永生化（immortalized）。

3. 协同刺激分子与协同刺激分子受体：B 细胞既是特异性免疫应答细胞，其活化需要通过协同刺激分子受体获得第二活化信号；又是专职性抗原提呈细胞，其细胞表面也表达提供 T 细胞活化的协同刺激分子。

（1）CD40：组成性地表达于成熟 B 细胞。其配体为表达于活化 $CD4^+$T 细胞的 CD40 受体（CD40L，CD154）。B 细胞 CD40 与活化 $CD4^+$T 细胞 CD40L 结合，有彼此促进活化的作用，T 细胞和 B 细胞的 CD40 – CD40L 途径，在 B 细胞分化成熟过程中具有十分重要作用。

（2）CD27 和 CD70：B 细胞接受抗原刺激后表达 CD27，与 T 细胞表达的 CD70 互为配体，T 细胞和 B 细胞的 CD27 – CD70 途径，在 B 细胞分化成浆细胞过程中起作用。B 细胞活化后表达 CD70，$CD4^+CD25RA^+$T 细胞亚群也表达 CD27，活化 B 细胞经 CD70 – CD27 途径，诱导 $CD4^+CD25RA^+$T 细胞分化成 Tr 细胞。

（3）B7 分子：B7 分子包括 B7.1（CD80）和 B7.2（CD86）。表达于活化 B 细胞表面，静息 B 细胞不表达或低表达。作为协同刺激分子，B7 在刺激 T 细胞活化或调节 T 细胞活化过程中发挥重要作用。

（4）CD72：组成性地表达于各个分化阶段的 B 细胞（除浆细胞外）。配体是表达于大部分造血细胞、B 细胞、T 细胞的 CD100。CD72 的胞内区有 2 个 ITIM 基序，在一定条件下（如受体交联），可抑制第一信号刺激；CD100 与 CD72 结合，能消除 CD72 的抑制、增强第一信号作用。因此，CD72 对 B 细胞的激活有双向调节作用。

4. 细胞因子受体：多种细胞因子通过与 B 细胞表面相应受体（IL – 1R、IL – 2R、IL – 4R、IL – 5R、IL – 6R、IL – 7R 及 IFN – γR 等）结合而参与 B 细胞活化、增殖和分化的调节。

5. 有丝裂原受体：B 细胞有美洲商陆（PWM）受体；小鼠 B 细胞有脂多糖（LPS）受体；金黄色葡萄球菌 Cowan Ⅰ 株 A 蛋白（SPA）可刺激人 B 细胞分裂增殖。

6. 其他受体：①Fc 受体：多数 B 细胞表达 IgG Fc 受体Ⅱ（FcγRⅡ，CD32），胞内段连有酪氨酸相关的免疫受体抑制基序（ITIM）。与抗原抗体复合物中的 IgG Fc 段结合，抑制 B 细胞活化和抗体生成；②补体受体（CR）：多数 B 细胞表面表达 CR1（CD35，C3b 受体）和 CR2（CD21，C3d 受体）。主要见于成熟 B 细胞，在 B 细胞活化后表达增高，CR1 与相应配体结合可促进 B 细胞活化。

B 细胞与 T 细胞表面表达的功能性分子不同，但是二者均属特异性免疫细胞，功能上有很多相似之处，其表面分子的作用也有相似的特点（见表 7 – 1）

表 7 – 1　T 细胞与 B 细胞表面分子作用特点比较

项　目	T 细胞	B 细胞
抗原识别受体	TCR – CD3 复合体 TCR 识别抗原肽 – MHC 分子复合物中的抗原肽和 MHC 多态区，受 MHC 限制，CD3 转导 TCR 活化信号（第一活化信号）	BCR – Igαβ 复合体 BCR 识别抗原分子表面的 B 细胞表位，不受 MHC 限制，Igαβ 转导 BCR 活化信号（第一活化信号）
辅助受体	CD4 或 CD8 CD4 或 CD8 与抗原肽 – MHC 分子复合物的 MHC 非多态区结合，辅助 T 细胞第一活化信号转导	CD19 – CD21 – CD81 – CD225 共受体 共受体与抗原 – C3d 复合物中的 C3d 结合，辅助 B 细胞第一活化信号转导

（续表）

项　目	T 细胞	B 细胞
协同刺激分子及其受体	CD28、CD40L 等	B7、CD40 等
活化后抑制受体	CTLA－4 T 细胞活化后表达 CTLA－4，与 B7 结合，产生活化抑制信号	FcγRⅡ B 细胞活化分泌 IgG，IgG 与抗原结合，通过 FcγRⅡ，产生活化抑制信号
细胞因子受体	IL－1R、IL－2R、IL－4R、IL－6RJI 及 IL－7R 等	IL－1R、IL－2R、IL－4R、IL－5R、IL－6R、IL－7R 及 IFN－γR 等
有丝分裂原受体	PHA 受体、Con A 受体、PWM 受体	PWM 受体

（二）B 细胞亚群及其功能

根据是否表达 CD5 分子，可将人 B 细胞分为 B1（$CD5^+$）细胞和 B2（$CD5^-$）细胞。

1. B1 细胞：B1 细胞在个体发育过程中出现较早，是由胚胎期或出生后早期的前体细胞分化而来，主要分布于胸腺、腹腔和肠壁固有膜中。B1 细胞的抗原识别谱较窄，主要针对 TIAg－2 型抗原。B1 细胞介导免疫应答的特点是：一般不发生体细胞突变，无抗体类别转换，主要产生 IgM 类的低亲和力抗体，不产生记忆 B 细胞，不引起再次免疫应答。

2. B2 细胞亚群：B2 细胞即通常所称的 B 细胞，由骨髓多能造血干细胞分化而来，主要识别 TDAg，如蛋白质抗原。B2 细胞是参与体液免疫应答的主要效应细胞，还是专职性抗原呈递细胞。

在 Th 细胞辅助下，B2 细胞才能完全被激活，并产生对 TDAg 的体液免疫应答。B2 细胞介导体液免疫应答的特点是：可发生体细胞突变，可发生免疫球蛋白类别的转换，产生高亲和力抗体，可产生记忆 B 细胞，产生再次免疫应答。

（三）B 细胞在骨髓（或腔上囊）的发育过程

B 细胞来源于骨髓多能造血干细胞，哺乳动物在骨髓（禽类动物在法氏囊）作用下发育成 B 细胞。其发育成熟过程经历了 B 祖细胞（por－B 细胞）、不成熟 B 细胞和成熟 B 细胞过程。以下主要介绍在中枢免疫器官内 BCR 形成、阴性选择和受体修正过程。

1. BCR 形成：por－B 细胞（表型为 $B220^{low}$ 和 $CD43^+$）发生 BCR（Ig）重链 V－D－J 基因重排，并开始表达 Igα 和 Igβ，$CD43^+$ 丢失，分化成 Pre－B 细胞，Pre－B 细胞表达 BCR 的 μ 链和替代轻链。同时 Ig 轻链发生 V－J 基因重排，发育成 BCR^+（$mIgM^+$）不成熟 B 细胞。由 BCR 介导受体重编和阴性选择过程。

2. 受体修正和阴性选择：在骨髓中发育不成熟 B 细胞的 BCR 与骨髓细胞表面的自身抗原结合，导致该 B 细胞成熟阻滞，并诱导 BCR 受体编辑机制（即 BCR 二次重排）引起 BCR 受体修正（receptor revision），改变 BCR 识别特异性，转变成对自身抗原无反应的 B 细胞克隆而继续发育成熟。若受体编辑不成功，则导致克隆凋亡（见图 7－9）。

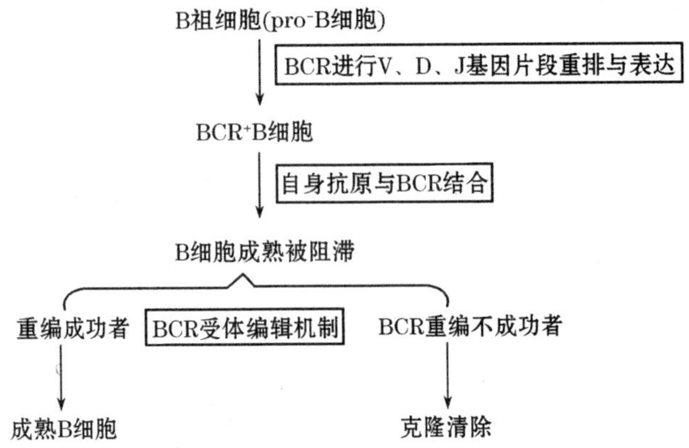

图 7－9　B 细胞发育成熟过程

3. BCR 的高频突变（somatic hypermutation）：B 细胞为高频突变体细胞，在抗原诱导下发生，主要发生在 BCR 可变区的互补决定区（CDR），其发生部位主要在外周免疫器官的生发中心。突变后凡能与抗原 B 细胞表位产生高亲和力结合者，在 Th 细胞辅助下增殖活化；低亲和力结合或不结合者，则发生凋亡。

第三节　造血干细胞

干细胞（stem cell）是指具有自我更新、高度增殖、多分化潜能的细胞，它能产生基因型和表型完全相同的子代细胞，是机体其他细胞的起源细胞。根据干细胞的分化潜能，可分为：①全能干细胞（受精卵、胚胎干细胞）：可自我更新并分化成任何类型的组织细胞；②多能干细胞（pleuipotene stem cell）：属分化方向已确定的干细胞，如造血干细胞、神经干细胞等；③定向祖细胞（commited progenitor）：是多能干细胞分化的下游细胞，其分化和自我维持、自我更新能力受限，如 T 祖细胞、B 祖细胞等；④前体细胞（precursor）：是指分化成终末成熟细胞之前的细胞，在某种意义上也泛指干细胞和祖细胞。根据干细胞的分化方向可分为：造血干细胞、神经干细胞、上皮干细胞、视网膜干细胞等。这些干细胞均属组织专一干细胞，分别是特定组织的起源细胞，具有分化、发育潜能。成熟机体内多数组织保留这种干细胞，并且不同组织来源的干细胞可以相互转化。干细胞所处组织微环境是诱导其分化方向的必要条件，如造血干细胞进入胸腺，在胸腺微环境下才能发育成 T 细胞等。

造血干细胞（hemopoietic stem cell，HSC）是具有高度自我更新能力和多能分化潜能的造血前体细胞。HSC 属于一群存在于造血组织的原始造血细胞，不是固定的组织细胞，可存在于造血组织及血液中。免疫细胞均属于血细胞，所有血细胞均来源于造血干细胞。

HSC 在人体胚胎 2 周时可出现于卵黄囊，第四周开始转移至胚肝，妊娠 5 个月后，骨髓开始造血，出生后骨髓成为干细胞的主要来源。在造血组织中，HSC 所占比例甚少，如在小鼠中仅占骨髓有核细胞的 $1/10^4$，占脾有核细胞的 $2/10^6$。原始造血干细胞具有自我更新和定向分化两种重要潜能，使机体在生命过程中始终保持造血能力。正常情况下，大多数多能干细胞处于静止状态。当机体需要时，其中一部分分裂增殖，以维持多能干细胞数量的相对恒定；另一部分则增殖分化，发育为定向干细胞。

一、造血干细胞的表面标记

人的 HSC 的主要表面标记为 CD34^{+}、CD117^{+}（kit），不表达谱系（lineage）特异性标记。这为研究和分离纯化 HSC 提供了重要的理论和实验依据。

1. CD34：是一种高度糖基化跨膜蛋白，是 HSC 的重要标记，随着 HSC 的分化成熟，CD34 表达水平逐渐下降，成熟血细胞不表达 CD34，1% ~4% 的骨髓细胞表达 CD34。应用抗 CD34 单克隆抗体可从骨髓、胚肝或脐血中分离、富集 HSC。

2. CD117（kit）：是干细胞因子（stem cell factor，SCF）的受体，是原癌基因（c－kit）的编码产物。CD117 含有酪氨酸激酶结构的生长因子受体，也是 HSC 的重要标志，占骨髓细胞的 1% ~4%。其中 50% ~70% 的 CD117^{+} 骨髓细胞同时表达 CD34。

二、造血干细胞的分化

骨髓、胸腺造血微环境是 HSC 发育分化的必要条件。在体外 HSC 或祖细胞培养中，骨髓或胸腺基质细胞对于支持干细胞的生长和分化起着关键作用。

（一）造血干细胞的分化基质

目前认为，骨髓、胸腺等造血微环境主要通过以下机制维持 HSC 的自我更新和分化。

1. 造血微环境中的基质细胞作用：通过其表达的黏附分子及其分泌的胞外介质，与干细胞及其分化的前体细胞相互作用，为其分化提供必要的分化刺激信号，如胸腺基质细胞分泌的胸腺激素、胸腺肽、促胸腺生成素以及基质细胞表达的 MHC 分子，是胸腺中 T 细胞分化、发育成熟的重要条件。

2. 造血微环境中的细胞因子作用：如胸腺基质细胞或骨髓基质细胞分泌的细胞因子（如 IL－7），能使 T 祖细胞或 B 祖细胞增殖活跃；骨髓及胸腺基质细胞分泌的多种集落刺激因子，可刺激不同谱系、不同发育阶段的细胞生长和分化。

（二）定向干细胞的分化

多能造血干细胞最初分化为定向干细胞，包括淋巴样干细胞（lymphoid stem cell）和髓样干细胞（myeloid stem cell）。淋巴样干细胞在胸腺分化成 T 细胞；在骨髓（禽类动物在法氏囊）继续分化成 B 细胞和 NK 细胞；髓样干细胞在骨髓继续分化成具有产生粒细胞系、单核－巨噬细胞系、红系和巨核系潜能的集落形成单位，分别分化成各种粒细胞、单核－巨噬细胞、红细胞和血小板。

复习思考题

1. 简述免疫细胞分类，各类的免疫细胞包括哪些？

2. 试述抗原提呈细胞的概念，专职性抗原提呈细胞有哪些？分别在抗原识别、提呈效应上有何特点？

3. 抗原提呈途径中，MHC－Ⅱ类途径、MHC－Ⅰ类途径和交叉提呈途径分别是如何加工处理抗原，分别提呈抗原给何种T细胞？

4. 何为外源性抗原和内源性抗原？其抗原提呈的途径有何不同？

5. T细胞和B细胞的主要表面标志有哪些？各有何生物学意义？

6. T细胞依功能特点分成哪几类？其细胞表面表达的特征性分子是什么？各有何生物学意义？

第八章

免疫器官

免疫器官（immune organ）是免疫系统的重要组成部分，按发生和功能不同，可将其分为中枢免疫器官和外周免疫器官（图 8－1）。中枢免疫器官（central immune organ）又称为初级免疫器官（primary immune organ），是免疫细胞发生、分化和成熟的场所，包括哺乳动物的骨髓、胸腺和禽类的法氏囊；外周免疫器官（peripheral immune organ）又称为次级免疫器官（secondary immune organ），是成熟免疫细胞定居和发生免疫应答的场所，包括脾脏、淋巴结和相关淋巴组织。中枢免疫器官和外周免疫器官通过血液循环和淋巴循环相互联系。

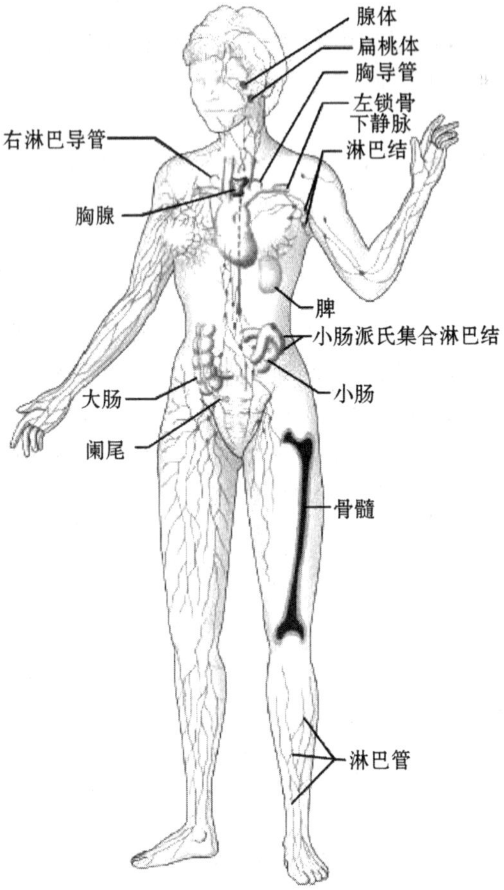

图 8－1　人体的免疫器官

第一节 中枢免疫器官

来自于造血组织的淋巴样干细胞在中枢免疫器官发育成熟。骨髓是免疫细胞发生的场所和哺乳动物B细胞分化、发育成熟的场所；胸腺是T细胞分化、发育成熟的场所；禽类动物的法氏囊是B细胞分化、发育成熟的场所。

一、骨髓

骨髓（bone marrow）是所有免疫细胞的发源地和哺乳动物B细胞分化、发育成熟的场所。

（一）骨髓的组织结构与骨髓微环境

骨髓主要由红骨髓和黄骨髓组成，其中红骨髓具有活跃的造血功能，位于骨松质腔隙中，由结缔组织、血管、神经和造血实质细胞组成。骨髓由造血组织和血窦构成。造血组织主要包括造血细胞和基质细胞。

骨髓微环境由骨髓基质细胞、多种分子（细胞因子、黏附分子等）、骨髓微血管系统及末梢神经所组成，为造血干细胞和各类祖细胞发生、分化、发育提供必备条件。

（二）骨髓的功能

1. 造血功能：骨髓造血干细胞（HSC）又称为多能造血干细胞（pluripotential hematopoietic stem cell，PHSC），具有分化成不同血细胞的能力。PHSC在骨髓微环境中分化为髓样多能干细胞（pluripotential myeloid－restricted stem cell）和淋巴样多能干细胞（bipotential lymphoid－restricted stem cell）。髓样多能干细胞最终分化成熟为粒细胞、单核－巨噬细胞、红细胞和血小板；淋巴样多能干细胞进入胸腺分化成T细胞，在骨髓继续分化成B细胞和NK细胞（图8－2）。

2. B细胞分化成熟的场所：骨髓中淋巴样干细胞在骨髓继续分化为B细胞或NK细胞。人和哺乳动物的B细胞在骨髓中的发育，经历了B祖细胞（pro－B）、前B细胞（pre－B）、未成熟B细胞和成熟B细胞四个阶段。成熟B细胞随血液循环迁移并定居于外周免疫器官。

3. 再次体液免疫应答发生的场所：骨髓兼有中枢免疫器官和外周免疫器官的双重功能，是发生再次体液免疫应答的主要部位。记忆性B细胞在外周免疫器官受相同抗原刺激后活化，经血液和淋巴液返回骨髓，在骨髓中分化成熟为浆细胞，产生大量抗体，并释放至血液循环。虽然在脾和淋巴结等外周免疫器官中也发生再次免疫应答，但抗体产生速度快，持续时间短；而在骨髓所发生的再次免疫应答，则缓慢而持久地产生大量抗体。因此，骨髓是血清抗体的主要来源。

二、胸腺

胸腺（thymus）位于胸腔纵隔上部、胸骨后方，由胚胎第Ⅲ、Ⅳ对咽囊的内胚层在第

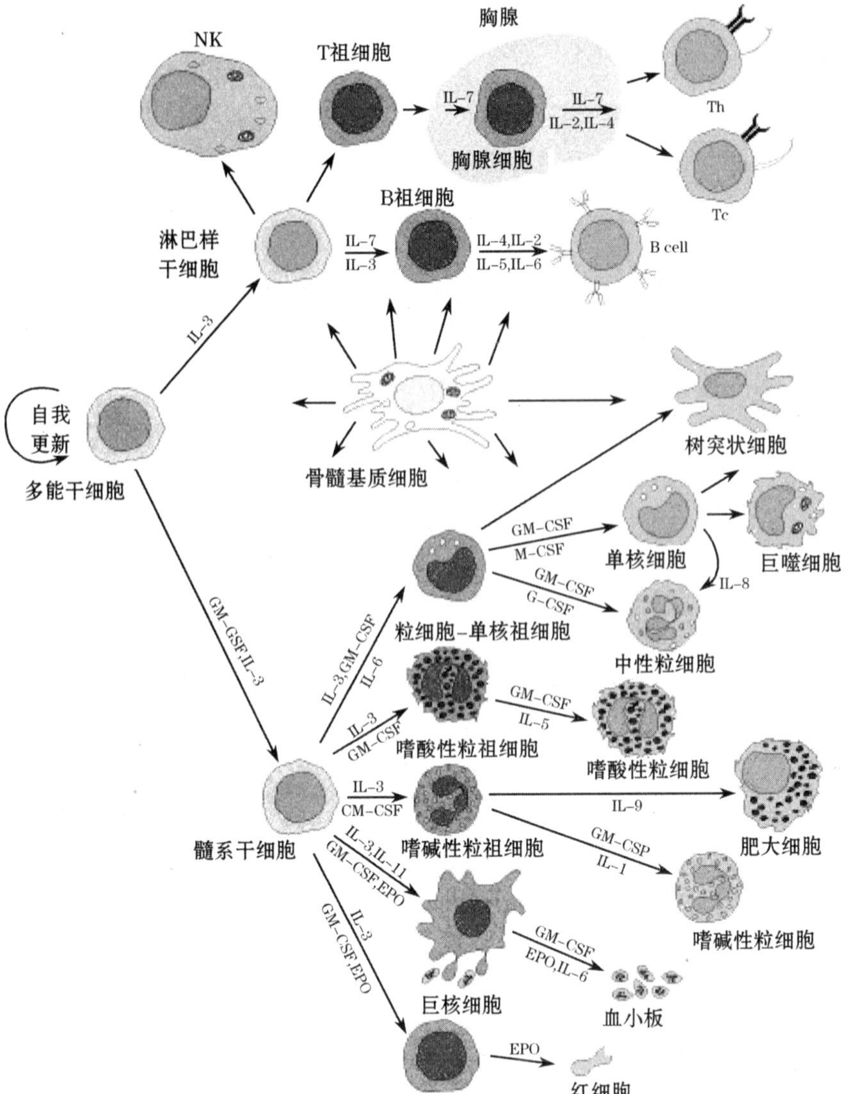

图 8-2 骨髓造血干细胞的分化成熟过程

20 周发育成熟，是 T 细胞分化、发育、成熟的场所。人胸腺的大小和结构随年龄不同而有明显差异。新生期胸腺约 15~20g，出生后两年内迅速增大，至青春期最重，约 30~40g。青春期以后胸腺开始缓慢退化。进入老年，胸腺组织大部分被脂肪组织所取代，功能衰退导致细胞免疫功能下降。

（一）胸腺的结构和微环境

胸腺分左右两叶，表面有结缔组织形成的包膜，伸入胸腺形成许多小梁，将其分为若干小叶。胸腺实质外层为皮质区（cortex），深部为髓质区（medulla）。胸腺中的细胞主要包括

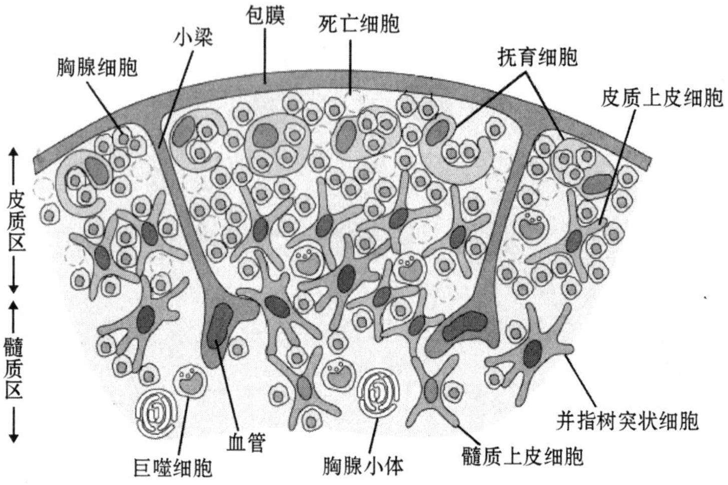

图 8-3 胸腺的结构图

胸腺细胞和胸腺基质细胞（thymus stromal cell，TSC）。胸腺基质细胞和胸腺激素、细胞因子、末梢神经等组成了胸腺微环境，它对骨髓来源的淋巴样干细胞及未成熟皮质胸腺细胞具有重要调节作用，并直接决定 T 细胞的分化发育（图 8-3）。

（二）胸腺的功能

胸腺是 T 细胞分化、成熟的场所：从骨髓迁入的淋巴样干细胞，在胸腺微环境作用下，经过早期发育、阳性选择和阴性选择三个阶段，最终成为功能性 T 细胞，输出胸腺，定位于外周免疫器官。近期发现，体内还存在胸腺外发育的 T 细胞，如肝脏中的非胸腺 T 细胞，但胸腺是 T 细胞分化、发育和成熟的主要器官。

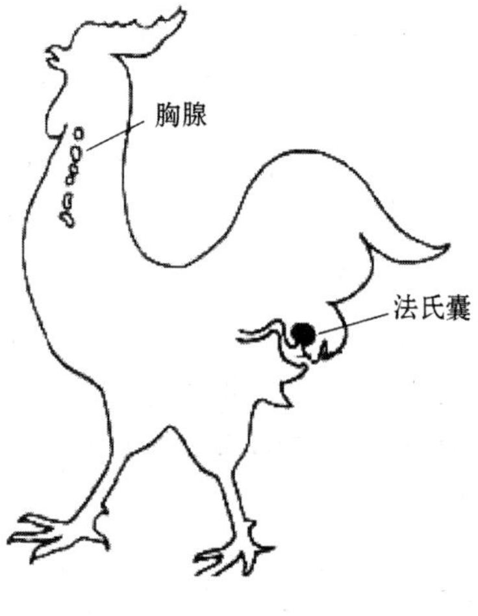

图 8-4 禽类的法氏囊

三、法氏囊

法氏囊（bursa of Fabricius）（或称腔上囊）是禽类特有的中枢免疫器官，骨髓中的多能造血干细胞需经法氏囊，才能发育成B淋巴细胞。它位于尾椎部腹腔内泄殖腔前上方，为囊状淋巴组织，囊壁充满淋巴细胞，性成熟时囊即退化（图8－4）。

第二节　外周免疫器官

外周免疫器官是成熟T细胞、B细胞等免疫细胞定居的场所，也是产生免疫应答的场所。它包括脾脏、淋巴结和相关淋巴组织。另外，除中枢神经系统外，几乎所有器官的结缔组织中均存在一些难以定义的淋巴细胞聚集体，它们也属于外周淋巴组织。

一、脾脏

脾（spleen）是全身最大的淋巴器官，成人约为150g，约含体内25%的淋巴细胞，是对血源抗原产生免疫应答的主要场所。

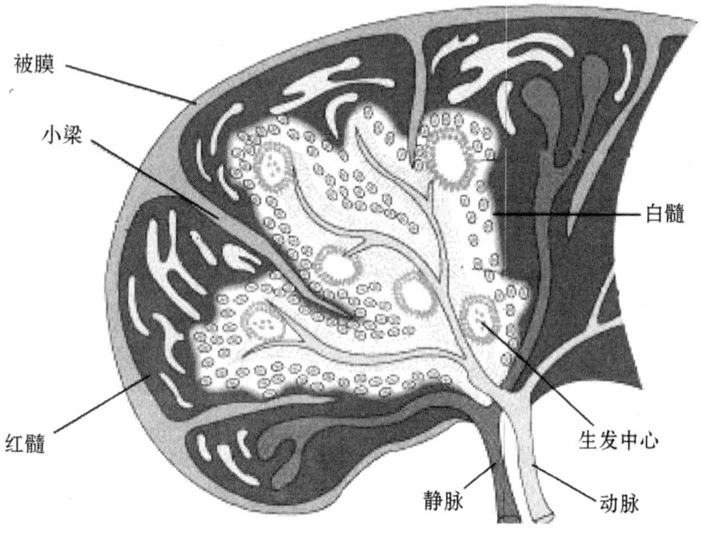

图8－5　脾脏的结构

（一）脾脏的结构

脾位于左上腹，胃后方，近邻隔膜。外层为结缔组织被膜，被膜伸入脾实质形成小梁，并与网状结构一起构成了脾的两类组织，即白髓和红髓，红髓部分居多，围绕白髓，两者交界的狭窄区域称为边缘区，是血液及淋巴细胞进出的重要通道（如图8－5）。白髓由密集的淋巴组织构成，包括动脉周围淋巴鞘和淋巴滤泡，前者为T细胞依赖区，鞘内的淋巴滤泡为

B 细胞依赖区，未受抗原刺激为初级滤泡，受抗原刺激后出现生发中心，为次级滤泡。红髓包括髓索和髓窦，前者主要为 B 细胞依赖区，也含 MΦ 和 DC；髓窦内为循环的血液。

（二）脾脏的功能

脾脏是重要的外周免疫器官，是免疫细胞定居的场所，其中 B 细胞约占脾脏中淋巴细胞总数的 60%，T 细胞约占 40%；脾脏也是 T、B 细胞接受抗原刺激并发生免疫应答的重要部位；脾脏能合成并分泌补体、干扰素、细胞因子和吞噬细胞增强素等生物活性物质；此外，脾脏还有造血、储血和滤过作用。

二、淋巴结

淋巴结（lymph node）形态上似豆形，大小为 1 ~ 25mm。人体共约有 500 ~ 600 个淋巴结，广泛分布于全身淋巴通道上，主要位于易受微生物或其他抗原性异物侵入的部位。

（一）淋巴结的结构

淋巴结表面由结缔组织被膜包被，其被膜深入实质，形成小梁（trabecula），并与网状纤维一起构成淋巴结的支架结构。淋巴结的实质分为皮质和髓质两部分（图 8 – 6）。皮质为近被膜的外层区域。靠近被膜下的最外层皮质，是 B 细胞定居部位，所以又称为 B 细胞区（B – cell area）或非胸腺依赖区（thymus – independent area）。副皮质区为 B 细胞区与髓质之间的部分，主要由 T 细胞组成，所以又称为 T 细胞区（T – cell area）或胸腺依赖区（thymus – dependent area）。髓质区位于中心，由髓索和髓窦组成，前者由 B 细胞、浆细胞、T 细胞和大量巨噬细胞组成，后者巨噬细胞较多，有较强滤过作用。

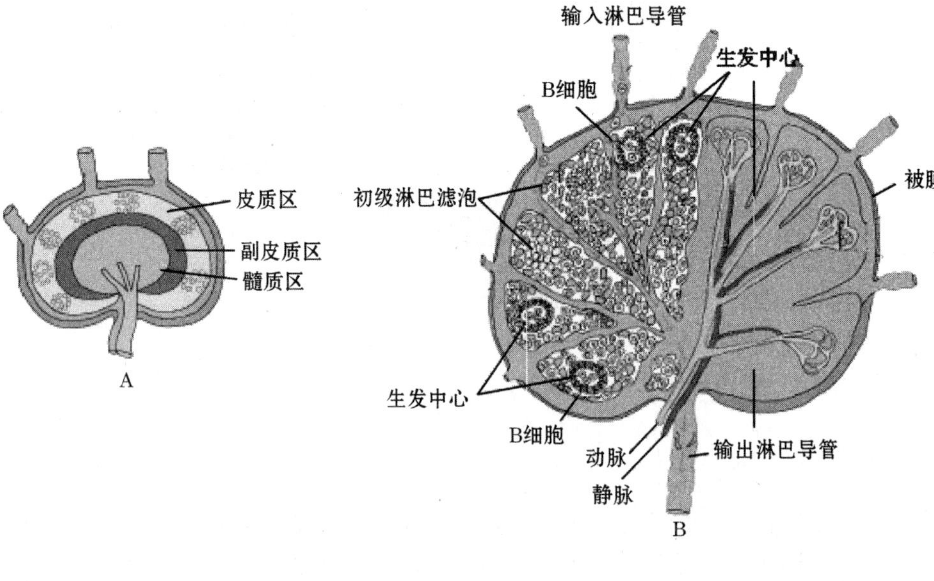

图 8 – 6　淋巴结结构示意图

（二）淋巴结的功能

淋巴结是T细胞和B细胞定居的场所，其中T细胞占淋巴结内淋巴细胞总数的75%，B细胞占25%，也是免疫应答发生的场所，并能参与淋巴细胞再循环。此外，淋巴结还能过滤组织中的病原微生物及毒素。

三、相关淋巴组织

相关淋巴组织主要包括皮肤相关淋巴组织和黏膜相关淋巴组织。

（一）皮肤相关淋巴组织

皮肤是机体最大的器官，也是机体和外环境之间的物理屏障。皮肤相关淋巴组织（skin associated lymphoid tissue，SALT）也称为皮肤免疫系统（cutaneous immune system，CIS），由皮质细胞（keratinocyte）、黑色素细胞（melanocyte）、表皮朗格汉斯细胞（epidermal Langerhans cell）和表皮间淋巴细胞（intraepidermal lymphocyte）组成，该系统主动参与局部免疫和炎症反应，成为许多外源性抗原进入机体启动免疫应答的场所。角质细胞和黑色素细胞对特异性免疫不起重要作用，但角质细胞可通过其所产生的几种细胞因子参与固有免疫应答和皮肤的炎症反应；表皮朗格汉斯细胞是未成熟的树突状细胞，能有效捕获侵入皮肤的外源性抗原；皮肤相关淋巴细胞的2%为表皮间淋巴细胞，其余定居在真皮。真皮层血管周围存在淋巴细胞，大部分为已活化的T细胞及记忆淋巴细胞，还分布有巨噬细胞和肥大细胞等。

（二）黏膜相关淋巴组织

黏膜相关淋巴组织（mucosa associated lymphoid tissue，MALT）也称为黏膜免疫系统（mucosal immune system，MIS），包括鼻相关淋巴组织、支气管相关淋巴组织和肠相关淋巴组织等，是执行局部特异性免疫功能的主要场所。

鼻相关淋巴样组织（nasal－associated lymphoid tissue，NALT）包括咽扁桃体、腭扁桃体、舌扁桃体及鼻后淋巴组织。主要作用是防御经空气侵入的感染；支气管相关淋巴组织（bronchus－associated lymphoid tissue，BALT）主要分布于支气管上皮下，其结构与淋巴集结相似，滤泡中淋巴细胞受抗原刺激，增生成生发中心而产生免疫应答；肠相关淋巴组织（gut－associated lymphoid tissue，GALT）包括派氏集合淋巴结、淋巴滤泡、上皮间淋巴细胞和固有层淋巴组织等，其主要作用是防止经肠道入侵的感染。

MALT主要参与黏膜局部免疫应答和产生分泌型IgA。分布在不同部位的MALT均是参与局部特异性免疫应答的主要场所，从而在消化道、呼吸道和泌尿生殖道的局部免疫中发挥关键作用；肠黏膜可产生大量的SIgA，SIgA在抵御消化道和呼吸道病原体侵袭中发挥关键作用，也是通过母乳使婴儿获得被动免疫的关键成分。

第三节 淋巴细胞归巢与再循环

淋巴细胞和单核细胞经血液循环和淋巴循环进出外周免疫器官和组织，构成免疫系统的完整网络，既能及时动员免疫细胞，使之聚集于局部病原体等抗原存在部位，又能使这些部位的抗原经抗原提呈细胞摄取并携带至相应外周免疫器官或组织，进而活化 T 细胞和 B 细胞，从而发挥特异性免疫应答及效应。

一、淋巴细胞归巢

成熟淋巴细胞离开中枢免疫器官后，经血液循环趋向性迁移并定居于外周免疫器官或组织的特定区域，称为淋巴细胞归巢（lymphocyte homing）。如 T 细胞定居于副皮质区，B 细胞定居于浅皮质区；不同功能的淋巴细胞亚群也可选择性地迁移至不同淋巴组织，如产生 SIgA 的 B 细胞定向分布于黏膜相关淋巴组织。

淋巴细胞归巢现象，是淋巴细胞表面表达的归巢受体（homing receptor）与外周免疫器官内皮细胞表面表达的相应黏附分子——血管地址素（vascular addressin）相互作用的结果。如初始 T 细胞表面表达的 L－选择素与高内皮微静脉（high endothelial venule，HEV）内皮细胞表面表达的 CD34 和 GlyCAM－1 相互作用，促使 T 细胞黏附于 HEV，继而迁移至外周免疫器官的 T 细胞区。

二、淋巴细胞再循环

定居于外周免疫器官的淋巴细胞，可通过血流和淋巴液从一个外周淋巴组织迁移到另一个淋巴组织或外周感染部位，这种淋巴细胞在不同部位的移动称淋巴细胞再循环（lymphocyte recirculation）。

淋巴细胞再循环有多条途径：①淋巴结：淋巴细胞可随血液循环进入深皮质区，穿过 HEV 进入相应区域定居，随后再移向髓窦，经输出淋巴管汇入胸导管，最终由左锁骨下静脉返回血液循环；②脾脏：随脾动脉进入脾的淋巴细胞穿过血管壁进入白髓，然后移向脾索，再进入脾血窦，最后由脾静脉返回血液循环，只有少数淋巴细胞从脾输出淋巴管进入胸导管返回血液循环；③其他组织：随血液进入毛细血管的淋巴细胞可穿过毛细血管壁进入组织间隙，随淋巴液回流至局部引流淋巴结后，再经输出淋巴管进入胸导管和血液循环（图 8－7）。

淋巴细胞再循环有重要的生理意义：它可以增强抗原与淋巴细胞接触机会，使淋巴细胞不断从淋巴组织分布至外周血液，保证更多表达不同抗原受体的淋巴细胞有机会接触抗原，并产生免疫应答；淋巴组织可从反复循环中补充新的淋巴组织；保证淋巴细胞在组织中均衡分布；调节淋巴细胞生长和功能，淋巴细胞在不同组织微环境作用下得以更好发育；给迁移群体施加进化压力，仅有竞争到最适微环境的淋巴细胞才能得以生存。

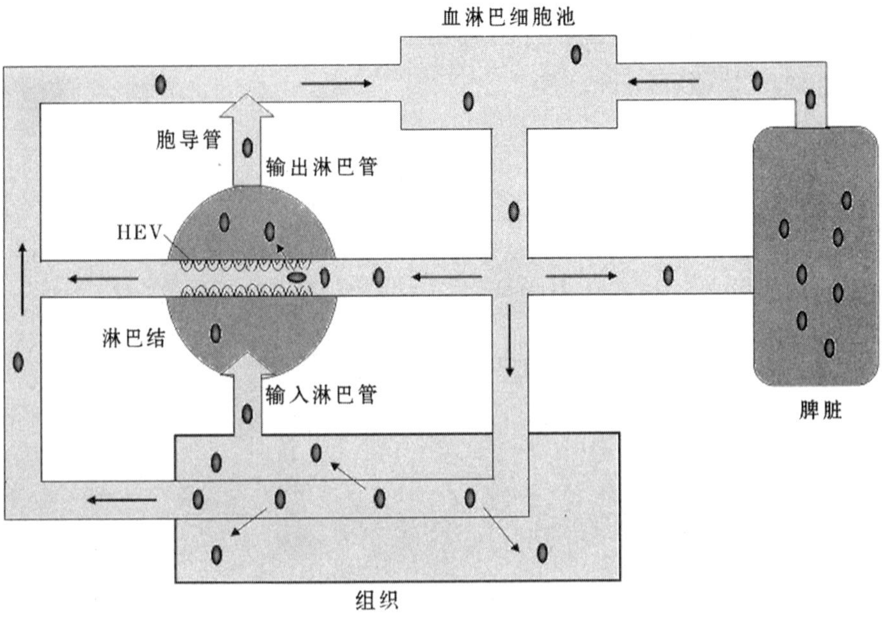

图 8－7　淋巴细胞再循环途经示意图

复习思考题

1. 简述中枢免疫器官和外周免疫器官的组成和功能。
2. 简述淋巴细胞再循环和淋巴细胞归巢的机制和意义。

第四篇

免疫应答

本篇内容简介

免疫应答（immune response，IR），从广义上来讲，是指机体对抗原性异物的识别和清除或接纳的过程。包括非特异性免疫应答和特异性免疫应答。非特异性免疫应答：先天存在，作用缺乏特异性，故又称天然性免疫应答或固有性免疫应答；特异性免疫应答：后天获得，作用具有特异性，故又称获得性免疫应答或适应性免疫应答。

由于天然性免疫应答多是不能被人为控制的非特异性免疫应答，不为免疫学研究的重点。免疫学研究的主要任务是机体接受抗原刺激后如何获得特异性免疫应答，因此，通常所说的免疫应答主要是指特异性免疫应答。

特异性免疫应答包括正免疫应答和负免疫应答。二者都是由抗原诱导的免疫应答反应，但其反应结果截然相反，前者是对抗原的特异性免疫清除，而后者则是对抗原的特异性免疫耐受。由于在生活过程中机体接受抗原刺激通常发生正免疫应答，因此通常把正免疫应答简称免疫应答，而把负免疫应答称为免疫耐受。

- 免疫应答
  - 非特异性免疫应答（天然性免疫应答、固有性免疫应答）
  - 特异性免疫应答（获得性免疫应答、适应性免疫应答）
    - 正免疫应答（简称免疫应答）
      - T细胞介导的细胞免疫应答
      - B细胞介导的体液免疫应答
    - 负免疫应答（又称免疫耐受）
      - 中枢免疫耐受
      - 外周免疫耐受

本篇内容主要包括两大部分：即生理状态下的免疫应答和免疫应答过程中可能对机体造成的病理性损害（超敏反应）。具体地可分为四部分内容：

1. **非特异性免疫应答**：以先天存在和对抗原作用缺乏特异性为基本特征。
2. **特异性免疫应答**：包括免疫应答和免疫耐受。
3. **免疫应答的调节**：是机体对免疫应答过程作出的生理性反馈。
4. **超敏反应**：免疫应答过程中对机体造成的病理性损害。

第九章 非特异性免疫应答

非特异性免疫应答是机体在长期种系进化和发育过程中逐渐建立起来的天然防御功能。以先天存在和对抗原作用缺乏特异性为基本特征，因此又称天然性免疫应答和固有性免疫应答。它的主要作用：① 它是机体的第一道免疫防线，在抗感染免疫中具有重要意义；②是特异性免疫应答的基础，在特异性免疫应答的启动、调节和效应阶段发挥作用。

非特异性免疫应答主要具有如下特征：①先天存在；②作用缺乏特异性；③应答反应无记忆性；④具有稳定遗传性；⑤种属差异较大，同种异体差异不大。

第一节 非特异性免疫应答的识别机制

非特异性免疫应答与特异性免疫应答的重要区别，是对抗原性异物识别和清除效应是否具有特异性。特异性免疫应答的启动和效应过程，是通过 TCR 或 BCR 特异性识别抗原性异物的表位，所以具有特异性；而非特异性免疫应答的发生和效应过程，则是通过模式识别受体（Pattern recognition receptor，PRR）识别广泛表达于某些病原体及宿主衰老损伤和凋亡细胞表面的病原相关分子模式（pathogen associated molecular pattern，PAMP），所以缺乏特异性。

模式识别受体（Pattern recognition receptor，PRR）：主要是指表达于非特异性免疫细胞表面，能直接识别病原微生物和宿主衰老、凋亡细胞表面某些共有的特定分子结构——即病原相关分子模式的受体。PRR 存在于多种非特异性免疫细胞（尤其是巨噬细胞和树突状细胞等）表面，并为非克隆性表达（即同一类细胞所表达的 PRR，具有相同特异性）；PRR 是胚系基因编码产物，缺乏多样性；PRR 一旦识别 PAMP，效应细胞立即被激活并发挥效应，表现快速生物学效应。PRR 可有膜型 PRR 和分泌型 PRR 两种存在形式。

一、膜型 PRR

膜型 PRR 均为非特异性免疫细胞表面的跨膜蛋白，参与对抗原性异物的识别和信号转导。如甘露糖受体、清道夫受体、Toll 样受体（TLR）等（详见第六章第一节）。

非特异性免疫细胞可借助其表达的膜型 PRR 来识别“自己”或“非己”，产生非特异性免疫应答；抗原提呈细胞（树突状细胞和巨噬细胞）也通过 PRR 捕捉抗原，通过内吞作用，加工处理成具有免疫原性的特异性抗原肽，并与自身 MHC 结合成抗原肽 - MHC 分子复合物表达于表面，提呈给 T 细胞，启动特异性免疫应答。

二、分泌型 PRR

存在于血清中的液相 PRR，称为分泌型 PRR。主要为某些急性期蛋白，如甘露聚糖结合凝聚素（mannose-binding lectin，MBL）、C-反应蛋白、脂多糖结合蛋白等。MBL 可识别细菌、酵母菌、某些病毒和寄生虫表面的甘露糖组分；C-反应蛋白识别细菌细胞壁的磷酰胆碱；脂多糖结合蛋白识别 G^- 菌的脂多糖。分泌型 PRR 与抗原性异物结合，不仅可通过激活补体系统清除抗原性异物，而且在补体活化过程中产生的 C3d 等，还可与抗原分子非特异性结合，形成抗原-C3d 复合物，参与 B 细胞的活化、启动体液免疫应答。

第二节 参与非特异性免疫应答的组分及其效应机制

参与非特异性免疫应答的物质主要包括：机体生理屏障、非特异性免疫细胞和免疫分子。

一、机体生理屏障

（一）皮肤、黏膜屏障

健康完整皮肤、黏膜屏障是一道存在于体表的外部屏障，由多层扁平上皮构成的皮肤和单层柱状上皮构成的黏膜组成。通过物理屏障、化学屏障、微生物屏障作用保护机体免受病原生物及有害物质的侵袭。

1. 物理屏障：完整健康的皮肤、黏膜是阻挡病原生物侵袭机体的第一道防线。皮肤阻挡能力强，而黏膜阻挡能力相对较差，但黏膜上皮更新迅速，有助于清除其表面的病原体。另外，黏膜上皮还存在某些病原微生物的受体，所以又是某些病原微生物的重要入侵门户，例如呼吸道病毒，就是与呼吸道黏膜相应受体结合而侵入机体的。

2. 化学屏障：皮肤和黏膜可分泌多种化学性杀菌物质抵抗病原体的侵袭，如皮肤汗腺分泌乳酸、皮脂腺分泌脂肪酸，唾液、乳汁、泪液等存在的溶菌酶，胃液中的胃酸，消化道中的各种酶类等。婴幼儿皮脂腺不发达，因此头癣发病率比成年人高些。

3. 微生物屏障：皮肤及与外界相通的腔道黏膜表面寄居的正常菌群构成一道天然的生物屏障，它们通过与致病菌竞争吸附点、竞争营养、合成分泌杀菌物质等抵抗致病菌定居，如唾液链球菌产生的过氧化氢抑制脑膜炎奈瑟菌和肺炎链球菌，大肠埃希菌产生的大肠菌素及酸性产物抑制痢疾志贺菌、金黄色葡萄球菌等致病性微生物的生长繁殖。

（二）血-脑屏障

血脑屏障由脉络丛毛细血管壁、星状胶质细胞和软脑膜组成。能阻挡血液中大分子物质进入脑组织或脑脊液，从而对中枢神经系统产生保护作用。婴幼儿的血-脑屏障发育尚不完善，易患中枢神经系统感染性疾病。另外，血-脑屏障也挡阻大分子药物通过，所以在治疗脑组织疾病时，不宜选用不能通过血－脑屏障的药物。

（三）胎盘屏障

胎盘屏障由母体子宫底蜕膜和胚胎成分的绒毛膜滋养层细胞构成。是母体与胎儿的隔离屏障，不仅能使作为异物的胎儿逃避母体的免疫排斥，而且还能阻挡大分子物质通过（但不影响母子间的营养物质交换）。可阻挡母体内感染的病原微生物及其产物进入胎儿体内，从而保护胎儿免遭感染。但妊娠早期（3 个月内）胎盘屏障发育尚未完善，母亲若感染某些颗粒较小病原微生物（如风疹病毒等）或接触某些分子量较小化学物质、药物可通过胎盘屏障对胎儿造成损害。

二、参与非特异性免疫应答的免疫细胞

参与非特异性免疫应答的免疫细胞，根据功能特点主要包括三类：吞噬细胞（如单核－巨噬细胞、中性粒细胞）、杀伤细胞（如 NK 细胞、NKT 细胞、γδT 细胞等）和抗原提呈细胞（如树突状细胞、巨噬细胞、B 细胞等）。这些已在非特异性免疫细胞章节作了详细介绍，不再赘述。

三、参与非特异性免疫应答的免疫分子

参与非特异性免疫应答的免疫分子主要包括补体系统、细胞因子（如干扰素、趋化因子等）、防御素、溶菌酶等。

（一）补体系统

补体（complement，C）系统是存在于正常人和脊椎动物血清和组织液中一组具有酶原活性的球蛋白，被激活后发挥一系列的生物学效应。在感染早期通过旁路途径和 MBL 途径发挥重要的非特异性免疫应答的抗感染作用；当特异性免疫应答建立后，抗体与病原微生物或细胞表面的抗原结合后通过经典途径激活补体，补体又在特异性免疫应答的效应阶段发挥强大的溶细胞和溶菌作用。补体的裂解片段还有趋化作用、调理作用、免疫黏附作用等（详见第四章）。

（二）细胞因子

细胞因子（cytokine，CK）参与多种免疫功能。

1. 干扰素（Interferon，IFN）：因其具有非特异性干扰病毒生物合成的能力故称干扰素。根据来源和理化性质，可将干扰素分为 α、β 和 γ 三种类型。IFN－α/β 主要由白细胞、成纤维细胞和病毒感染细胞产生，也称为Ⅰ型干扰素，主要作用是诱导细胞合成抗病毒蛋白，干扰病毒在宿主细胞内的生物合成，使细胞处于抗病毒状态。其机制是：①诱导细胞产生 2′－5′腺嘌呤核苷合成酶，合成 2′－5′腺嘌呤核苷（2′－5′A）；②产生核糖核酸酶，被 2′－5′A 激活，切断病毒 mRNA；③合成蛋白激酶：依赖 dsRNA，使蛋白合成起始因子的 α 亚基磷酸化，抑制病毒蛋白合成。IFN－γ 主要由活化 T 细胞和 NK 细胞产生，也称为Ⅱ型

干扰素，主要参与免疫应答的调节。

2. 炎性细胞因子（inflammatory cytokine）：由活化的单核－巨噬细胞产生的 IL－1、IL－6、TNF－α 和趋化性细胞因子 IL－8、MCP－1 等，能促进抗菌性炎症反应，故称促炎细胞因子。主要通过以下机制促进炎症反应：①使局部血管扩张、通透性增强，同时促进吞噬细胞与局部血管内皮细胞表达黏附分子，增强二者的黏附作用，促进炎性细胞穿越毛细血管，到达炎症部位；②介导炎性细胞聚集在炎性病灶，并使之活化，增强其吞噬杀伤能力；③刺激骨髓造血干细胞生成和释放大量中性粒细胞入血，提高机体抗感染能力；④刺激肝细胞合成、分泌急性期蛋白，如 C－反应蛋白、甘露聚糖结合凝聚素（MBL）作为一种分泌型 PRR 与病原体表面的甘露糖结合，激活补体系统，产生溶菌和免疫调理作用；⑤IL－1、IL－6、TNF 作为内源性致热原，作用于下丘脑体温调节中枢引起发热。

（三）防御素

防御素（defensin）是一组耐受蛋白酶，对细菌、真菌和某些包膜病毒具有广谱的直接杀伤活性。真核细胞中已发现 4 种防御素：α－防御素、β－防御素、昆虫防御素和植物防御素。哺乳动物体内存在 α－防御素和 β－防御素。α－防御素属阳离子多肽，由中性粒细胞和小肠 paneth 细胞产生，主要作用是杀伤某些细菌和包膜病毒。其机制是：①通过与病原体带负电荷成分（G^-菌的 LPS、G^+菌的磷壁酸、包膜病毒的脂质等）的静电作用，使膜屏障破坏、通透性增高，最终导致病原体死亡；②诱导细菌产生自溶酶，干扰细菌 DNA 和蛋白质合成；③致炎和趋化作用：可增强吞噬细胞对病原体的吞噬、杀伤和清除作用。

（四）溶菌酶

溶菌酶（lysozyme）是一种不耐热的碱性蛋白，广泛存在于各种体液、外分泌液和吞噬细胞的溶酶体中。能水解 G^+菌细胞壁聚糖骨架的 N－乙酰葡糖胺与 N－乙酰胞壁酸之间的 β－1，4 糖苷键，使肽聚糖破坏，导致细菌溶解。G^-菌细胞壁为多层结构，含肽聚糖极少，故对溶菌酶不敏感。

第三节　非特异性免疫应答的生物学意义

一、抗感染作用

感染瞬时阶段（0～4 小时之内）：在抗感染免疫中主要由非特异性免疫应答发挥即刻作用。皮肤黏膜及其分泌液中的抗菌物质和正常菌群构成的物理、化学、微生物屏障，可阻挡外界病原体对机体的侵袭，具有即刻免疫作用；当少量的病原体突破机体生理屏障进入皮肤和黏膜下组织后，可被局部组织的巨噬细胞快速吞噬；某些病原体可通过 MBL 途径和替代途径激活补体而被溶解破坏，补体的裂解产物 C3b、C4b 的调理作用促进吞噬细胞对病原体的吞噬，补体的裂解产物 C3a、C5a 的过敏毒素样作用导致肥大细胞脱颗粒释放合成组胺、缓激肽、白三烯、前列腺素 D2 等血管活性物质和炎症介质，导致毛细血管通透性增加；局部组织感染由于补体裂解产物及单核细胞等细胞产生的细胞因子作用，血液中的中性粒细胞穿过血管内皮细胞进入感染部位。中性粒细胞是专职吞噬细胞，对病原体具有强大的吞噬、杀灭作用。通常绝大多数病原体引起的感染在此阶段终止。

感染早期阶段（4～96 小时）：是早期非特异性免疫应答阶段，此时由于病原体的成分和瞬时阶段非特异性免疫应答产生的炎症介质及细胞因子作用，周围组织中的巨噬细胞被募集到感染部位并被激活，增强局部抗感染能力；同时活化的巨噬细胞又可产生大量的细胞因子和其他低分子量炎症介质，进一步增强和扩大固有免疫应答和炎症反应。例如低分子量炎症介质可使感染局部毛细血管通透性增强有利于血管中的抗体、补体等免疫效应分子和中性粒细胞进入感染部位；TNF 和血小板活化因子可使局部血管内皮细胞及血小板活化引起血栓封闭血管，有效阻止感染局部病原体进入血流而向全身扩散；TNF、IL－1、IL－6作为内源性的致热源作用于体温调节中枢引起发热，从而抑制病原体生长繁殖；促炎因子还可以促进骨髓释放大量的中性粒细胞入血，提高机体抗感染能力；促炎因子还可以促进肝脏合成、分泌急性期蛋白（如 C 反应蛋白、MBL 等），激活补体进一步杀灭病原体。另外，B1 细胞接受病原体的脂多糖、荚膜多糖等刺激后，在 48 小时之内产生 IgM，IgM 与病原体结合在补体参与下发挥作用；NK 细胞、$\gamma\delta$T 细胞对某些病毒和胞内寄生菌感染早期的细胞具有非特异性杀伤作用。

二、启动和调控特异性免疫应答

活化的巨噬细胞和树突状细胞作为专职抗原提呈细胞，可通过其表达的膜型 PRR 识别抗原性异物的 PAMP，捕捉抗原，经内吞作用加工、处理成具有免疫原性的小分子多肽，与自身 MHC 分子结合成抗原肽－MHC 分子复合物，并表达于细胞表面；同时活化的巨噬细胞和树突细胞表面协同刺激分子表达上调，将抗原提呈给 T 细胞，启动特异性免疫应答。

分泌型 PRR（如 MBL 等），在液相状态下识别抗原性异物的 PAMP，通过 MBL 途径和替代途径激活补体系统，补体激活过程中产生的 C3d，与抗原非特异性结合，形成抗原－C3d 复合物，在激活 B 细胞过程中发挥重要作用。

复习思考题

1. 非特异性免疫应答的组成包括哪些方面？试述其生物学作用特点。
2. 非特异性免疫应答的生物学意义是什么？

第十章 特异性免疫应答

特异性免疫应答是指机体接受抗原刺激后，免疫细胞对抗原进行识别、活化、增殖、分化或者克隆凋亡，产生生物学效应的过程。特异性免疫应答包括免疫应答和免疫耐受。二者都是由抗原诱导的免疫应答反应，但其反应结果截然相反，前者是对抗原的特异性免疫清除，而后者则是对抗原的特异性免疫耐受。

第一节　特异性免疫应答的启动

$CD4^+$ T 细胞活化，是启动特异性免疫应答的关键细胞，并且决定着应答趋向。$CD4^+$ T 细胞包括 $CD4^+CD25^-$ Th 细胞和 $CD4^+CD25^+$ Tr 细胞。通常情况下，机体接受抗原刺激，主要活化 $CD4^+CD25^-$ Th 细胞，启动特异性清除抗原的免疫应答；在某些特殊情况下，活化 $CD4^+CD25^+$ Tr 细胞，诱导特异性接纳抗原的免疫耐受。

特异性免疫应答反应包括抗原提呈、特异性免疫细胞（T 细胞和 B 细胞）对抗原识别后活化、分化、增殖以及产生效应的过程。

一、抗原提呈

抗原性异物进入机体，需要通过 APC 或抗原提呈分子（如 MBL 等）对抗原进行处理，分别提呈给 T 细胞或 B 细胞，启动特异性免疫应答。

（一）膜型 PRR 介导的 APC 提呈抗原给 T 细胞的作用

TDAg 进入机体，首先由 APC 通过其表达的膜型 PRR 识别、捕捉抗原，再经内吞作用，对抗原进行加工处理成具有免疫原性的抗原肽，通过 MHC－Ⅱ类分子提呈途径，使 APC 表达抗原肽－MHC－Ⅱ类分子复合物，将抗原提呈给 $CD4^+$ T 细胞；MHC－Ⅰ类分子提呈途径，使 APC 表达抗原肽－MHC－Ⅰ类分子复合物，将抗原提呈给 $CD8^+$ T 细胞；交叉提呈途径，使 APC 同时表达抗原肽－MHC－Ⅱ类分子复合物和抗原肽－MHC－Ⅰ类分子复合物，将抗原提呈给 $CD4^+$ T 细胞和 $CD8^+$ T 细胞。

（二）分泌型 PRR 参与的提呈抗原给 B 细胞的作用

抗原性异物进入机体，存在于抗原分子表面的 B 细胞表位，可直接被 B 细胞的 BCR 识别，为 B 细胞提供第一活化信号。但是单纯的抗原刺激，为 B 细胞提供的第一活化信号的活化能力较低。如果 BCR 和 CD19－CD21－CD81－CD225 共受体，同时识别抗原－C3d 复合物中的 B 细胞表位和 C3d 分子，则可使 B 细胞对抗原刺激的敏感性提高 100 ~ 1000 倍。

在抗原 - C3d 复合物的形成过程中，分泌型 PRR 发挥重要作用。在抗原性异物进入机体的早期阶段，存在于体液中的分泌型 PRR 与抗原分子的 PAMP 结合，通过 MBL 途径、C 反应蛋白途径和替代途径激活补体系统，补体激活过程中产生的 C3d 分子与抗原非特异性结合，形成抗原 - C3d 复合物。B 细胞表面 BCR 和 CD19 - CD21 - CD81 - CD225 共受体分别识别抗原 - C3d 复合物中的 B 细胞表位和 C3d 分子，能极显著增强 BCR 活化信号的转导。

二、特异性免疫细胞对抗原的识别及活化

T 细胞与 B 细胞对抗原的识别方式存在着显著的不同。T 细胞主要识别经 APC 加工处理并表达于表面的抗原肽 - MHC 分子复合物；而 B 细胞则可直接识别抗原分子表面的 B 细胞表位。

T 细胞与 B 细胞的活化机制基本相似，均需双信号刺激，即第一活化信号和第二活化信号刺激。在只有第一活化信号而缺乏第二活化信号刺激的情况下，不但不能活化，反而导致克隆无能。另外，T、B 细胞除须双信号刺激外，细胞因子在促进活化时也发挥重要作用。T、B 细胞活化后，又可通过其表达的抑制性受体，抑制其活化，从而使免疫应答处于动态的平衡运动之中。

（一）T 细胞对抗原的识别及活化

1. T 细胞 TCR 对抗原的识别：TCR 须同时识别表达于 APC 表面的抗原肽 - MHC 分子复合物中的抗原肽和 MHC 分子多态区，获得第一活化信号；CD4/CD8 分子与 MHC 分子非多态区结合，具有促进第一活化信号转导的作用。将 T 细胞在特异性识别 APC 表面抗原肽时，须同时识别 MHC 分子的特性，称为 MHC 限制性（即 APC 与 T 细胞相互作用受 MHC 限制）。

TCRαβ 链的 6 个环形结构构成的抗原肽 - MHC 分子复合物结合区，其中 CDR1 和 CDR2 主要识别 MHC 分子抗原结合槽两端的 MHC 分子的多态区，CDR3 主要识别结合槽中的抗原肽。因此，TCR 的 CDR1 和 CDR2 区决定着 APC 与 T 细胞相互作用的 MHC 限制性；CDR3 区决定着 TCR 对抗原识别的特异性。

Vidal 等人考察了 T 细胞对不同刺激抗原肽识别的效应差异以及 CD4 分子的作用：实验采用 $CD4^-TCR\alpha^-\beta^-$ 淋巴瘤细胞，转入特异性 TCRαβ 或/和转入野生型和突变型 CD4，通过抗原提呈细胞表达的不同抗原肽 - MHC 复合物刺激，以测定生成的 IL - 2 效应为活化指标。发现某些特异性抗原肽被 APC 提呈后可仅通过结合 TCR 直接导致其活化，无需 CD4 分子参与。表明 CD4 分子并非是 $CD4^+$T 细胞活化所必需，而只是起着增强 T 细胞的 TCR 识别活化作用。

T 细胞与 APC 之间的作用，并不是细胞表面分子间随机分散的相互作用，而是在二者细胞表面独特区域上，形成以一组 TCR - pMHC（抗原肽 - MHC 分子复合物）为核心，外围包绕着一圈黏附分子（LFA - 1 - ICTA - 4）的特殊结构，将这个特殊结构称为免疫突触（immunological synapse）。免疫突触的形成是一种主动的动力学过程：初期分散的 TCR 和

LFA－1 分别与抗原肽－MHC 分子复合物和 ICTA－4 结合，形成 TCR－pMHC 和 LFA－1－ICTA－4；继而 TCR－pMHC 向中央移动；最终形成免疫突触（图 10－1）。免疫突触不仅可增强 TCR 与 pMHC 相互作用的亲和力，而且还能引发细胞膜相关分子的一系列重要变化。促进 T 细胞信号转导分子的相互作用、信号通路的激活，引起细胞骨架系统和细胞器结构及其功能变化，从而参与 T 细胞激活、细胞效应的有效发挥。

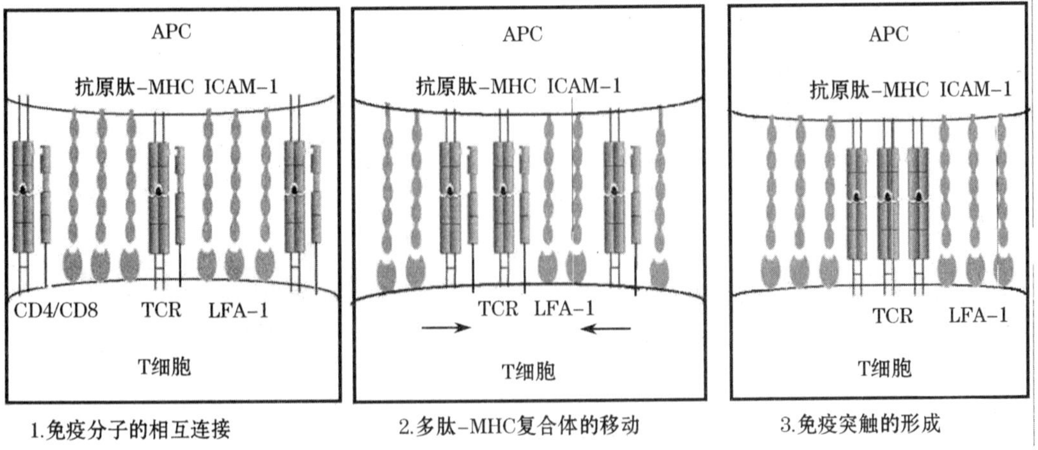

图 10－1　免疫突触形成的过程

2. T 细胞活化：T 细胞须获得双信号刺激，才能活化。

（1）T 细胞第一活化信号：T 细胞的 TCR－CD3 复合体与 APC 表面抗原肽－MHC 分子复合物中的抗原肽和 MHC 分子结合，获得第一活化信号。T 细胞的 TCR 识别抗原肽－MHC 分子复合物中的抗原肽和 MHC 分子多态区，通过 CD3 分子向胞内传递活化信号；CD4/CD8 分子与抗原肽－MHC 复合物中的 MHC 分子非多态区结合，能协助 TCR 活化信号的转导。

（2）T 细胞第二活化信号：T 细胞与 APC 表达的协同刺激分子（如 CD28 与 B7、LFA－1 与 ICAM－1、CD2 与 LFA－3、CD40L 与 CD40 等）结合，获得第二活化信号。

（3）T 细胞活化的抑制：CTLA－4 与 CD28 的受体均是 B7，但二者作用截然相反。CD28 与 B7 结合后，是 T 细胞重要的第二活化信号；T 细胞活化后约 24 小时表达 CTLA－4 分子，CTLA－4 分子胞内段含有免疫受体酪氨酸抑制基序（ITIM）。CTLA－4 与 APC 表面的 B7 结合，使 ITIM 中磷酸化的酪氨酸募集蛋白质酪氨酸磷酸酶 SHP－1，使 CD3 胞内段的 ITAM 中的酪氨酸去磷酸化，抑制 TCR 的信号转导，抑制 T 细胞活化（图 10－2）。

3. T 细胞活化信号的转导：免疫细胞受体启动信号的转导和抑制，与蛋白质分子上的某些氨基酸残基的磷酸化和脱磷酸化有关，并且磷酸化和脱磷酸化又是一个可以相互转化的过程，分别由 PTK 和 PTP 所促成。游离于胞浆中的 PTK 和 PTP 要行使功能，必须被招募到胞膜内侧，并聚集在受体跨膜分子附近，依赖受体或受体相关分子胞内段相连的免疫受体酪氨酸活化基序（Immunoreceptor tyrosine－based activation motif，ITAM）和免疫受体酪氨酸抑制基序（Immunoreceptor tyrosine－based inhibitory motif，ITIM）独特的基序结构。PTK 通常活跃在信号转导的启始阶段和上游阶段，使蛋白分子上酪氨酸残基发生磷酸化而活化；PTP 能

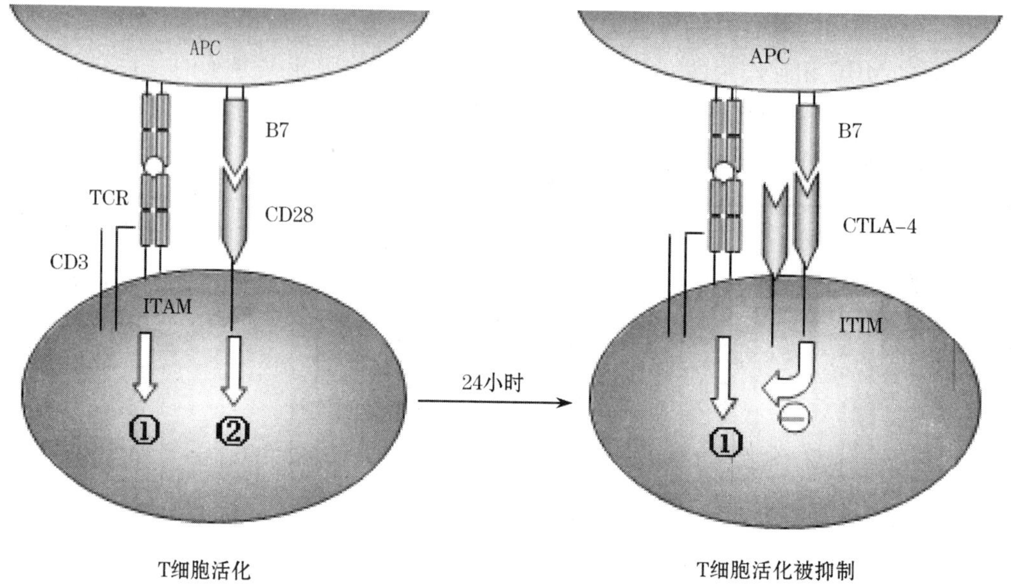

图 10-2　T 细胞先后表达 CD28 和 CTLA-4 对 T 细胞活化和抑制作用

够使磷酸化酪氨酸残基的磷酸根去除（脱磷酸化）而失活。

（1）免疫受体酪氨酸活化基序（ITAM）：其基本结构为 YxxL/V（Y 为酪氨酸，L 为亮氨酸，V 为缬氨酸，x 代表任意氨基酸）。ITAM 能招募 PTK 并活化，活化的 PTK 能使蛋白分子上酪氨酸残基发生磷酸化而活化。

配体与受体结合，通过受体胞内段带有的 ITAM 或者与其胞内段相关联蛋白所含的 ITAM，在胞膜相连的一类蛋白酪氨酸激酶（Sro-PTK）作用下，ITAM 中的酪氨酸发生磷酸化，招募游离于胞浆中其他类别的蛋白酪氨酸激酶（Syk-PTK）分子或与 SH2 结构域结合，被招募的 PTK 和连接蛋白活化后，参与活化信号的转导。

（2）免疫受体酪氨酸抑制基序（ITIM）：其结构为…I/Vx YxxL…。ITIM 中供 SH2 识别的 YxxL 虽然可以与 ITAM 中的 YxxL/V 相同，但其酪氨酸残基一侧相隔一个任意氨基酸之后必须是异亮氨酸（L）或缬氨酸（V）等疏水性氨基酸。ITIM 主要能招募蛋白酪氨酸磷酸酶（PTP）并活化，活化的 PTP 能使蛋白分子上磷酸化酪氨酸残基发生脱磷酸化而失活。

配体与受体结合，通过受体胞内段带有的 ITIM 或者与其胞内段相关联蛋白所含的 ITIM，招募带有 SH2 结构域的 PTP，并使其活化。活化的 PTP 能使蛋白分子（包括 ITAM）中的磷酸化酪氨酸残基上的磷酸根去除（脱磷酸化）而失活。这样，由 PTK 参与的激活信号转导通路即被截断。

T 细胞活化信号的转导途径如下：

（1）T 细胞第一活化信号转导途径：T 细胞的 TCR-CD3 复合体和 CD4/CD8 分别与抗原肽-MHC 复合物结合，获得第一活化信号。TCR 是由多肽链组成的跨膜蛋白复合体，胞外部分可识别抗原肽和 MHC 分子，但其胞内部分较短，须借助 CD3、CD4/CD8 分子的辅

助，才能将胞外刺激信号传至胞内，使转录因子活化，转位到核内活化相关基因。（见图 10－3）

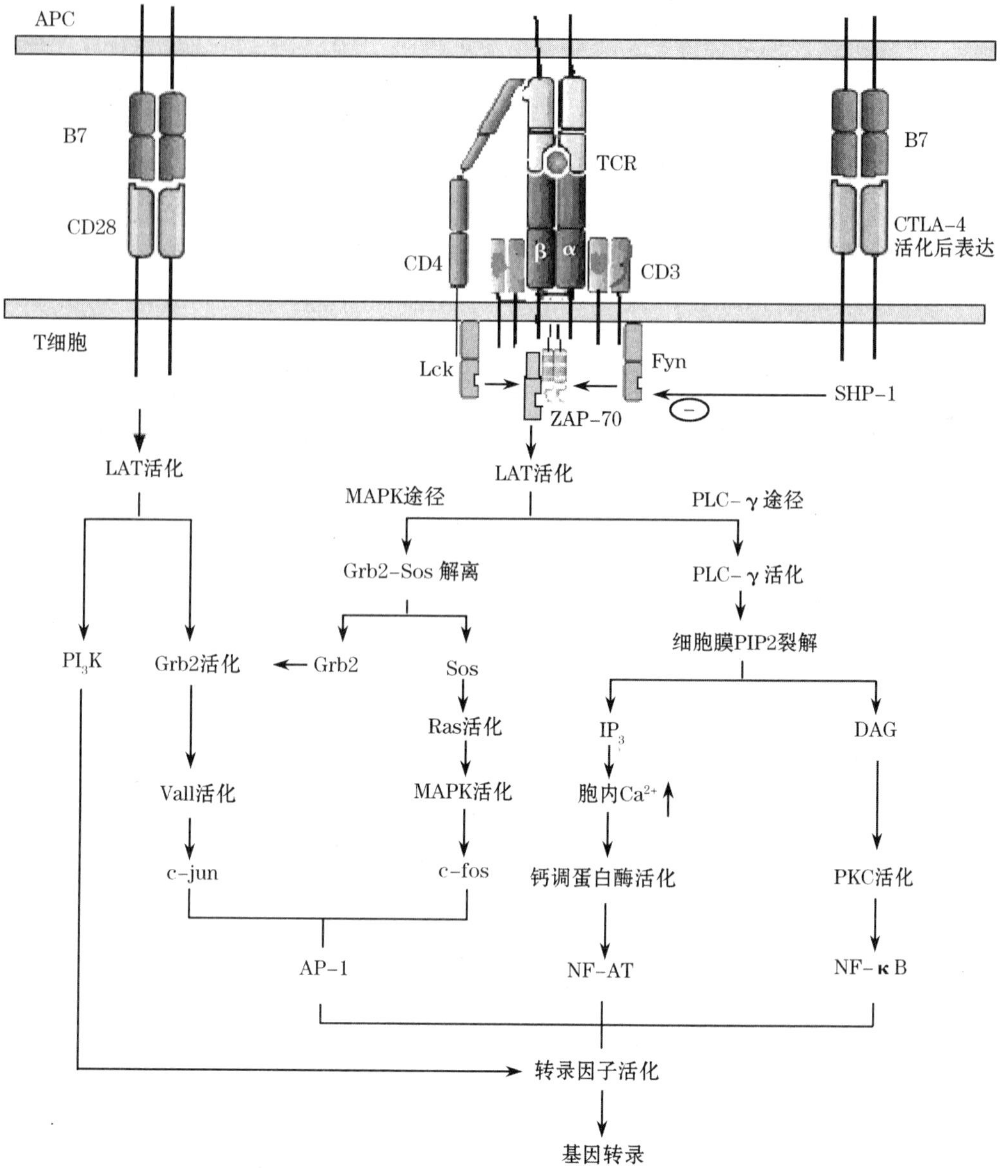

图 10－3　T 细胞活化信号的转导途径

TCR 与抗原肽－MHC 复合物结合，使均匀分布于细胞表面的 TCR 构象和位置发生改变，受体发生交联，使与 TCR 相关的膜蛋白如 CD3、CD4/CD8 分子的胞内部分尾部聚集，分别激活与其偶联的不同家族蛋白酪氨酸激酶（protein tyrosine kinase，PTK），促使带有酪氨酸的蛋白发生磷酸化而活化。CD3 的 ζ 链与 PTK 家族的 $p59^{fyn}$ 相连，TCR 与抗原肽－MHC 复合物结合后，通过 $p59^{fyn}$ 使免疫受体酪氨酸活化基序（ITAM）发生磷酸化，与存在于胞浆内含有 SH2（Src homology 2）结构域的 ZAP－70 分子结合。CD4/CD8 与 PTK 家族的 $p56^{Lck}$ 相连，CD4/CD8 与 MHC 分子结合后，通过 $p56^{Lck}$ 促使 ZAP－70 发生磷酸化而活化，活化的 ZAP－70 使接头蛋白（LAT、SLP－76）磷酸化。之后主要通过两条途径，使转录因子活化。

1）PLC－γ 活化途径：由 ZAP－70 活化的接头蛋白（LAT、SLP－76）与含有 SH2 结构域的磷脂酶 C－γ（phospholipase C－γ，PLC－γ）结合，并使之活化。活化的 PLC－γ 裂解细胞膜上的磷酸酰肌醇二磷酸（phosphatidyliositol bisphosphate，PIP_2），产生三磷酸肌醇（IP_3）和甘油二酯（DAG）。开通两个信号转导途径：①IP_3 开放胞膜离子通道，使 Ca^{2+} 内流，并开放胞内钙储备，释放 Ca^{2+}，使胞浆内 Ca^{2+} 浓度升高，钙调蛋白酶活化，促使转录因子 NF－AT（nuclear factor of activated T cell）脱磷酸而被激活，并由胞浆转位到核内；②DAG 在胞膜内面结合并活化蛋白激酶 C（protein kinase C，PKC），活化的 PKC 使 IκB 与 NF－κB 解离，转录因子 NF－κB 转位至核内。

2）MAPK 活化途径：由 ZAP－70 活化的 LAT，可使生长因子生长结合蛋白－2（Grb－2）和鸟苷酸置换因子（Sos）解离，在 Sos 作用下，激活 Ras，Ras 一旦活化，即可启动丝裂原激活的蛋白激酶（mitogen activateg protein kinase，MAPK）的级联反应。激活 MAPK，进入细胞核内，使底物发生磷酸化而活化（见图 10－3）。AP－1（由 c－fos 和 c－jun 组成）是该途径的重要转录因子，可促使许多细胞生长相关基因表达。该途径主要促使 c－fos 的表达。而第二活化信号转导途径则能促使 c－jun 表达。

（2）T 细胞第二活化信号转导途径：T 细胞协同刺激分子受体如 CD28 与 B7 结合，也通过两条途径活化转录因子。①作用于第一活化信号转导 MAPK 途径解离的 Grb－2，使 val1 活化，最终活化转录因子；②通过 PI_3K 活化转录因子（见图 10－3）。

另外 T 细胞活化后，CD28 与 B7 结合，可诱导自身 CTLA－4 分子表达。CTLA－4 与 B7 结合，活化 SHP－1 等抑制性磷酸酶，使 CD3 分子内 ITAM 的磷酸化酪氨酸残基脱磷酸根，从而产生负调节信号，抑制 T 细胞持续活化。

基因调控区含有多个转录因子结合位点，使基因表达受多个转录因子（如 NF－AT、NF－κB、AP－1）的共同调控。转录因子的多条活化途径之间相辅相成、相互制约，使 T 细胞的活化有序而治。单纯第一活化信号转导，使转录因子处于低活化状态，不足于使静止细胞突破 G0 期阈值，不能增殖；若没有第一活化信号转导，不能使 Grb－2 和 Sos 解离，CD28 则不能使通过 Grb－2 途径转导而活化转录因子；能促使多种细胞生长相关基因表达的转录因子AP－1，必须分别由第一活化信号和第二活化信号的 MAPK 途径，才能完全表达 c－fos 和 c－jun 而活化。因此，T 细胞必须分别通过第一活化信号和第二活化信号转导途径的共同作用，才能完成活化。若仅有第一活化信号刺激，而缺乏第二活化信号，则使细胞处于无能状态；仅有第二活化信号刺激，而缺乏第一活化信号，则第二活化信号不能转导，也不能活化。

（二）B 细胞对抗原的识别及活化

1. B 细胞 BCR 对抗原的识别：BCR 对抗原的识别与 TCR 有显著不同（见表 10－1）。①BCR 可以直接特异性识别完整抗原分子表面的 B 细胞表位，不需 APC 加工处理抗原，也不识别 MHC 分子，故不受 MHC 限制；②抗原分子与 C3d 非特异性结合形成的抗原 - C3d 复合物，分别与 B 细胞表达的 BCR 和 CD19 - CD21 - CD81 - CD225 共受体结合，能促进 BCR 信号转导；③BCR 不仅能识别蛋白质抗原，还能识别多肽、核酸、多糖、脂类和小分子化学物质。

表 10 - 1　　T 细胞与 B 细胞抗原识别及其信号转导的区别

项目	T 细胞	B 细胞
抗原识别受体	TCR - CD3 复合体	BCR - Igα/Igβ 复合体
识别的抗原表位	T 细胞表位（APC 表面的抗原肽 - MHC 分子复合物）	B 细胞表位（存在于抗原分子表面或抗原 - C3d 复合物表面，不需 APC 提呈）
识别抗原特点	TCR 须同时识别抗原肽和 MHC 分子多态区，受 MHC 限制	BCR 直接识别抗原分子表面的 B 细胞表位，不受 MHC 限制
抗原分子特点	主要识别蛋白质、多肽抗原	可识别各种抗原，如蛋白质、多肽、核酸、多糖、脂类和小分子化学物质
抗原识别受体的信号转导	TCR 识别抗原后，通过 CD3 转导活化信号	BCR 识别抗原后，通过 Igα/Igβ 转导活化信号
辅助抗原信号转导的受体	CD4/CD8 与抗原肽 - MHC 分子复合物中 MHC 分子结合，促进 TCR 信号转导	CD19 - CD21 - CD81 - CD225 共受体与抗原 - C3d 复合物中的 C3d 分子结合，促进 BCR 信号转导

2. B 细胞活化：B 细胞活化也需双信号刺激。

（1）B 细胞第一活化信号：B 细胞的 BCR - Igα/Igβ 复合体的 BCR 直接识别抗原分子表面的 B 细胞表位，获得第一活化信号。B 细胞表面 BCR 和 CD19 - CD21 - CD81 - CD225 共受体，分别识别抗原 - C3d 复合物中的 B 细胞表位和 C3d 分子，能极显著增强 BCR 活化信号的转导，使 B 细胞对抗原刺激的敏感性提高 100 ~ 1000 倍。

第一活化信号转导途径：

B 细胞的 BCR - Igα/Igβ 复合体识别抗原表位和/或 CD19 - CD21 - CD81 - CD225 共受体与抗原 - C3d 复合物结合，获得第一活化信号。BCR 是由多肽链组成的跨膜蛋白复合体，胞外部分可识别抗原分子表面的 B 细胞表位，但其胞内部分较短，须借助 Igα/Igβ、CD19 - CD21 - CD81 - CD225 共受体的辅助，才能将胞外刺激信号传至胞内，使转录因子活化，转位到核内活化相关基因。

BCR - Igα/Igβ 复合体的 Igα/Igβ 胞浆区有 ITAM 基序，BCR 与抗原分子表面的 B 细胞表位结合，使均匀分布于细胞表面的 BCR 构象和位置发生改变，受体发生交联，Igα/Igβ 的 ITAM 基序被磷酸化，继而激活 syk（类似于 TCR 信号转导中的 ZAP - 70）。然后通过 PLC - γ 活化途径和 MAPK 活化途径激活 AP - 1、NF - κB、NF - AT，转位到核内活化相关基因。（见图 10 - 4）

CD19 - CD21 - CD81 - CD225 共受体中的 CD21 与抗原 - C3d 复合物中 C3d 结合，使

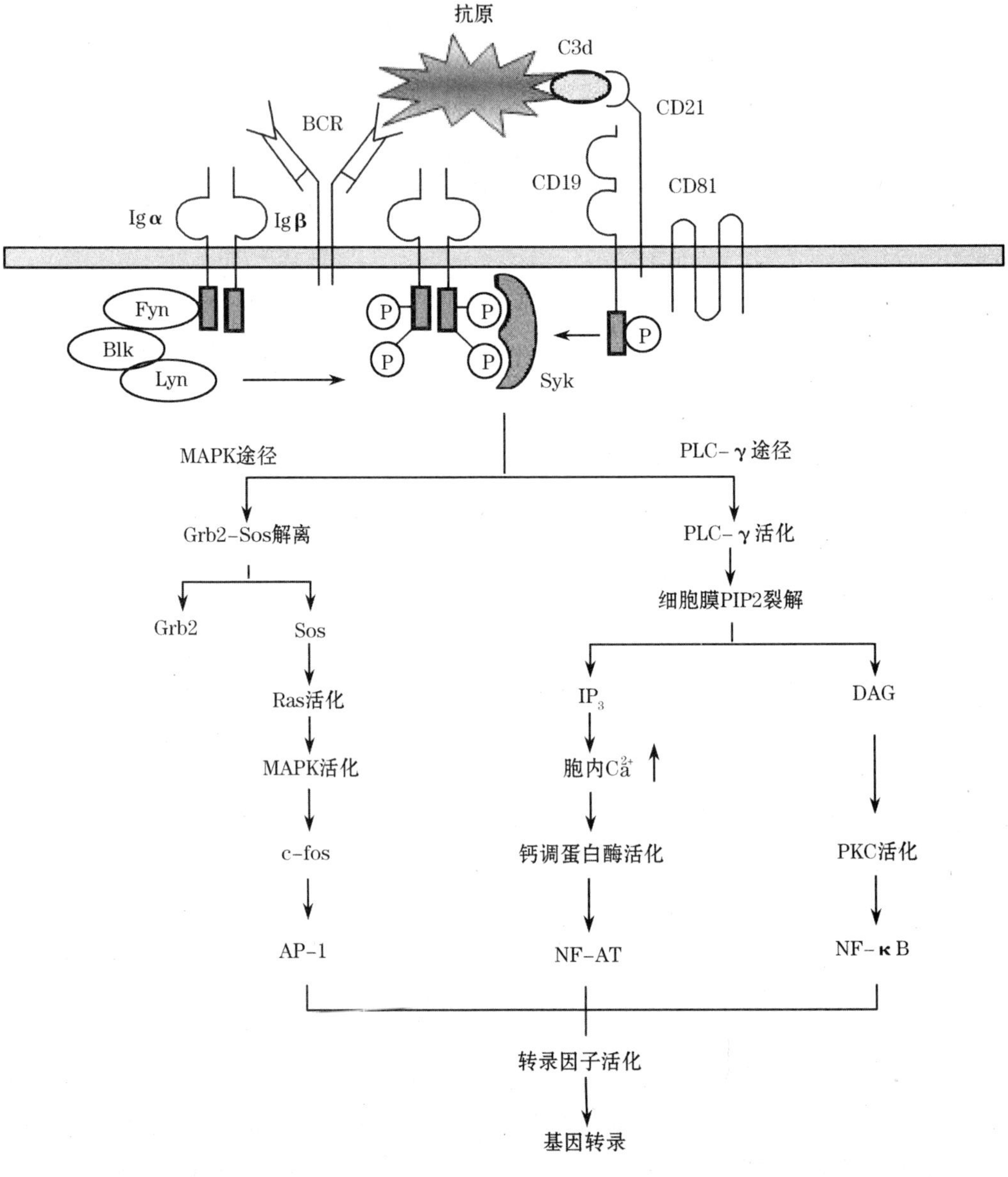

图 10－4　B 细胞活化信号转导途径

CD21 与 CD19 交联，CD19 是酪氨酸激酶的底物，能与包括 lyn 酪氨酸激酶在内的很多胞内蛋白相联，从而加强信号转导。通过 BCR 和 CD21 分别与抗原－C3d 复合物中的 B 细胞表位和 C3d 结合，使共受体与 BCR－Igα/Igβ 复合体交联，CD19 相连的酪氨酸激酶与 Igα/Igβ 相关的酪氨酸激酶发生磷酸化，能显著增强 BCR 活化信号的转导。

（2）B 细胞第二活化信号：B 细胞既是特异性抗原应答细胞，又是抗原提呈细胞。表面表达的协同刺激分子既是 B 细胞提呈抗原并向 T 细胞提供第二活化信号的分子，又是 B 细胞获得第二活化信号受体。B 细胞的协同刺激分子与活化 Th2 细胞表达的协同刺激分子受体结合，彼此促进活化。如 B 细胞的 CD40 与 Th2 细胞的 CD40L 互为配体，二者结合后，促进彼此活化；B 细胞接受抗原刺激后表达 CD27 与 Th2 细胞表达的 CD70 互为配体，T 细胞经 CD27 - CD70 途径，促进 B 细胞分化成能合成并分泌抗体的浆细胞。

（3）B 细胞活化的抑制

B 细胞表达的 CD32（FcγRⅡ）的胞内段有 ITIM。BCR 和 FcγRⅡ分别与抗原抗体复合物中的 B 细胞表位和 IgG Fc 段结合，导致 BCR 与 FcγRⅡ集聚，ITIM 中磷酸化的酪氨酸募集蛋白质酪氨酸磷酸酶 SHP - 1，使 Igα/Igβ 胞内段的 ITAM 中的酪氨酸去磷酸化，抑制 BCR 的信号的转导，从而抑制 B 细胞的活化和产生抗体。

三、特异性免疫应答的启动及其应答趋向

抗原进入机体，抗原刺激外周成熟 T、B 细胞克隆活化，主要激发免疫应答；抗原刺激胸腺内 Tr 活化或刺激中枢正在发育的未成熟 T、B 细胞诱导克隆流产，主要诱导中枢免疫耐受。另外，在某些特殊情况下（如免疫抑制、活化信号转导障碍等），T/B 细胞受到抗原刺激不能活化导致克隆无能，继而诱发克隆凋亡，诱导外周免疫耐受。

（一）Th 细胞活化启动免疫应答

通常情况下，抗原初次刺激机体，通过 APC 将抗原信息提呈给初始 Th 细胞（Th0），Th0 细胞活化、增殖，分化成 Th1、Th2 或 Th3 细胞。Th0 的分化方向，与参与 APC 的类型和细胞因子有关。由 DC1、巨噬细胞发生的抗原提呈和 IL - 12 等作用，促使 Th0 向 Th1 分化；由 DC2、B 细胞发生的抗原提呈和 IL - 4 等作用，促使 Th0 向 Th2 分化。

Th0 细胞的分化方向决定着免疫应答类型。Th1 细胞合成并分泌 IL - 2、INF - γ、TNF - β等细胞因子，主要介导细胞免疫应答；Th2 细胞通过分泌 IL - 4、IL - 5、IL - 10 等细胞因子，主要介导体液免疫应答；Th3 细胞分泌 TGF - β，对免疫应答起负反馈调节作用，抑制免疫应答（见图 10 - 5）。在 Th1、Th2 和 Th3 细胞的活化过程中可分化成记忆细胞，抗原再次刺激时，产生再次应答。

1. 细胞免疫应答的启动：主要通过 DC1 或 MΦ 的 MHC - Ⅱ类分子提呈途径，提呈抗原给 $CD4^+$Th0，使 Th0 细胞分化为 Th1，启动迟发型超敏反应；通过交叉提呈途径，分别将抗原提呈给 $CD4^+$Th0 和 $CD8^+$T 细胞，Th0 细胞分化为 Th1，$CD8^+$T 细胞须在 Th1 细胞分泌的 IL - 2 作用下活化，启动细胞免疫应答（详见后述）。

2. 体液免疫应答的启动：主要通过 DC2 和 B 细胞的 MHC - Ⅱ类分子提呈途径，提呈抗原给 $CD4^+$Th0，使 Th0 细胞分化为 Th2；B 细胞通过 BCR 特异性摄取抗原，并通过内化作用处理抗原，并以抗原肽 - MHC - Ⅱ类分子复合物形式表达于表面，与相应 Th2 结合，使 B 细胞活化，启动体液免疫应答。

（二）Tr 细胞活化诱导免疫耐受

抗原刺激胸腺内 Tr 细胞，并使其活化，Tr 细胞活化后成为效应 Tr 细胞，在胸腺内主要

通过与抗原特异性 CD4$^+$T 细胞（Th）直接接触和分泌 TGF－β、IL－10、IL－35 等细胞因子，抑制其克隆增殖活性，引发克隆清除，诱导免疫耐受；Tr 细胞也可迁移至外周，对诱导和维持免疫耐受具有重要意义（图 10－5）。

在胸腺接受抗原刺激后的效应 Tr 细胞，在外周维持免疫耐受具有重要作用：①下调 APC 的 MHC－Ⅱ分子和协同刺激分子（如 B7.1 和 B7.2）表达，从而抑制抗原递呈作用，使 Th 细胞得不到足以活化的信号；②下调免疫细胞 IL－2Rα 链的表达，抑制特异性免疫细胞活化和增殖，抑制免疫应答。

在某些特殊情况下，外周的 T、B 细胞接受抗原刺激，若由于各种原因，不能活化，则引发克隆无能，继而诱发克隆凋亡，也可诱导免疫耐受：①T/B 细胞仅获得第一活化信号，而缺乏第二活化信号刺激的情况下，导致克隆无能；②T/B 细胞的细胞因子受体（如 IL－2R）下调，得不到活化性细胞因子刺激，导致克隆无能；③T/B 细胞活化信号转导障碍，导致克隆无能；④T/B 细胞功能被抑制时，即使得到活化信号也不能被活化，导致克隆无能；⑤抗原的过高剂量刺激诱导 T/B 细胞凋亡，过低剂量刺激，不足诱导 T/B 细胞活化。以上因素均可引发克隆无能，触发克隆凋亡，诱导免疫耐受。

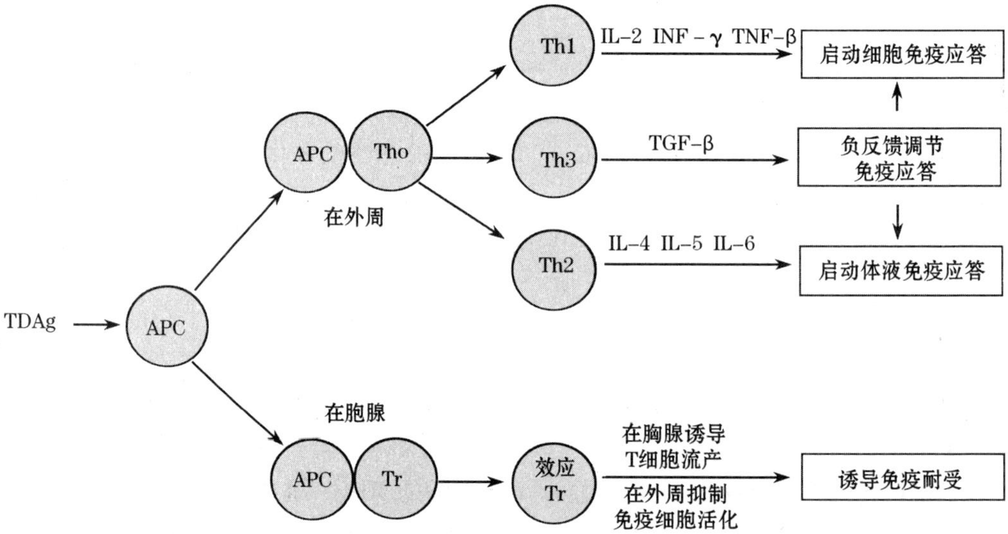

图 10－5　Th 或 Tr 细胞活化及其启动免疫应答的趋向

第二节　免疫应答

这里所说的免疫应答，是指机体接受抗原刺激后所产生的对抗原特异性清除的正免疫应答。依据介导免疫应答的免疫活性细胞类型和最终产生效应的物质不同，将其分为 T 细胞介导的细胞免疫应答和 B 细胞介导的体液免疫应答。前者主要通过 Th1、CTL 细胞或巨噬细胞产生最终效应，故称细胞免疫应答；后者则是通过 B 细胞分泌的体液性抗体产生效应，故称体液免疫应答。依据同一抗原刺激的先后，将免疫应答分为初次应答和再次应答。机体初次接受抗原刺激发生初次应答，再次接受相同抗原刺激可产生再次应答。

一、T 细胞介导的细胞免疫应答

T 细胞介导的细胞免疫应答，通常由 TDAg 引起，在多种免疫细胞相互作用下完成。此过程主要有 APC、$CD4^+$ Th1、$CD8^+$ CTL 细胞和巨噬细胞等参与，最终主要通过 Th1、CTL 细胞和巨噬细胞产生效应（见图 10－6）。

T 细胞介导的细胞免疫应答的发生，有外源性抗原和内源性抗原（自身靶细胞抗原）之别。外源性抗原被 APC 识别吞入、加工处理，经 MHC－Ⅱ类分子提呈途径，将抗原提呈给 $CD4^+$ Th0 细胞，使其分化成 Th1 细胞，由 Th1 细胞介导迟发型超敏反应和辅助 CTL 细胞活化；外源性抗原也可经交叉提呈途径（MHC－Ⅱ类分子和 MHC－Ⅰ类分子提呈途径），分别提呈给 $CD4^+$ Th 细胞和 $CD8^+$ T 细胞，$CD8^+$ T 细胞在 Th1 细胞分泌的 IL－2 作用下活化。内源性抗原（自身靶细胞抗原）在自身细胞内将抗原加工处理，经 MHC－Ⅰ类分子提呈途径，提呈给已活化的效应 $CD8^+$ CTL 细胞，由 CTL 细胞介导特异性细胞毒效应。

（一）Th1 细胞介导的迟发型超敏反应

外源性 TDAg 初次刺激机体，主要通过 DC1 将抗原信息提呈给初始 Th 细胞（Th0），Th0 细胞活化、分化成效应 Th1 细胞。通过直接接触和分泌多种细胞因子（IL－2、IFN－γ、TNF 等），作用于巨噬细胞、淋巴细胞等，引起局部发生以巨噬细胞和淋巴细胞浸润为主，同时伴有局部组织变性、坏死的迟发型超敏反应，此时 Th1 又称迟发型超敏反应性 T 细胞（T_{DTH}细胞）。

1. Th1 细胞对巨噬细胞的作用：活化的 Th1 通过 IFN－γ 等巨噬细胞活化因子及 CD40L 与 CD40 结合，激活巨噬细胞，提高巨噬细胞的抗原提呈作用和杀伤能力；通过 IL－3、GM－CSF 促进骨髓造血干细胞分化为巨噬细胞；通过 TNF－α、LTα 和 MCP－1 等诱导血管内皮细胞高表达黏附分子，促进巨噬细胞和淋巴细胞黏附于血管内皮，进而穿过血管壁，并通过趋化运动被招募到反应灶，由巨噬细胞吞噬清除抗原或对靶细胞产生细胞毒效应。

2. Th1 细胞对淋巴细胞的作用：通过 IL－2 促进 Th1 和 CTL 增殖，放大免疫效应。

自身靶细胞由于对机体出现抗原性，也可被 APC 识别吞入、加工处理，经 MHC－Ⅱ类分子提呈途径，将抗原提呈给 Th0 细胞，分化成 Th1 细胞介导迟发型超敏反应；经交叉提呈途径，分别提呈给 $CD4^+$ Th 细胞和 $CD8^+$ T 细胞，使 $CD8^+$ T 细胞活化；也可使 Th0 分化成 Th2，产生体液免疫应答。

（二）CTL 细胞介导的特异性细胞毒效应

自身靶细胞由于表达了与自身成分不同的抗原，则被 APC 识别吞入，并加工处理。通过交叉抗原提呈途径，将抗原肽－MHC－Ⅱ类分子复合物和抗原肽－MHC－Ⅰ类分子复合物同时表达于表面。分别供 $CD4^+$ Th0 细胞和 $CD8^+$ T 细胞识别，为其提供第一活化信号；并通过 APC 表达的协同刺激分子获得第二活化信号，Th0 细胞分化成 Th1，$CD8^+$ CTL 细胞在获得双信号的基础上，并在 Th1 分泌的 IL－2 参与下活化。$CD8^+$ CTL 细胞活化可能存在着 APC、Th1 和 $CD8^+$ CTL 相互结合的共刺激机制。

CTL 细胞活化后，在外周淋巴组织内分化成效应 CTL 细胞，在趋化性细胞因子作用下，离开淋巴组织向反应灶聚集。自身靶细胞的抗原成分在胞浆内被蛋白酶降解，经 MHC－Ⅰ类分子提呈途径，以抗原肽－MHC－Ⅰ类分子复合物形式表达于靶细胞表面。效应 CTL 的 TCR 和 CD8 分子与靶细胞表面的抗原肽－MHC－Ⅰ类分子复合物结合，在细胞接触部位形成紧密、狭小的空间，通过两条途径杀伤靶细胞：①通过活化 CTL 细胞分泌非特异性效应分子如穿孔素与颗粒酶，选择性地杀伤与其紧密接触的靶细胞；②通过活化 CTL 表面高表达的 FasL 与靶细胞 Fas 结合，诱导靶细胞凋亡（其机制详见第七章第二节）。

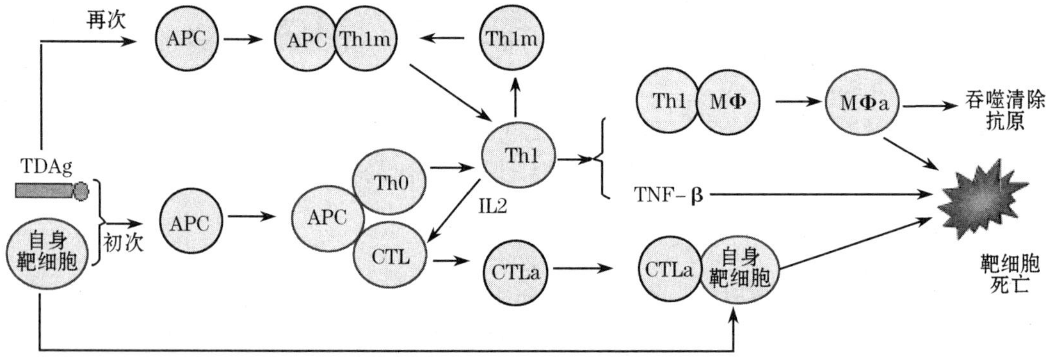

图 10－6　T 细胞介导的细胞免疫应答

效应 $CD8^+$ CTL 细胞对靶细胞的杀伤效应具有如下特点：①具有抗原特异性，且受 MHC－Ⅰ类分子限制。因此，$CD8^+$ CTL 细胞只杀伤自身靶细胞，如自身肿瘤细胞和被胞内微生物感染的自身细胞；②CTL 细胞杀伤靶细胞后本身不受损伤，可连续杀伤靶细胞，故其杀伤效率高。

二、B 细胞介导的体液免疫应答

B 细胞介导的体液免疫应答，是指在抗原刺激下 B 细胞活化、增殖、分化为浆细胞，合成并分泌抗体，通过抗体发挥免疫作用的应答过程。

B 细胞识别的抗原有 TDAg 和 TIAg，这两类抗原刺激机体产生体液免疫应答的机制不同。B 细胞对 TDAg 的应答需要 Th2 细胞参与，而对 TIAg 的应答则不需要 Th2 细胞参与。

（一）TDAg 刺激的体液免疫应答

TDAg 初次刺激机体，主要由 DC2 细胞摄取、处理、提呈抗原给 Th0 细胞，使其分化成 Th2，启动体液免疫应答。

B 细胞的 BCR 与抗原表位特异性结合后，通过 Igα/Igβ 传递第一活化信号。并通过内化作用对抗原进行加工处理，将抗原肽－MHC－Ⅱ类分子复合物表达于表面。B 细胞表面的抗原肽－MHC－Ⅱ类分子复合物与Th2细胞的TCR和CD4分子结合，同时通过B细胞表达的协同刺激分子与Th2细胞表面相应受体（如CD40与CD40L、B7与CD28等）结合获得第二活化信号，使B细胞活化。在Th2细胞表达的CD70与B细胞接受抗原刺激后表达CD27相互作用下，促进B细胞分化成浆细胞，合成并分泌IgM。在此活化过程中，Th2和B细胞可分化成记忆细胞。记忆性B细胞，经过淋巴再循环返回骨髓。抗原再次刺激时，主要在骨髓发生再次应答。

TDAg再次刺激机体，可通过记忆性B细胞与抗原结合，并通过内化作用将抗原肽－MHC－Ⅱ类分子复合物表达于表面，提呈给记忆Th2细胞，并通过彼此提供的协同刺激分子或相应受体，诱导彼此活化。在Th2细胞分泌的IL－4、IL－5、IL－6等细胞因子作用下诱导浆细胞发生Ig类别转换，IL－4促进向IgG1和IgE、IL－5促进向IgA转换，另外Th1细胞分泌的IFN－γ促进向IgG2和IgG3转换（见图10－7），产生IgG、IgA或IgE等各类抗体。

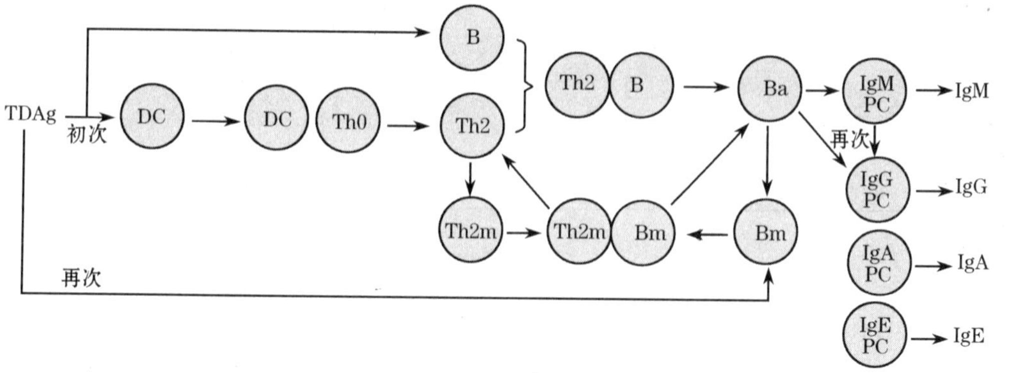

图10－7　TDAg刺激的体液免疫应答

抗体与相应抗原特异性结合，可以产生中和毒素、中和病毒感染作用；IgM、IgG与抗原结合，激活补体系统产生溶细胞效应和清除抗原抗体复合物作用；IgG与抗原结合后，通过Fc段与单核－巨噬细胞、中性粒细胞的FcγR结合产生免疫调理作用和ADCC效应等（详见第三章第五节）。

（二）TIAg刺激的体液免疫应答

TIAg（如某些细菌多糖、多聚蛋白质及脂多糖等）无需Th2细胞辅助，可直接刺激B细胞活化、分化成浆细胞，合成分泌IgM。TIAg可分成TIAg－1型和TIAg－2型，它们直接激活B细胞的机制不同。

1. TIAg－1型诱导的B细胞应答： TIAg－1型又称B细胞丝裂原样抗原。其结构特点是抗原分子中既有B细胞表位，又有丝裂原样结构。TIAg－1型的B细胞表位与相应B细胞的BCR结合，丝裂原样结构与B细胞的有丝分裂原受体结合，前者选择针对抗原的B细胞克隆，后者直接刺激B细胞活化、增殖，分化成浆细胞，合成分泌IgM。

低浓度的TIAg－1型可以选择相应B细胞克隆，并使其活化，产生针对抗原的特异性抗体。高浓度的TIAg－1型，可以通过丝裂原样结构诱导多克隆B细胞活化、增殖和分化，还可产生与该抗原无关的抗体。

2. TIAg－2 型诱导的 B 细胞应答：TIAg－2 型的结构特征为抗原分子中含有高度重复的相同 B 细胞表位，如荚膜多糖抗原等。这样抗原分子的多个相同表位同时与 B 细胞表面的多个 BCR 结合，引起广泛的受体交联，可以直接激活 B 细胞并产生相应 IgM。

TIAg 没有 Th2 细胞参与，不足以诱导 Ig 类别转换和形成记忆 B 细胞。因此，TIAg 刺激只产生 IgM，也没有初次应答和再次应答之分。

三、免疫应答的产生规律

除 TIAg 不诱导再次应答外，无论是细胞免疫应答还是体液免疫应答均有初次应答和再次应答之分。二者的区别见表 10－3

表 10－3　初次免疫应答与再次免疫应答的比较

项目	初次免疫应答	再次免疫应答
抗原需要量	较多	较少
潜伏期	长（5～10 天）	短（2～5 天）
维持时间	短（几天～几周）	长（几月～几年）
作用强度	较弱	强大
Ig 类别	IgM 为主	IgG（为主）、IgA、IgE

第三节　免疫耐受

免疫耐受（immunological tolerance）是指在某些特殊条件下，抗原进入机体所诱导的对该抗原的特异性免疫无反应性。把引起免疫耐受的抗原称为耐受原（tolerogen）。

免疫耐受是由抗原诱导的特异性免疫无反应性，它与免疫盲区、免疫隔离、免疫忽视和免疫抑制等都是对抗原的无应答或低应答，但其发生机制和最终结果却存在着显著的不同。免疫盲区是指 T、B 细胞在中枢器官发育过程中，胚基随机重排时未能形成针对某种抗原表位的 TCR 或 BCR，从而对特定抗原表位不反应，也可称为“天然耐受”；免疫隔离是抗原性物质存在于机体特定部位，由于生理屏障结构引起免疫隔离，而对其不发生免疫应答；免疫忽视是免疫系统对低水平抗原或低亲和力抗原不发生免疫应答的现象；免疫抑制则是由于某种原因（如免疫抑制剂作用）抑制了免疫细胞，对多种抗原的低应答或无应答。

一、诱导免疫耐受形成的条件

抗原进入机体，通常情况下主要刺激机体产生免疫应答，在某些特殊情况下才可诱导免疫耐受。

（一）机体因素

1. 免疫系统发育不成熟时，接受抗原刺激易形成免疫耐受：抗原进入机体刺激发生免疫应答的应答趋向与免疫细胞的成熟程度有关。一般情况下，在免疫细胞成熟时接受抗原刺激易产生免疫应答，而在免疫细胞不成熟时则易形成免疫耐受。许多实验证实，在免疫系统发育不成熟的胚胎期或某些动物的新生期（如鼠类）接受抗原刺激可以诱导免疫耐受。

1945年Owen观察到的异卵双胎小牛，由于胎盘血管相互融合，血液自由交流，出生后，两头小牛体内均存在两种不同血型的红细胞，构成红细胞镶嵌体（chimeras）。并且将一头小牛的皮肤移植给其孪生小牛，也不产生排斥。但不能接受其他无关小牛的皮肤移植。Medawar等将CBA（$H-2^K$）系小鼠的骨髓接种给新生期A系小鼠，待其8周龄时，再移植CBA系皮肤，能长期存活而不被排斥。揭示了机体的免疫细胞处于不成熟的早期阶段，接受抗原刺激可以诱导免疫耐受的现象。

另外，有许多实验表明：给成年动物胸腺内注射抗原也可以诱导相应的免疫耐受，这可能是因为抗原刺激胸腺内Tr细胞活化和未成熟T细胞克隆流产所致。

2. 机体免疫功能被抑制时，接受抗原刺激可以形成免疫耐受：在给成年动物进行同种异体器官移植时，如果同时或预先注射免疫抑制剂（如环磷酰胺等），即使在移植后不用免疫抑制剂，移植物的存活也会得到显著延长，亦即诱导了一定程度的免疫耐受。

3. 动物种属与品系的遗传差异：不同种属动物对抗原的免疫应答存在着一定差异。各种动物在胚胎期接受抗原刺激均能形成免疫耐受。鼠类动物（如仓鼠、大鼠、小鼠等）在新生期也可诱导免疫耐受；有蹄类动物（如牛、马等）在新生期则很难诱导免疫耐受。同种动物不同个体间也存在着差异。实验证实：不同品系小鼠对抗原免疫耐受的诱导与维持存在着显著不同。例如：好发自身免疫病品系的小鼠（NZB×NZW）F1鼠较难于诱导耐受，即使诱导了耐受，耐受的维持时间也较短。

4. T细胞与B细胞诱导免疫耐受的差异：T细胞和B细胞对抗原诱导免疫耐受的条件及维持时间存在着显著不同。过低抗原剂量刺激易于诱导T细胞耐受，过高抗原剂量刺激易于诱导T细胞和B细胞同时耐受。一旦形成耐受，T细胞维持耐受的时间较长，可达数月；而B细胞的耐受维持时间较短，仅为几周。

（二）抗原因素

1. 抗原的性质：抗原的性质不同，刺激机体免疫应答的反应趋向也不同。一般来说，可溶性抗原比颗粒性抗原较易诱导耐受，在可溶性抗原中单体分子比多聚体分子更易诱导耐受。抗原分子量越小，耐受原性越强，相反则免疫原性越强。例如多聚鞭毛素（分子量10^4 kD）、单体鞭毛素（分子量40kD）及由单体鞭毛素提取的成分A（分子量18kD）三者的耐受原性依次递增，而免疫原性依次递减。

2. 抗原结构：抗原分子的某些结构通过刺激外周效应Tr或者活化Th细胞，决定着机体免疫应答的应答趋向。例如用鸡卵溶菌酶（HEL）注射诱导的$H-2^b$小鼠免疫耐受，证实HEL的N端氨基酸残基序列构成的表位能诱导Tr细胞活化，而其C端氨基酸残基序列构成的表位则诱导Th细胞活化。用天然HEL免疫，因Tr细胞活化而导致免疫耐受。如果去除HEL的N端的3个氨基酸，即去除了Tr细胞的识别表位，则使Th细胞活化产生免疫应答。

3. 抗原剂量：诱导免疫耐受的抗原剂量随抗原的种类、性质，以及接种动物的种属、品系、年龄和参与的免疫细胞不同有所差异。一般说来，抗原剂量越大所诱导的免疫耐受越完全和持久。但过低剂量的抗原刺激，也易诱导耐受，例如分别给小鼠注射低级量（10^{-8} M）和高剂量（10^{-5}M）的牛血清白蛋白（BSA）后，均诱导了免疫耐受，而注射中剂量（10^{-7}M）BSA 则引起了良好的免疫应答。抗原剂量过高，可诱导 T 细胞和 B 细胞同时耐受，称为高带耐受（high - zone tolerance）；抗原剂量过低，主要诱导 T 细胞耐受，称为低带耐受（low - zone tolerance）。

4. 抗原给入途径：一般地说，经静脉给入抗原较易诱导免疫耐受，腹腔次之，皮下和肌肉注射较难。但不同部位静脉注射引起的后果也不相同，例如人白蛋白（HGG）经颈静脉注入引起免疫应答，经肠系膜静脉注入引起免疫耐受。

经黏膜表面给入抗原，如口服抗原可刺激局部产生分泌型 IgA，引起局部黏膜免疫。但易诱导全身免疫耐受，把这种现象称为“耐受分离”（split tolerance）。例如小鼠的实验性变态反应性脑脊髓炎（EAE）膜型，是由 Th1 细胞和 CTL 细胞介导的对自身碱性髓鞘蛋白（MBP）的细胞免疫应答，致使靶细胞损伤。如果给其口服 MBP 则能缓解 EAE。也就是说，口服抗原在某些情况下，可以逆转免疫应答的应答趋向，诱发免疫耐受。这可能将对自身免疫性疾病的治疗具有重要指导性意义。

另外，最近有临床报道：在两种不同遗传背景的夫妻间进行组织器官移植，却出现了如同单卵双生兄弟姐妹间组织器官移植相近的不排斥现象。这可能是由于夫妻间长期密切接触，尤其是在性交过程中，通过生殖器黏膜，彼此抗原刺激，诱导了免疫耐受所致。这为临床组织器官异体移植领域提供了新的思路和途径。

二、免疫耐受的形成机制

根据免疫耐受发生的部位不同，将其分为中枢耐受（central tolerance）和外周耐受（peripheral tolerance）。中枢耐受是指在中枢免疫器官处于发育过程中的 T、B 细胞，遭遇抗原刺激后，所引起的免疫耐受；外周耐受则是指在某些特殊情况下抗原刺激外周 T、B 细胞，而形成的免疫耐受。二者发生的诱因及形成机制有所不同。

（一）中枢耐受

处于中枢免疫器官的抗原特异性 T、B 细胞接受抗原刺激，通常引起免疫耐受。其机制主要是：①抗原在胸腺诱导分化的 Tr 细胞活化；②抗原刺激处于发育阶段的不成熟 T 细胞引起克隆流产和不成熟 B 细胞 BCR 的受体修正及克隆流产。

1. 胸腺内诱导分化的 Tr 细胞活化：实验发现，在小鼠出生 3 ~ 5 天切除胸腺，可导致多种自身免疫病，但给其输注同系鼠 $CD4^+CD25^+$ Tr 细胞，可以防止此类疾病发生。表明在胸腺存在着一类能直接诱导分化的 $CD4^+CD25^+$ Tr 细胞。

在胸腺诱导分化的 Tr 细胞活化过程中，DC 发挥重要作用。DC 在外周摄取抗原或经抗原刺激后分化成熟，并在成熟过程中同时发生迁移，由外周组织进入胸腺。这样 DC 可以将外周抗原摄取、加工处理成抗原肽 - MHC - Ⅱ类分子复合物，并表达于表面而带入胸腺，胸腺 DC 将抗原肽 - MHC - Ⅱ类分子复合物提呈给 Tr 细胞，并使其活化。活化的 Tr 通过与

相应抗原特异性 $CD4^+CD25^-$ Th 细胞直接接触，释放抑制性细胞因子，抑制其增殖活性，导致克隆清除（clonal deletion）。这样清除了启动免疫应答关键性的抗原特异性 Th 细胞克隆，诱导相应免疫耐受。

Tr 细胞在胸腺活化后，成为效应 Tr 细胞迁移至外周，它占外周血 $CD4^+$ T 细胞的 5% ~ 10% 左右。对诱导和维持免疫耐受具有重要意义。

2. T 细胞克隆流产学说：在胸腺中处于发育阶段的不成熟 T 细胞（除 Tr 细胞外），接受抗原刺激，引发细胞程序性死亡，导致克隆流产。

$CD4^+$ T 细胞（主要为 $CD4^+$ Th 细胞）克隆流产：在诱导胸腺内 $CD4^+CD25^-$ Th 细胞克隆流产过程中，胸腺 DC 发挥了重要作用。胸腺 DC 主要经两种方式诱导针对自身抗原的 $CD4^+CD25^-$ Th 克隆流产。①胸腺内 DC 和 MΦ 高表达的自身抗原肽 - MHC - Ⅱ类分子复合物与 $CD4^+$ Th 细胞的 TCR 和 CD4 分子高亲和力结合，诱导针对自身抗原的 $CD4^+CD25^-$ Th 细胞克隆凋亡；②胸腺内诱导分化的 Tr 细胞，可通过与胸腺内发育中的相应抗原特异性 $CD4^+CD25^-$ Th 直接接触，引发克隆清除。经过这两种方式，基本上可以彻底清除针对自身抗原的 Th 细胞。

$CD8^+$ T 细胞的克隆流产：胸腺内不成熟 T 细胞的 TCR，与位于胸腺皮质和髓质处的基质细胞（包括 DC 和 MΦ）表达的自身抗原肽 - MHC - Ⅰ类分子复合物高亲和力结合，诱导针对自身抗原的 $CD8^+$ T 细胞克隆凋亡。当然，胸腺基质细胞不表达的自身抗原，也不能诱导相应 T 细胞克隆凋亡，发育成熟后进入外周。事实上，机体内也存在着少数针对自身抗原的 T 细胞。但这些自身抗原反应性 T 细胞进入外周后，通常不能活化。这可能与在胸腺内由自身抗原诱导活化的 Tr 细胞进入外周和针对自身抗原的 Th 细胞在胸腺彻底清除有关。

3. B 细胞 BCR 受体修正机制及克隆流产：在骨髓（或法氏囊）内处于发育阶段的 B 细胞，发育至表达功能性 BCR 阶段，BCR 与骨髓（或法氏囊）微环境中出现的自身抗原结合，则特异性阻滞 B 细胞发育，触发受体修正机制，导致 BCR 重编，改变 BCR 识别特异性。重编成功则继续发育至成熟，若重编不成功，则引发细胞程序性死亡，导致克隆清除。

当然，若外来抗原通过某种机制进入中枢免疫器官，刺激处于上述发育阶段的 T 细胞或 B 细胞时，也能诱导中枢耐受。①DC 在外周摄取外来抗原或经抗原刺激后分化成熟，并在成熟过程中同时发生迁移，由外周组织进入胸腺。通过 DC 表达的抗原肽 - MHC Ⅱ类分子复合物，诱导胸腺内 Tr 细胞活化和其他相应 T 细胞克隆凋亡，诱导 T 细胞中枢耐受；②抗原性异物经血流进入骨髓，与处于发育阶段的 B 细胞 BCR 结合，诱导 BCR 受体修正，改变 BCR 识别特异性，诱导 B 细胞中枢耐受。

（二）外周耐受

处于外周免疫器官成熟的抗原特异性 T、B 细胞接受抗原刺激，通常激发免疫应答，只有在某些特殊情况下诱导免疫耐受。其机制主要涉及抗原在外周诱导克隆无能，克隆无能细胞容易引发细胞程序性死亡，导致克隆消除，诱导外周免疫耐受。

1. 抗原的过低或过高剂量刺激：抗原剂量过低，使 APC 表面表达的抗原肽 - MHC 分子复合物过少（APC 表面必须有 10 ~ 100 个相同的抗原肽 - MHC 分子复合物与 T 细胞表面相应数目的 TCR 结合后，才能活化），不能使 T 细胞活化，而呈克隆无能状态。抗原剂量过高，则易于诱导应答细胞凋亡。

2. 免疫细胞活化信号转导障碍：在 APC 与 T 细胞相互作用时，若 T 细胞信号转导发生障碍，则使其不能活化而成为克隆无能细胞。如果活化信号表达不足或缺失，或者负活化信号分子表达较高，接受抗原刺激也不能被活化，而成为克隆无能。

3. 激活性细胞因子缺乏和免疫细胞相应受体表达下调：如 IL－2 能促进免疫细胞活化、增殖。含有 IL－2 受体的细胞有 $CD4^+$ T 细胞、$CD8^+$ T 细胞、NK 细胞和活化 B 细胞等，如果 IL－2 分泌不足或者靶细胞 IL－2 受体表达下调，都会影响这些免疫细胞的活化和增殖。免疫活性细胞接受抗原刺激后，如果得不到 IL－2 等细胞因子足够刺激，也会发生克隆无能。

4. 免疫细胞功能被抑制：免疫细胞功能被抑制时，接受抗原刺激，免疫细胞不能被活化，而诱导克隆无能。

三、免疫耐受的意义

免疫耐受与临床疾病的发生、发展及转归密切相关。可通过诱导和维持免疫耐受来防治同种异体组织器官移植排斥反应、自身免疫性疾病或超敏反应性疾病等。而肿瘤患者和缺乏特异性免疫应答的病原体携带者，则需要打破相应免疫耐受，激发免疫应答。

（一）诱导免疫耐受

1. 诱导对移植组织器官抗原的免疫耐受，克服移植排斥反应：①在移植前，给受者大剂量静脉输注供者血液或可溶性 HLA 分子，诱导免疫耐受；②在移植前，大剂量静脉输注供者有核细胞或可溶性 HLA 分子的同时给予免疫抑制剂治疗，加强免疫耐受的诱导；③在移植前，给受者胸腺内注射供者的有核细胞或可溶性 HLA 分子，同时应用免疫抑制剂，诱导中枢耐受和外周耐受。可望使移植物长期存活而不被排斥。

2. 重建自身抗原的免疫耐受，治疗自身免疫性疾病：实验表明，经黏膜给予抗原，可以产生 SIgA，引起局部黏膜免疫，但可以诱导全身免疫耐受。这为治疗或控制自身免疫性疾病提供了指导性研究方向。

3. 建立免疫耐受动物人瘤异种移植模型：给新生 24 小时之内的叙利亚仓鼠腹腔内接种人胃癌 BGC－823 细胞株，诱导对移植瘤的免疫耐受，致使动物终身荷瘤而不被排斥。这种模型，由于动物仅是对移植瘤的特异性免疫无反应，与肿瘤患者仅对自身肿瘤免疫反应低下或缺如的体内环境基本相近，是一种比较理想的人瘤异种移植模型。

（二）打破免疫耐受

1. 打破患者对自身肿瘤的免疫耐受激活自身抗瘤免疫：肿瘤患者普遍存在着对自身肿瘤免疫反应低下或缺如的情况。如果打破这种耐受，就可能激活自身抗瘤免疫。如将肿瘤细胞经体外处理使其抗原性改变或经基因克隆肿瘤特异性抗原和肿瘤相关抗原，制成自身肿瘤抗原疫苗，回注给肿瘤患者，激发抗瘤免疫。其机制是通过改变抗原结构，绕过原有耐受性 Th 细胞，重新激活新的 Th 细胞，从而打破原有的免疫耐受，激发抗瘤免疫。

2. 打破机体对某些病原体的免疫耐受，解除带菌状态：乙肝病毒（HBV）携带者，是患者对 HBV 的免疫耐受，使其 HBV 转阴极其困难，即使经治疗转阴后，还会再次感染而转阳。如果能打破对 HBV 的免疫耐受，将有可能清除 HBV，且不易被再感染。临床上有通过给其注射乙肝疫苗，激活乙肝免疫，而使 HBV 长期转阴的报道。

第四节　特异性免疫应答的维持与终止

抗原持续存在是维持机体免疫应答和免疫耐受的必要因素。一旦体内抗原消失，免疫应答或免疫耐受也将逐渐消退。这与抗原的免疫原性、刺激强度和刺激次数以及所诱导产生的记忆性 T、B 细胞的存活时间有关。甚至还受无关抗原刺激的影响，无关抗原刺激在针对该抗原的 T、B 细胞活化过程中，产生的细胞因子刺激邻近无关的记忆性 T、B 细胞，可使之短暂活化，可能会延长其记忆性 T、B 细胞的存活时间。

在某些情况下，人们希望延长免疫应答或免疫耐受的反应时间。如接种疫苗后的免疫力维持、用耐受原诱导免疫耐受的维持等。可以采用以下几种方式延长免疫应答或免疫耐受：①接种分解缓慢的抗原，使其在体内保留较长时间；②经一定时间间隔重复注射同一抗原；③接种有生命的抗原，使其在体内繁殖，较长时间在体内存在。

在某些情况下，人们希望终止免疫应答或免疫耐受。例如终止对自身抗原的免疫应答治疗自身免疫性疾病；终止对肿瘤的免疫耐受，激发抗瘤免疫等。可以探讨通过黏膜给入自身抗原，诱导“耐受分离”，在全身诱导对自身抗原的免疫耐受，终止其免疫应答。在 B 细胞耐受终止的前提下，可以通过置换抗原 T 细胞表位而活化新的 Th 细胞，而 B 使细胞耐受终止，激发机体产生抗体。例如：①注射置换载体的抗原；②注射与抗原有交叉反应的新抗原；③注射改变载体结构的变性抗原等。

复习思考题

1. 广义上的免疫应答有几种类型？为什么说通常所指的免疫应答为正免疫应答？免疫应答与免疫耐受有何异同？

2. 试述特异性免疫应答的概念，何谓免疫耐受？

3. 抗原进入机体，主要通过 APC 提呈抗原给 $CD4^+$ T 细胞启动免疫应答或诱导免疫耐受，试述其发生机制。

4. TDAg 和 TIAg 刺激 B 细胞介导的体液免疫应答的机制和特点有何不同？

5. 试比较初次应答和再次应答的异同。

6. 免疫耐受与免疫盲区、免疫隔离、免疫忽视和免疫抑制有何异同？

7. 试述诱导免疫耐受的条件。

第十一章 免疫应答的调节

免疫应答的调节主要讨论各种因素对免疫应答反应类型及其强度的调节。严格地说，免疫应答的调节是机体对免疫应答过程作出的生理性反馈，它是一个由多种因素参与的十分复杂的免疫生物学过程。

第一节 免疫细胞对免疫应答的调节

一、免疫细胞直接参与的免疫调节

1. 抗原提呈细胞的免疫调节作用：不同亚群或处于不同发育阶段或存在于不同部位的APC，所表达的特征性免疫分子或分泌的体液分子不同，在进行抗原提呈时，影响着免疫应答的应答趋向和反应类型。胸腺内APC的抗原提呈，主要诱导免疫耐受；外周APC的抗原提呈，主要激发免疫应答。DC1和MΦ参与的抗原提呈，主要激活细胞免疫应答；DC2和B细胞，主要激活体液免疫应答。

2. Th细胞的免疫调节作用：抗原刺激机体产生免疫应答，主要是从APC与Th细胞相互作用开始的，因此，Th细胞对免疫应答的发生起着十分重要的调节作用。依据Th细胞所分泌的细胞因子及其作用不同，将其分为Th1、Th2和Th3，分别是由Th0接受抗原刺激后分化而来。Th1和Th2通过自身分泌的细胞因子促进自身分化、抑制对方分化。Thl主要介导细胞免疫应答，而Th2主要辅助B细胞活化，引起体液免疫应答。Th3通过分泌TGF－β对免疫应答起负反馈调节作用（见图10－5）。

3. Tr细胞的免疫调节作用：Tr细胞主要为$CD4^+$、$CD25^+$、$foxp3^+$T细胞，主要在胸腺诱导分化和活化，在胸腺内通过与相应抗原特异性$CD4^+$、$CD25^-$Th直接接触，能抑制其增殖活性，诱发克隆清除，诱导中枢耐受；抗原刺激后的Tr细胞还可进入外周，主要通过与免疫应答性细胞的直接接触和分泌细胞因子，抑制APC和T、B细胞活化，维持免疫耐受。

二、免疫细胞表面受体的调节

免疫细胞表面存在着多种功能性受体，决定其活化或抑制的主要是两种作用截然相反的受体——激活性受体和抑制性受体。

1. 激活性受体：受体相关分子胞内段带有ITAM。该受体与相应配体结合，在胞膜相连的一类蛋白酪氨酸激酶（Sro－PTK）作用下，ITAM中的酪氨酸发生磷酸化，招募游离于胞浆中其他类别的蛋白酪氨酸激酶（Syk－PTK）分子或与SH2结构域结合，被招募的PTK和连接蛋白活化后，参与活化信号的转导。

2. 抑制性受体：受体相关分子胞内段带有 ITIM。该受体与相应配体结合，造成带有 SH2结构域的蛋白酪氨酸磷酸酶（PTP），对 ITIM 中的磷酸化酪氨酸进行识别，结果 PTP 被招募并进一步活化。活化的 PTP 能使 ITAM 中的磷酸化酪氨酸残基上的磷酸根去除（脱磷酸化）。这样，由 PTK 参与的激活信号转导通路即被截断。

T 细胞、B 细胞、NK 细胞和肥大细胞皆表达功能相反的激活性受体和抑制性受体（见表 11－1）。不同配体分别与激活性受体或抑制性受体结合，对免疫细胞起着正、负反馈调节作用。

表 11－1　免疫细胞表面的激活性受体和抑制性受体

免疫细胞种类	激活性受体	抑制性受体
T 细胞	TCR，CD28	CTLA－4，PD－1，KIR*
B 细胞	BCR	FcγRⅡ－B，CD22，CD72
NK 细胞	NCR，CD_{16}	KIR，CD_{94}/NKG_2A
肥大细胞	FcεRⅠ	FcεRⅡ－B，gp49B1

* T 细胞中仅表达于某些 $CD8^+$ CTL

三、免疫细胞活化的自身负反馈调节

T 细胞表面有先后顺序表达的 CD28（激活性受体）和 CTLA－4（抑制性受体），配体均为 APC 细胞表面的 B7 分子。先表达的 CD28 与 B7 结合而活化，约在 T 细胞活化 24 小时后，才开始表达 CTLA－4，CTLA－4 与 B7 结合后产生抑制活化信号（见图 10－2）。

B 细胞活化后，合成并分泌抗体 IgG，IgG 与抗原结合，通过抗原 B 细胞表位和 IgG Fc 段，分别与活化 B 细胞的 BCR 和 IgG Fc 受体（FcγRⅡ－B）结合，引起受体交联，产生抑制活化信号，特异性抑制针对相应抗原的 B 细胞克隆的活化（见图 11－1）。

这一活化后的反馈调节机制，保证了 T、B 细胞活化产生效应后，又能有效地发生活化抑制，从而维持机体免疫环境的相对稳定。

第二节　免疫分子对免疫应答的调节

一、抗原对免疫应答的调节

抗原的性质、剂量及其给入途径直接影响着免疫应答的反应类型和应答趋向。可溶性抗原比颗粒性抗原、单体抗原分子比多聚体抗原分子、分子量较小抗原比分子量较大抗原，较易诱导免疫耐受，相反则易激发免疫应答；过高或过低剂量抗原刺激，易诱导免疫耐受，而中等剂量抗原刺激，则易激发免疫应答；经静脉给入抗原易形成免疫耐受，而经皮下注射则易产生免疫应答。

抗原的存在决定了免疫应答反应的强度和维持时间，抗原在体内分解、中和、清除及消失，相应的免疫应答也将逐渐下降甚至终止。

多种抗原物质先后或同时刺激机体免疫应答，会发生抗原竞争。在一定时间内先进入机体的抗原能抑制后进入抗原的免疫应答，免疫原性较强的抗原表位能抑制免疫原性较弱抗原表位的应答。

另外，抗原与抗体结合形成抗原抗体复合物后，也可以抑制 B 细胞的活化（详见后述）。

二、抗体和抗原抗体复合物对免疫应答的调节

通过血清交换，人为地提高动物体内某一特异性抗体的数量，发现该动物产生同一特异性抗体的能力迅速下降，表明抗体本身对特异性免疫应答具有负反馈调节作用。这一负反馈调节，首先是因为抗体数量增加后，加速了抗原的清除，从而降低了抗原浓度，减少了抗原的刺激。其次抗原抗体复合物通过抗原表位和抗体 Fc 段分别与 B 细胞的 BCR 和 FcγRⅡ－B 受体结合，由 FcγRⅡ－B 引发抑制性信号，阻止细胞的进一步活化和分化。在这里需要说明的是：如果抗原表面为多个不同表位，抗体与相应表位结合后形成的抗原抗体复合物，可以通过未结合的其他表位与相应 B 细胞的 BCR 结合，抗体的 Fc 段与 FcγRⅡ－B 受体结合，能够抑制针对其他表位的 B 细胞活化和分化，即产生所为的交叉抑制。这可能是抗原免疫原性发生竞争的机制之一。如果抗原表面为多个相同表位，如多糖抗原、病原体表面抗原等，抗体与抗原表位结合后，其他未结合的相同表位与自身或带有相同 BCR 的 B 细胞结合，抗体的 Fc 段与 FcγRⅡ－B 受体结合，引发自身或带有相同 BCR 的 B 细胞抑制。即为自身抑制（见图 11－1）。

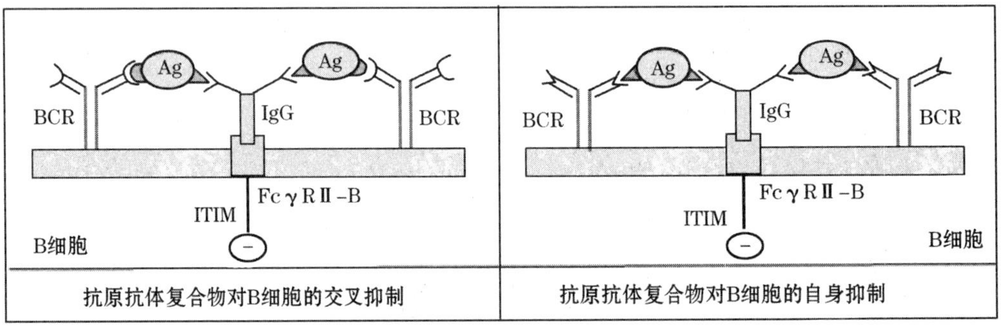

图 11－1　抗原抗体复合物对 B 细胞活化的交叉抑制和自身抑制

三、补体对免疫应答的调节

补体成分通过与细胞表面补体受体结合调节免疫应答。APC 表面大量表达 C3b 受体，Ag－Ab－C3b 复合分子，通过 C3b 结合于 B 细胞表面，起着持续活化 B 细胞的作用。

B 细胞表面的 CD19－CD21－CD81－CD225 共受体，CD21 分子是补体成分 C3dg、C3d 和 iC3b 等的受体，补体激活过程中产生的 C3dg、C3d 和 iC3b 与抗原分子非特异性结合成抗原－C3d 复合物，通过抗原分子与 BCR、C3d 与 CD21 结合，经 CD19 分子转导活化信号，辅助 BCR 信号的转导，可使 B 细胞对抗原刺激的敏感性提高 100～1000 倍。

四、细胞因子对免疫应答的调节

细胞因子在免疫应答过程中，对免疫细胞的活化、分化、增殖及效应等各个阶段，均发挥着重要的调节作用。例如：DC1、巨噬细胞在抗原提呈过程中分泌的 IL－12 等，促使 Th0 向 Th1 分化；DC2、B 细胞在抗原提呈过程中分泌的 IL－4 等，促使 Th0 向 Th2 分化。活化 Th1 细胞分泌的 IL－2，能促进 CTL 细胞活化，促进多种免疫细胞增殖。

第三节　神经－内分泌－免疫网络的调节

机体是一个有机的整体，免疫系统行使功能时，必然受到其他系统的影响和调节，其中影响最大的是神经和内分泌系统。几乎所有的免疫细胞上都存在着神经递质和内分泌激素受体。因此，神经系统、内分泌激素、各种免疫细胞及免疫分子之间构成了调节性网络。

1. 神经内分泌因素对免疫应答的影响：免疫细胞带有能接受各种激素信号的受体，其中皮质类固醇和雄激素等内分泌激素能下调免疫反应；而雌激素、生长激素、甲状腺素、胰岛素等增强免疫应答。

2. 抗体和细胞因子作用于神经－内分泌系统：多种免疫细胞因子如 IL－1、IL－6 和 TNF－α 通过下丘脑－垂体－肾上腺轴，刺激皮质激素的合成；皮质激素可下调 Th1 和巨噬细胞活性，使细胞因子的合成降低，这样又减少了对皮质激素的合成刺激，从而解除了皮质激素对免疫细胞的抑制，又使细胞因子合成增加，再促进皮质激素的合成。如此循环，构成调节网络。

第四节　基因水平的免疫调节

一、免疫识别盲区

抗原识别受体 TCR/BCR 的 V 区，是在 T 细胞、B 细胞发生过程中，由原胚系基因片段 V、（D）、J 重排、拼接而成，从而形成了针对巨大数量抗原的特异性 TCR/BCR。然而，对于不同种属或同种间不同个体来说，这种重排和拼接不可能完全一致，可能存在着缺乏针对某一抗原表位的 TCR/BCR，即为免疫识别盲区。

由于 MHC 的多态性，不同个体可能存在着不同的免疫识别盲区。因此，亲缘关系越远的男女通婚，就越有可能减少或避免其后代对抗原的免疫识别盲区，从而提高免疫应答能力，提高人群的健康水平。

二、MHC 多态性的免疫调节

MHC 对免疫应答起着重要的调控和调节作用。MHC 不同的等位基因决定了个体免疫应答能力的差异，不同种属、不同个体对于同一抗原刺激所产生的免疫应答存在着差异。因此，不同种族人通婚，将有可能上调后代群体免疫能力。

复习思考题

1. 参与免疫应答调节的因素，主要分哪几方面?
2. 试述免疫细胞活化的自身负反馈调节的生物学意义。
3. 简述抗原抗体复合物对 B 细胞活化的交叉抑制和自身抑制的生物学意义。

第十二章 超敏反应

机体免疫应答过程中对机体造成病理性损害（包括生理功能紊乱或组织细胞损害）的现象称为超敏反应（hypersensitivity），又称变态反应（allergic reaction），临床上通常称为过敏反应（anaphylaxis）。把引起超敏反应的抗原称为变应原（allergen）或过敏原。1963 年 Gell 和 Coombs 根据超敏反应发生机制和临床特点，将其分为四型，即Ⅰ型超敏反应、Ⅱ型超敏反应、Ⅲ型超敏反应、Ⅳ型超敏反应。

第一节 Ⅰ型超敏反应

Ⅰ型超敏反应（type I hypersensitivity），因其发生迅速，故又称为速发型超敏反应。临床主要表现是以毛细血管扩张、通透性增加，平滑肌收缩，腺体分泌增加，局部嗜酸性粒细胞浸润为主的炎症反应。

一、参与Ⅰ型超敏反应的主要成分

1. 变应原：①吸入性变应原：如花粉、尘螨排泄物、真菌菌丝及孢子、动物皮毛等；②食物性变应原：如奶、蛋、鱼虾、蟹贝等食物蛋白或多肽类物质；③接触性过敏原：如某些药物（青霉素、磺胺药、普鲁卡因等）、昆虫毒液和化学物质等；④某些酶类物质：如尘螨中的半胱氨酸蛋白、细菌的某些酶类物质等。

2. IgE 及其受体

（1）IgE：变应原刺激机体产生特异性 IgE，是引起Ⅰ型超敏反应的主要因素，并存在着明显的个体差异，某些个体易对变应原刺激产生 IgE。

（2）IgE 受体：现已证明有两种能与 IgE Fc 特异性结合的受体，即 FcεRI 和 FcεRⅡ。FcεRI 为高亲和性受体，FcεRⅡ为低亲和性受体。前者对 IgE 的亲和力比后者高 1000 倍。

FcεRI 分子由 4 条肽链（α、β 链和两条 γ 链）组成：α 链的胞外区含有 2 个 Ig 样结构域，是与 IgE Fc 段的结合链，β 链为 4 次跨膜链，两条 γ 链的胞内段各带有 1 个 ITAM 基序，与酪氨酸激酶结合转导细胞活化信号。FcεRI 在肥大细胞和嗜碱性粒细胞高表达，在嗜酸性粒细胞、朗汉斯细胞、单核细胞、血小板上低表达。

FcεRⅡ即 CD23 分子，分布比较广泛，可表达于 B 细胞、活化 T 细胞、单核－巨噬细胞、滤泡树突状细胞、血小板等。变应原－IgE 复合物可通过 Fc 段与这些细胞表面的 FcεRⅡ结合，调节免疫应答的强度。

3. 参与Ⅰ型超敏反应的主要细胞

（1）肥大细胞（mast cell）和嗜碱性粒细胞（basophil）：肥大细胞和嗜碱性粒细胞在形态学上极为相似，均来源于骨髓髓样干细胞。肥大细胞是组织中的细胞，主要分布于呼吸道、胃肠道和泌尿生殖道的黏膜上皮下及皮肤下的结缔组织内靠近血管处；嗜碱性粒细胞主要分布于外周血中，数量较少，也可被招募到超敏反应的发生部位而发挥作用。二者细胞表面均表达高亲和力的FcεRI，胞质中含有嗜碱性颗粒，储存肝素、白三烯、组胺和嗜酸性粒细胞趋化因子等生物活性介质。但二者细胞表达的膜受体和作用不尽相同，如肥大细胞表达H4受体，分泌IL－5等细胞因子；嗜碱性粒细胞表达H2受体、C3aR、C5aR，分泌IL－4等细胞因子等。二者在Ⅰ型超敏反应中发挥的作用可能有所不同。

（2）嗜酸性粒细胞（eosinophil）：来源于骨髓髓样干细胞。主要分布于呼吸道、胃肠道和泌尿生殖道的黏膜上皮下的结缔组织内，血循环中仅有少量存在。在嗜酸性粒细胞趋化因子作用下，被招募到超敏反应的发生部位，并在IL－5、CC亚族趋化因子（如MCP－3）作用下活化。活化后表面表达FcεRI、胞质内嗜酸性颗粒脱出，释放一系列生物活性介质。主要包括：①灭活Ⅰ型超敏反应活性介质的酶类，如组胺酶和芳基硫酸脂酶，可灭活肥大细胞和嗜碱性粒细胞释放的组胺和白三烯，对Ⅰ型超敏反应起到一定的抑制作用；②类似于肥大细胞和嗜碱性粒细胞释放的介质，如白三烯、血小板活化因子等；③具有毒性作用的颗粒蛋白和酶，如嗜酸性粒细胞阳离子蛋白、碱性蛋白、神经毒素、过氧化物酶、胶原酶等，可杀伤寄生虫和病原微生物，也可引起组织细胞损伤。

二、Ⅰ型超敏反应的发生机制

（一）机体致敏

过敏原刺激机体产生IgE，IgE在不与抗原结合的情况下，通过Fc段与肥大细胞或嗜碱性粒细胞表面FcεRI结合，而使机体处于对该过敏原的致敏状态。表面结合有IgE的肥大细胞和嗜碱性粒细胞，称为致敏肥大细胞和致敏嗜碱性粒细胞。此致敏状态可维持数月或更长时间，若长期不接触相应过敏原，致敏状态会逐渐消失。

（二）机体发敏

致敏机体再次接触相同过敏原时，过敏原与致敏肥大细胞或致敏嗜碱性粒细胞表面2个或2个以上相邻的IgE结合，引起FcεRI交联，通过FcεRI的γ链胞内段的ITAM基序活化，最终使NFAT和AP－1转录因子活化，钙离子内流，启动活化信号。导致细胞生物活性介质释放。

肥大细胞和嗜碱性粒细胞活化后释放的生物活性介质包括两类，即预先形成储存于嗜碱性颗粒内的介质和细胞活化后新合成的介质。

1. 预先形成储存于嗜碱性颗粒内的介质

（1）组胺（histamine）：通过与组胺受体结合发挥作用，是引起即刻反应的主要介质。其作用十分短暂，很快被血浆中或嗜酸性粒细胞释放的组胺酶灭活。目前发现组胺受体有4

种，即H1、H2、H3、H4，分布于不同的组织细胞，与组胺结合发挥不同的生物学效应。组胺与H1结合，主要诱导支气管、胃肠道平滑肌收缩，小静脉通透性增强，黏膜杯状细胞黏液分泌增多；组胺与H2结合，诱导血管扩张和通透增强，刺激外分泌腺分泌；组胺与肥大细胞或嗜碱性粒细胞H2受体结合，抑制脱颗粒，发挥负反馈调节作用；组胺与肥大细胞表面的H4结合，具有趋化作用。

（2）激肽原酶（kininogenase）：可将血浆中激肽原变成具有生物活性的激肽和缓激肽（9肽），其中缓激肽能刺激平滑肌（主要是支气管平滑肌）缓慢收缩，引起支气管痉挛；使毛细血管扩张、通透性增强；吸引嗜酸性粒细胞、中性粒细胞等向局部趋化。还可引起疼痛，是参与晚期反应的重要介质。

（3）嗜酸性粒细胞趋化因子（eosinophil chemotactic factor，ECF）：为低分子量多肽，当超敏反应发生时，能迅速将嗜酸性粒细胞趋化至病变部位。

2. 新合成的介质：主要是细胞膜磷脂代谢产物。

（1）前列腺素 D_2（prostaglandin D_2，PGD_2）：是花生四烯酸经环氧合酶途径形成的介质，其主要作用是刺激支气管平滑肌收缩，使血管扩张和通透性增加。

（2）白三烯（leukotriene，LT）：通常由LTC4、LTD4和LTE4混合组成，是花生四烯酸经脂合酶途径形成的介质，主要引起晚期反应。其主要作用是：使支气管平滑肌强烈而持久地收缩，其强度比组胺强100～1000倍，且效应持续时间长。LTs还能使毛细血管扩张、通透性增强，促进黏膜腺体分泌增加。

（3）血小板活化因子（platelet activating factor，PAF）：是羟基化磷脂在磷脂酶A2和乙酰转移酶作用后形成的介质，主要参与晚期反应。可凝聚和活化血小板使之释放活性胺类（组胺、5-羟色胺等），增强和扩大Ⅰ型超敏反应。

（4）细胞因子（cytokine，CK）：主要有IL-1、IL-3、IL-4、IL-5、IL-6、IL-10、IL-13、TGF-β、GM-CSF、TNF-α等。IL-4和IL-13可诱导B细胞发生IgE类转换。

各种生物活性介质作用于效应组织和靶器官，引起局部或全身性的过敏反应，造成以生理功能紊乱为主的病理改变。其效应为：①平滑肌痉挛，主要是气管、支气管、胃肠道平滑肌痉挛；②小血管扩张，毛细血管通透性增加，血浆外渗，引起局部水肿及以嗜酸性粒细胞浸润为主的炎症；③黏膜腺体分泌增加。

3. 反应时相：根据效应发生的快慢和持续时间的长短，可分为即刻/早期反应（immediate reaction）和晚期反应（late-phase reaction）两种类型。

（1）即刻/早期反应：通常在接触过敏原后数秒钟内发生，可持续数小时，该反应主要由组胺、前列腺素等引起，表现为血管通透性增强，平滑肌快速收缩。

在即刻/早期反应中，嗜酸性粒细胞对其起着负反馈调节作用。嗜酸性粒细胞被趋化因子聚集到超敏反应发生部位发挥作用：①直接吞噬、破坏脱出的活性物质；②释放组胺酶，灭活组胺；③释放芳基硫酸酯酶，灭活白三烯；④释放磷脂酶D，灭活血小板活化因子。由于在超敏反应发生时嗜酸性粒细胞数量增高，功能活跃，致使Ⅰ型超敏反应虽发生快，但作用时间短，一般不造成组织细胞损伤。

（2）晚期反应：主要发生在过敏原刺激4～6小时，可持续数天或更长时间，该反应主要由新合成的脂类介质如 LTs、PAF 等引起。

晚期反应常发生在局部，以嗜酸性粒细胞浸润为主，同时伴有中性粒细胞、巨噬细胞、Th2 细胞和嗜碱性粒细胞浸润的炎症反应。嗜酸性粒细胞活化后释放的生物活性介质，在晚期反应中，特别是在持续性哮喘的支气管黏膜炎症反应和组织损伤中起重要作用。

Ⅰ型超敏反应的发生过程和机制见图 12－1。

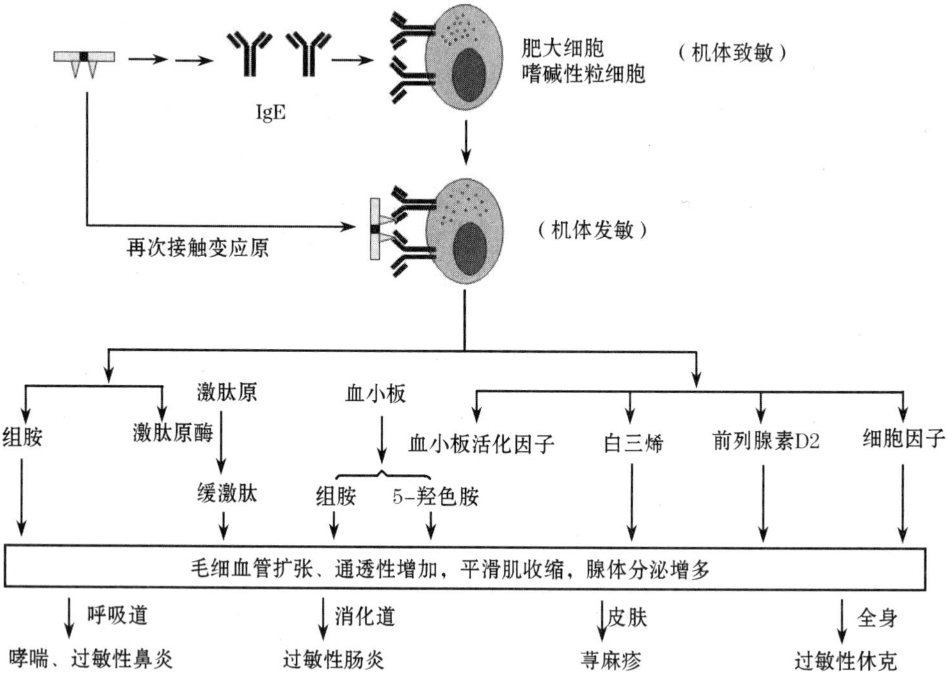

图 12－1　Ⅰ型超敏反应的发生过程和机制

Ⅰ型超敏反应发生的主要特征是：①发生迅速、消失快（可在接受抗原刺激后数秒至数分钟内发生，多在数分钟至数小时内消失）；②既可发生在局部，也可发生于全身；③主要由 IgE 介导，没有补体参与，一般只引起生理功能改变，通常不损伤组织细胞；④具有明显个体差异和遗传倾向。

三、Ⅰ型超敏反应常见疾病

（一）过敏性休克

过敏性休克为全身过敏性反应，主要症状是血压下降、循环衰竭，若未能及时救治，病情会迅速恶化，从虚脱、意识丧失到最后死亡，全程只需 16 分钟至 2 小时或更短。除此之外，还有喉头水肿及肝、脾血窦内嗜酸性粒细胞增高等病变。

药物过敏性休克，以青霉素过敏最为常见，此外头孢菌素、链霉素、普鲁卡因、免疫血清（如破伤风抗毒素、白喉抗毒素）等也可引起。青霉素为半抗原，无免疫原性，但其降解产物（青霉噻唑醛酸或青霉烯酸）与体内组织蛋白共价结合后获得免疫原性，成为完全抗原，可刺激机体产生特异性 IgE，使肥大细胞和嗜碱性粒细胞致敏。当机体再次接触青霉素时，可导致过敏性休克的发生。因此，在使用青霉素制剂时应新鲜配制，放置 2 小时后不宜使用。临床发现少数人在初次注射青霉素时也可发生过敏性休克，这可能是因其曾经通过各种方式接触过青霉素药物，如使用被青霉素污染的注射器等医疗器械或吸入空气中青霉菌孢子等，从而使机体处于致敏状态。因此，为防止药物的过敏性休克，应首先询问过敏史，且在注射前必须做皮试 。

（二）呼吸道过敏反应

临床常见的呼吸道过敏反应是过敏性鼻炎和过敏性哮喘。常因吸入花粉、真菌、尘螨和动物毛屑等过敏原引起，常呈季节性发作和爆发性发作。过敏性鼻炎是由于吸入过敏原，阻留于鼻腔，由鼻黏膜中的肥大细胞释放过敏介质引起；过敏性哮喘也常因吸入过敏原后发作，临床有早期和晚期反应两种类型，前者发生快，消失也快；后者发生慢，持续时间长，同时局部出现以嗜酸性粒细胞和中性粒细胞浸润为主的炎症反应。

（三）胃肠道过敏反应

多因食入过敏原引起。食物性过敏原绝大多数是一些可抵抗消化酶作用的多肽、蛋白质或食品防腐剂类药品等。如进食鱼、虾、蟹、蛋、奶等食物后可发生过敏性胃肠炎，出现恶心、呕吐、腹痛和腹泻等症状，严重者也可发生过敏性休克。其原因可能与胃肠道黏膜表面分泌型 IgA 含量明显减少和蛋白水解酶缺乏有关。许多食物过敏患者可伴有针对相应过敏原的皮肤过敏反应。

（四）皮肤过敏反应

皮肤过敏反应主要包括特应性皮炎（湿疹）、荨麻疹和血管神经性水肿。湿疹是以渗出为主的早期皮损，好发于颈、腕等部位，出现红斑、丘疹、水泡，伴有奇痒，并常出现风团反应（wheal - and - flare）；荨麻疹以皮肤发红或发白、瘙痒、水肿为特征；血管神经性水肿除上述症状外，还有更为广泛的皮下和黏膜下水肿。这些皮肤过敏反应可由药物、食物、肠道寄生虫等引起，也可由冷、热、光照等物理刺激引起。

四、Ⅰ型超敏反应的防治原则

（一）寻找过敏原，避免接触

预防Ⅰ型超敏反应最有效的方法，是通过询问过敏史和皮肤试验查明过敏原，避免与之接触。皮肤试验是将容易引起过敏反应的可疑过敏原按合适比例（青霉素 10 ~ 50U/ml、抗毒素血清 1 ∶ 100 ~ 1 ∶ 1000、尘螨 1 ∶ 100000、花粉 1 ∶ 10000）稀释后，取 0.1ml 于前臂内侧皮内注射，15 ~ 20 分钟后观察结果。若皮肤出现直径大于 1cm 的红晕，为阳性结果。对于皮试阳性者应避免再接触，若经皮试阳性又必须使用的药物可行脱敏疗法。

（二）脱敏治疗

1. 异种免疫血清脱敏疗法：如抗破伤风毒素皮试阳性但又必须使用时，可采用小剂量、短间隔（20～30 分钟）多次注射的方法进行脱敏治疗。其机制可能是短间隔、小剂量多次注射过敏原，可使体内致敏细胞分期、分批释放少量的生物活性介质，不足以引起明显临床反应，并逐渐耗竭活性介质，达到暂时解除致敏状态。再注射大量过敏原多不会发生明显过敏反应。但此种脱敏是暂时性的，经一定时间后机体又可重新致敏。

2. 特异性过敏原脱敏疗法：有些患者，对花粉、尘螨等过敏，虽已查明过敏原而难以避免接触，可将过敏原长间隔（一周）、小剂量、反复多次皮下注射进行脱敏治疗。其原理可能是：改变过敏原进入机体的途径，促进产生特异性 IgG，与 IgE 竞争性与过敏原结合，阻断或减少发敏。

（三）药物防治

某些药物能选择性地阻断或干扰过敏反应发生过程中的某个环节，从而阻止或减轻超敏反应的发生。

1. 抑制活性介质合成与释放的药物：①阿司匹林可抑制环氧合酶，阻断前列腺素等介质生成；②色甘酸二钠可稳定细胞膜，阻止致敏细胞脱颗粒。③肾上腺素、异丙肾上腺素和前列腺素 E 可通过激活腺苷酸环化酶促进 cAMP 合成；甲基黄嘌呤和氨茶碱可通过抑制磷酸二酯酶阻止 cAMP 分解，细胞内 cAMP 增高可抑制致敏细胞脱颗粒。

2. 生物活性介质拮抗药：组胺药物拮抗剂（如苯海拉明、扑尔敏、异丙嗪等）可与组胺竞争效应器官细胞膜上的组胺受体（H1），阻止组胺发挥作用；阿司匹林拮抗缓激肽作用；赛庚啶为组胺 H1 受体和 5－羟色胺 H2 受体拮抗药；多根皮苷酊磷酸盐则对白三烯有拮抗作用。

3. 改善效应器官反应性的药物：肾上腺素可使外周毛细血管收缩，使血压升高，因此在抢救过敏性休克时具有重要作用。葡萄糖酸钙、氯化钙、维生素 C 等可降低毛细血管通透性，减轻皮肤与黏膜的炎症反应。

（四）免疫新疗法

人们试图通过调控 IgE 的产生，治疗Ⅰ型超敏反应性疾病。如将 IL－12 与过敏原共同使用，促使 Th0 向 Th1 型转换，下调 IgE 的产生；还可用过敏原重组 DNA 疫苗进行接种，诱导 Th1 型应答；重组可溶性 IL－4 受体（sIL－4R）与 IL－4 结合，降低 Th2 细胞的活性，减少 IgE 产生；制备针对 IgE 分子上与 FcεRI 结合部位的人源化单抗，与循环中的 IgE 结合，阻止 IgE 与肥大细胞或嗜碱性粒细胞表面的 FcεRI 结合，但此单抗对已与肥大细胞或嗜碱性粒细胞结合的 IgE 不起作用。

第二节 Ⅱ型超敏反应

Ⅱ型超敏反应（type Ⅱ hypersensitivity）是指细胞膜表面抗原（包括细胞表面固有抗原或细胞表面结合抗原）与相应抗体（IgG 或 IgM）结合后，在补体、吞噬细胞和 NK 细胞参与下，导致的靶细胞溶解或组织损伤，故又称细胞溶解型或细胞毒型超敏反应。

一、诱发Ⅱ型超敏反应的抗原特点

1. 细胞膜表面固有抗原：此种抗原有 ABO 血型抗原、Rh 血型抗原和 HLA 抗原；感染或理化因素等致变的自身抗原。

2. 细胞膜表面结合抗原：正常组织细胞表面吸附的药物抗原或抗原抗体复合物等。

3. 异嗜性抗原：如链球菌胞壁的 M 蛋白为肾小球基底膜、心脏瓣膜、关节组织的交叉抗原等。

二、Ⅱ型超敏反应的发生机制

机体内靶细胞与相应抗体（主要是 IgG 和 IgM）结合，通过以下方式损伤靶细胞。

1. 激活补体：抗体与靶细胞特异性结合后，通过经典途径活化补体，直接溶解靶细胞；通过补体裂解产物 C3b、C4b、iC3b 介导的免疫调理和黏附作用，促进吞噬细胞杀伤靶细胞。

2. 调理吞噬：抗体与靶细胞特异性结合后，其 Fc 段与效应细胞（巨噬细胞、中性粒细胞）表面存在的 Fc 受体结合，通过调理吞噬作用，破坏靶细胞。

3. ADCC：抗体与靶细胞特异性结合后，其 Fc 段与效应细胞（NK 细胞、巨噬细胞、中性粒细胞）表面存在的 Fc 受体结合，发生 ADCC 效应。

三、Ⅱ型超敏反应常见疾病

1. 输血反应：主要发生于异型输血。

（1）ABO 血型系统的异型输血：输血反应可发生于任何一次的异型输血。在自然界人类肠道菌群中富含 A、B 抗原，因此在外界 A、B 抗原作用下，使不含该抗原的机体产生抗 A 或抗 B 抗体。即 A 血型的血清中含抗 B 抗体；B 血型的血清中含抗 A 抗体；O 血型的血清中含抗 A 和抗 B 抗体；AB 血型的血清中不含抗 A 和抗 B 抗体。因此，在 ABO 异型输血导致的输血反应中，同时存在着受者血清抗体引起的溶供者红细胞作用和供者血清抗体溶受者红细胞作用。

（2）Rh 血型系统的异型输血：仅发生于 Rh 阴性血型，接受 Rh 阳性血液的再次输血。由于 Rh 阴性者血清中不存在抗 Rh 血型抗体，只有接受 Rh 抗原刺激后才产生抗 Rh 抗体。

2. 胎儿/新生儿溶血症：主要发生于母子血型不合的胎儿或新生儿。多发生在 Rh^- 母亲的再次妊娠，也可发生于少数 O 血型母亲的任何胎次妊娠。

（1）母子 Rh 血型不合的胎儿/新生儿溶血症：多发生于 Rh^- 母亲的再次妊娠。由于 Rh^- 母亲在未接受 Rh 抗原刺激之前，不会产生抗 Rh 抗体，在初次孕有 Rh^+ 胎儿过程中，胎儿的 Rh 抗原一般不能进入母体，不会使母体产生抗 Rh 抗体，因此，通常初次妊娠不会引起胎儿/新生儿溶血症。但在分娩时因胎盘剥离等原因，可使胎儿血液返流母体，胎儿红细胞并可在母体内停留较长时间，Rh 抗原经初次、再次刺激母体产生抗 Rh 的 IgG 类抗体。当母亲再次妊娠并胎儿为 Rh^+ 血型时，母体内的抗 Rh 的 IgG 类抗体，可通过胎盘进入胎儿体内，导致胎儿/新生儿溶血症，甚至还可导致胎儿严重溶血而流产。

为了预防再次妊娠时发生胎儿/新生儿溶血症，可在产妇初次分娩后 72 小时内注射抗 Rh 抗体，能封闭进入母体内的 Rh^+ 红细胞的 Rh 抗原和清除 Rh^+ 红细胞，避免经再次刺激产生抗 Rh 的 IgG 类抗体。如果母子 Rh 血型不合，同时伴有母子 ABO 血型不合，胎儿异型红细胞在分娩时进入母体后，胎儿红细胞会被母体抗 ABO 抗体及时清除，Rh 抗原不能再次刺激母体产生抗 Rh 的 IgG 抗体，则在再次妊娠时也不发生胎儿/新生儿溶血症。

（2）母子 ABO 血型不合：多发生于 O 血型母亲孕有 A/B 血型的胎儿。少数 O 血型母亲可存在抗 A、抗 B 的 IgG 类抗体。当 O 血型母亲孕 A/B 血型胎儿时，母体抗 A、抗 B 的 IgG 类抗体通过胎盘进入胎儿体内，引起胎儿溶血症。由于除红细胞外的其他组织中也存在 A、B 型抗原物质，抗体与红细胞外的血型抗原结合，减少了对胎儿红细胞的影响，故一般胎儿溶血症状较轻。但目前该型胎儿溶血症的预防，尚无有效办法。

3. 免疫性血细胞减少症

（1）药物过敏性血细胞减少症：药物性半抗原（如：青霉素、磺胺、安替比林、奎尼丁和非那西汀等）进入血液，与血细胞膜成分结合成为完全抗原，刺激机体产生抗药物抗体。该抗体与结合于细胞膜表面的药物结合，或与药物结合形成抗原－抗体复合物后，再通过抗体的 Fc 段与含有 FcγR 的血细胞结合，使血细胞溶解。可产生药物性溶血性贫血、粒细胞减少症和血小板减少性紫癜等。

（2）自身免疫性溶血性贫血：甲基多巴、吲哚美辛等药物或某些病毒（流感病毒、EB 病毒等）感染，引起红细胞膜抗原性改变，刺激产生自身抗体溶解红细胞，导致贫血。

4. 抗基底膜型肾小球肾炎和风湿性心肌炎：乙型 A 族 12 型溶血型链球菌的 M 蛋白与人类肾小球基底膜为共同抗原，其感染后产生的抗 M 蛋白抗体，可与肾小球基底膜结合，导致肾小球病变。某些 A 族溶血性链球菌的蛋白抗原与心肌细胞有共同抗原性，其感染后产生的抗体可与心肌细胞发生交叉反应，导致风湿性心肌炎。

5. 肺出血－肾炎综合征（Goodpasture's syndrome）：肺泡基底膜与肾小球基底膜之间存在共同抗原。此病的可能机制是病毒（如 A2 型流感病毒）感染或吸入某些有机溶剂造成肺组织损伤，导致肺泡基底膜抗原性改变，产生针对肺基底膜抗原的自身 IgG 类抗体，该抗体同时与肺泡基底膜和肾小球基底膜结合，引起肺出血－肾炎综合征。

6. 抗受体类疾病：由于某种原因，机体产生抗自身受体抗体，抗体与受体结合而引起抗受体类疾病。根据抗体与受体结合的部位不同，可分为类配体样作用或配体拮抗作用。这类疾病属于特殊的Ⅱ型超敏反应，但最终也会通过典型的Ⅱ型超敏反应，引起靶细胞的损伤。

（1）类配体样作用：抗受体内影像（受体与配体结合部位）抗体与受体结合后，出现类配体样刺激作用。如甲状腺功能亢进症（又称 Graves 病），该病患者产生了抗甲状腺刺激素（thyroid stimulating hormone，TSH）受体的自身抗体（IgG），与甲状腺细胞表面TSH受体结合，刺激甲状腺细胞合成和分泌甲状腺素，引起甲状腺功能亢进。

（2）配体拮抗作用：抗受体非内影像（非受体与配体结合的部位）抗体与受体结合后能阻断配体与受体的结合，产生配体拮抗作用。如：①重症肌无力：患者产生抗乙酰胆碱受体的自身抗体，该抗体与乙酰胆碱受体结合后，阻断了乙酰胆碱与受体的结合，导致神经肌肉传导障碍；②胰岛素抗性糖尿病：该患者产生了抗胰岛素受体抗体，抗体与受体结合后，阻断了胰岛素与受体的结合。

第三节　Ⅲ型超敏反应

Ⅲ型超敏反应（type Ⅲ hypersensitivity）是由中等分子量的免疫复合物（immune complex，IC）沉积于毛细血管基底膜（或局部组织），通过激活补体，并在中性粒细胞、血小板和嗜碱性粒细胞参与下，引起以局部充血水肿、组织坏死和中性粒细胞浸润为主要特征的血管壁炎症或局部组织损伤性炎症。故又称免疫复合物型超敏反应或血管炎型超敏反应。

一、诱发Ⅲ型超敏反应的抗原特点

可溶性免疫复合物（抗原抗体复合物）沉积于血管壁基底膜或组织，是导致Ⅲ型超敏反应的动因。因此，诱发Ⅲ型超敏反应的抗原为可溶性抗原。

二、Ⅲ型超敏反应的发生机制

（一）免疫复合物的形成与沉积

可溶性抗原刺激机体产生 IgG、IgM 或 IgA 类抗体，两者结合形成免疫复合物。通常情况下，免疫复合物的形成，有利于吞噬细胞对抗原性异物的吞噬清除。但在某些情况下，如血循环中抗原稍多于抗体（二者相对比例）时，形成中等分子量（约为19S）免疫复合物，可透过血管壁内皮层，但不能透过血管基底膜层，致使免疫复合物沉积于血管基底膜。

另外，促进免疫复合物沉积的因素也与血流动力学有关。①血管通透性增加：免疫复合物可激活补体，产生过敏毒素（C3a、C5a），使肥大细胞、嗜碱性粒细胞和血小板释放血管活性介质，引起血管扩张，使内皮细胞间隙增大，促进免疫复合物沉积。②血管内高压或形成涡流：肾小球和关节滑膜等处的毛细血管内压较高（约为其他部位毛细血管内压的4倍），并且血流缓慢；动脉交叉口、脉络丛和眼睫状体等处易产生涡流。血管内高压和形成涡流均有助于免疫复合物沉积。

如果免疫复合物沉积于局部组织，也可引起局部组织的Ⅲ型超敏反应。

（二）免疫复合物沉积引起的组织损伤

免疫复合物沉积于血管基底膜或局部组织，通过经典途径激活补体系统和直接激活血小板引起局部组织损伤。①由补体介导的免疫复合物邻近组织细胞损伤；②补体激活过程中产生的过敏毒素（C3a 和 C5a）和 C3b，使肥大细胞、嗜碱性粒细胞和血小板释放血管活性介质，引起血管扩张，使内皮细胞间隙增大，促进免疫复合物沉积，引起局部组织水肿；③C3a 和 C5a 趋化中性粒细胞至免疫复合物沉积部位，中性粒细胞在吞噬免疫复合物的同时，释放溶酶体酶（蛋白水解酶、胶原酶和弹性纤维酶等）可引起局部组织损伤；④抗原抗体复合物通过 IgG 的 Fc 段与血小板表面 FcγR 结合，使血小板活化，激活凝血系统，在局部形成微小血栓，使局部组织缺血坏死。总之，在免疫复合物沉积的局部引起局部水肿、组织缺血、出血、坏死，并以中性粒细胞浸润为主的炎性反应灶为Ⅲ型超敏反应的主要病变特征（图 12－2）。

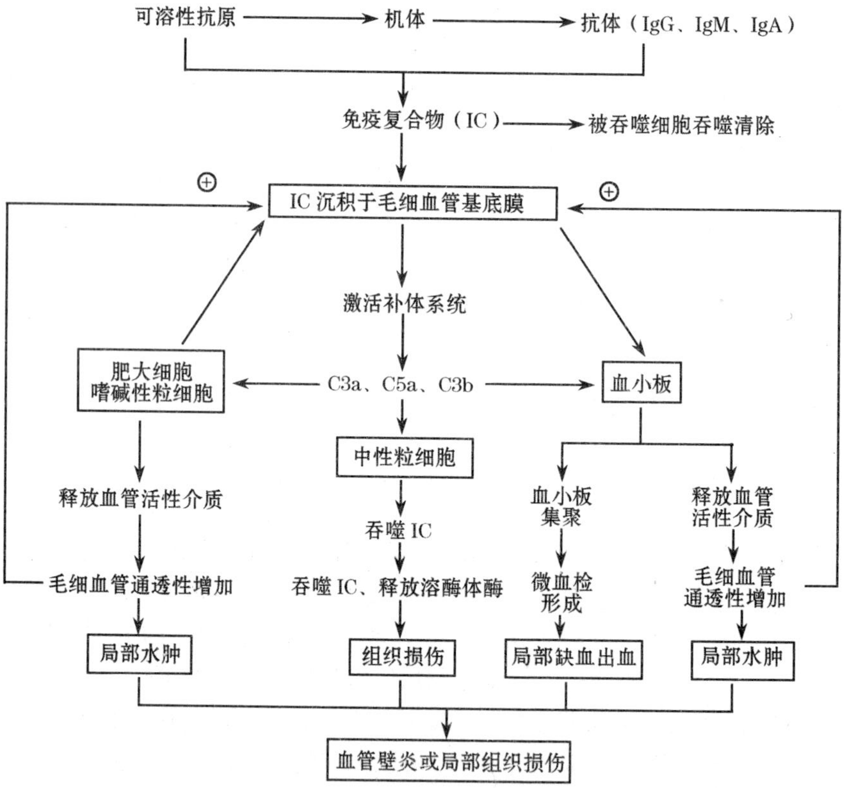

图 12－2　Ⅲ型超敏反应发生过程和机制

三、Ⅲ型超敏反应的常见疾病

（一）局部免疫复合物病

属于局部组织免疫复合物沉积引起的局部Ⅲ型超敏反应。

1. Arthus 反应：1903 年由 Arthus 发现的一种实验性局部Ⅲ型超敏反应。他给家兔多次皮下注射马血清，几周后，再次注射马血清时，在注射局部出现剧烈炎症反应（红肿、出血和坏死等）。

2. 类 Arthus 反应：是人类局部免疫复合物病。如胰岛素依赖型糖尿病患者，局部反复注射胰岛素后，体内可产生相应抗体，若再次注射胰岛素时，可在注射局部出现红肿、出血和坏死等局部炎症反应。

长期或大量吸入植物性或动物性蛋白质及真菌孢子，可引起变态反应性肺炎或间质性肺炎，也属于类 Arthus 反应。

（二）全身性免疫复合物病

属于循环免疫复合物沉积于血管基底膜而引起的Ⅲ型超敏反应。

1. 血清病：初次大量注射抗毒素（马血清）后 1 ~2 周发生。主要症状是发热、皮疹、淋巴结肿大、关节肿痛和一过性蛋白尿等。这是由于患者大量注射抗毒素，在体内产生了相应抗体后抗毒素尚未完全清除时，形成免疫复合物沉积于血管基底膜所致。血清病具有自限性，停止注射抗毒素后，症状可自行消退。此外，大剂量青霉素、磺胺等药物也可引起血清病样反应。

2. 免疫复合物型肾小球肾炎：一般发生于 A 族溶血性链球菌感染后 2 ~3 周。其原因是：链球菌在体内繁殖，并分泌大量蛋白性物质，刺激机体产生相应抗体，抗体与相应抗原结合形成循环免疫复合物，沉积在肾小球基底膜所致。此病也可发生于其他病原微生物如葡萄球菌、肺炎双球菌、乙型肝炎病毒或疟原虫等感染后。

3. 类风湿性关节炎（rheumatoid arthritis，RA）：可能与病毒或支原体的持续感染有关，但病因尚未完全查明。目前认为，在病毒或支原体持续感染情况下，机体产生变性 IgG，自身变性 IgG 刺激产生相应抗体（主要为 IgM 类抗体，也可以是 IgG 或 IgA 类抗体），即类风湿因子（rheumatoid factor，RF）。类风湿因子与自身变性 IgG 结合形成免疫复合物，沉积于小关节滑膜处，引起类风湿性关节炎。

4. 系统性红斑狼疮（systemic lupus erythematosus，SLE）：患者体内出现多种抗自身成分抗体，如抗核抗体（核酸和核蛋白抗体），自身抗体与自身成分结合形成免疫复合物，沉积在全身多处血管基底膜，导致组织损伤，表现为全身多器官病变。

第四节　Ⅳ型超敏反应

Ⅳ型超敏反应（type Ⅳ hypersensitivity）是抗原诱导细胞免疫应答对机体造成的病理性

损伤。该反应发生迟缓，一般在接触抗原24～48小时出现，48～72小时达高峰。故又称迟发型超敏反应（delayed type hypersensitivity，DTH）。临床表现为以单个核细胞（巨噬细胞、淋巴细胞）浸润和组织细胞变性、坏死为主要特征的炎症反应。

一、诱发Ⅳ型超敏反应的抗原特点

引起Ⅳ型超敏反应的抗原，主要是能激活机体细胞免疫应答的抗原成分。主要有胞内寄生病原体（如结核杆菌、麻风杆菌、病毒、某些寄生虫和真菌等）；细胞表面抗原改变或细胞表面的结合抗原，如某些化学物质（如油漆、染料、塑料、农药、化妆品或磺胺药等）；肿瘤抗原等；另外超抗原也可激发T细胞多克隆活化，引起Ⅳ型超敏反应。

二、Ⅳ型超敏反应的发生机制

抗原诱导的细胞免疫应答，在清除抗原的同时，一般都引起自身细胞的损伤，亦即发生Ⅳ型超敏反应。例如，在清除胞内寄生微生物感染时，首先通过$CD8^+$ CTL细胞杀伤被感染细胞。因此，细胞免疫应答的发生机制，即为Ⅳ型超敏反应产生机制（见第十章第二节）。

三、Ⅳ型超敏反应的常见疾病

1. 感染性迟发型超敏反应：胞内寄生病原体（胞内寄生菌、病毒、某些寄生虫、真菌等）感染细胞，引起被感染细胞的包膜抗原性改变或表达病原体抗原，激发机体的细胞免疫应答。机体T细胞与被感染细胞表面的相应抗原结合，杀伤被感染细胞，引起组织细胞损伤。

2. 接触性迟发型超敏反应：主要为接触性皮炎，通常由于接触油漆、染料、农药、化妆品和某些药物（磺胺和青霉素）等小分子半抗原物质引起。小分子的半抗原与皮肤角质蛋白、胶原蛋白或细胞其他成分结合成为完全抗原，刺激产生致敏淋巴细胞，当机体再次接触相应抗原时，即诱发DTH，导致局部皮肤红肿、皮疹、水疱，严重者可出现剥脱性皮炎。

四种类型超敏反应的发生，有抗原特征、发生机制、造成机体损伤的不同。它们的主要区别见表12－1。

表12－1　四种类型超敏反应的主要区别

名称	Ⅰ型超敏反应	Ⅱ型超敏反应	Ⅲ型超敏反应	Ⅳ型超敏反应
别名	速发型超敏反应	细胞毒型或细胞溶解型超敏反应	免疫复合物型或血管炎型超敏反应	迟发型超敏反应
抗原特征	分子量较小的抗原等	细胞表面抗原	可溶性抗原	胞内寄生病原体等
免疫物质	IgE	IgG、IgM	IgG、IgM、IgA	T细胞
补体参与	－	＋	＋	－
应答类型	体液免疫应答	体液免疫应答	体液免疫应答	细胞免疫应答

（续表）

名称	Ⅰ型超敏反应	Ⅱ型超敏反应	Ⅲ型超敏反应	Ⅳ型超敏反应
病变特点	毛细血管扩张、通透性增加，平滑肌收缩，腺体分泌增加	靶细胞凋亡或靶细胞溶解	IC沉积于血管基底膜或局部组织引起的毛细血管炎和局部组织炎症	巨噬细胞、淋巴细胞浸润和组织细胞变性、坏死为主要特征的炎症反应
浸润细胞	嗜酸性粒细胞浸润为主		中性粒细胞浸润为主	巨噬细胞和淋巴细胞浸润为主
常见疾病	过敏性休克、过敏性哮喘、过敏性肠炎、荨麻疹等	输血反应、胎儿/新生儿溶血症、药物过敏性血细胞减少症、抗受体病等	免疫复合物型肾小球肾炎、血清病、类风湿关节炎等	结核、伤寒、病毒性疾病、接触性皮炎等

复习思考题

1. 何谓超敏反应？四种类型超敏反应的主要区别是什么？

2. Ⅰ型超敏反应有何特点？其发生机制如何？常见哪些疾病？其中最严重的疾病是什么？应该怎样预防？

3. Ⅳ型超敏反应与细胞免疫应答的关系如何？常见哪些疾病？

第五篇

免疫学应用

本篇内容简介

随着免疫学理论和技术的飞速发展，免疫学在生命科学领域的应用越来越广泛，逐渐发展成为生命科学研究领域的前沿和支住学科，推动了生命科学的发展。免疫学在医学领域对疾病的诊断、预防、治疗以及致病机制的研究中发挥了重要作用。

免疫学应用主要包括：免疫学实验检测技术和免疫学防治技术的应用。

1. 免疫学实验检测技术：主要包括抗原抗体检测、免疫细胞检测和机体免疫功能检测等。抗原抗体反应具有高度的特异性和敏感性，不仅在医学领域用于疾病的诊断，而且逐渐渗透到了很多相关学科，目前已发展成为各种化学成分检测和分离的主要实验技术之一。

2. 免疫学防治技术：主要是运用免疫学理论与技术预防和治疗疾病。随着免疫学理论与技术的迅速发展，免疫学防治技术已从预防和控制传染性疾病，扩展到非传染性疾病的免疫预防与治疗。疫苗的发展已不再是单纯的预防制剂，通过调整机体的免疫功能，成为有效的生物治疗性制剂；多种重组细胞因子或免疫细胞的制备及临床应用，开创了更多、更有效的免疫生物疗法。

第十三章　免疫学检测方法与原理

随着免疫学理论和技术的飞速发展，免疫学应用的范围日益扩大。它不仅在医学领域得到了广泛的应用，而且也推动了生命科学的发展。免疫学检测技术已经逐渐渗透到了应用化学领域，用于检测、提取和纯化化学物质成分。

免疫学检测技术是运用免疫学反应原理和技术进行的实验诊断，即用已知抗原检测相应抗体或用已知抗体检测相应抗原的实验方法，它还包括机体免疫系统状态与功能的检测方法。

第一节 抗原抗体反应

一、抗原抗体反应的原理与特点

（一）抗原抗体反应原理

抗原抗体反应实验是根据抗原与相应抗体相遇发生特异性结合，并且在一定条件下出现可见反应的原理而设计的。依据抗原的性质、出现结果的现象和参与的成分不同，将抗原抗体反应分为凝集反应、沉淀反应、补体参与的抗原抗体反应、免疫标记技术等。依据抗原存在的状态不同，又可分为液相抗原抗体反应和固相抗原抗体反应。

（二）体外抗原抗体反应的特点

1. 抗原与抗体的结合具有高度特异性：抗原与抗体的结合是抗原分子表位与抗体分子独特型部位的互补性结合，具有严格的特异性。

2. 抗原与抗体的结合牢固而又可逆：抗原与抗体结合为非共价键结合，起主要作用的为多种非共价键结合力，包括疏水作用、氢键、范德华力和电荷引力。只有当抗原与抗体分子能充分接近时，这些作用力才能发挥作用。其牢固程度即亲和力（affinity）的大小，主要与二者相互结合部位空间构象的互补程度有关，互补程度越高，亲和力就越强。另外，也受环境条件的影响，例如适宜的温度、酸碱度、离子强度等能促进抗原抗体分子的紧密接触，增加分子间引力，增强分子间的相互结合。同样，不适宜的反应环境也能使抗原抗体的结合分离，例如较强的酸性环境可使其解离。

3. 抗原抗体反应的可见性与二者比例有关：抗体单体分子与抗原表位的结合价为 2 价，多聚体抗体如 IgM、SIgA 理论结合价分别为 10 价和 4 价。一个抗体分子同时与两个甚至多个抗原分子的相同抗原表位结合形成较大的免疫复合物，才能出现可见反应。另外，一种抗原分子可以带有多个抗原表位（即表现多个结合价），在免疫血清（多克隆抗体）参与的抗原抗体反应中一个抗原分子可与多种相应抗体结合，形成较大免疫复合物，才能出现可见反应。因此，在抗原抗体反应中，抗原或抗体任何一方过剩，不能满足过剩方的结合价，只能形成小的免疫复合物则不能出现可见反应。

4. 抗原抗体反应的两个阶段：①抗原与抗体发生特异性结合的阶段：此阶段反应快，仅需几秒至几分钟，但不出现可见反应；②可见反应阶段：抗原抗体复合物在环境因素（如电解质、pH、温度等）的影响下，进一步交联和聚集，表现为凝集、沉淀等可见的反应。此阶段反应较慢，往往需要数分钟甚至数小时。实际上这两个阶段难以严格区分，而且两阶段的反应所需时间亦受多种因素和反应条件的影响。如反应开始时抗原抗体浓度较大且两者的比例合适，则很快形成可见反应。

二、抗原抗体反应的检测方法

（一）凝集反应

凝集反应是指颗粒性抗原与相应抗体结合而发生的颗粒凝集现象。参与凝集反应的抗原称凝集原，抗体称凝集素。

1. 直接凝集反应：颗粒表面固有抗原（如细胞表面抗原、细菌表面抗原等），直接与相应抗体结合而出现的颗粒凝集现象。其实验方法有：用于定性检测的玻片凝集试验，如ABO 血型鉴定、细菌鉴定试验等；用于定量检测的试管凝集试验，如肥达反应试验等。

2. 间接凝集反应：将可溶性抗原吸附于颗粒载体（如红细胞、乳胶颗粒等）表面，与相应抗体结合而出现的颗粒凝集现象。如类风湿因子试验等。

3. 间接凝集抑制反应：如早孕试验：将待检尿液与定量的抗绒毛膜促性腺激素（HCG）抗体混合，然后加入吸附于乳胶颗粒上的 HCG。如果待检尿液中含 HCG，则与相应抗体结合，占去了抗体与抗原结合的部位，则不能再与吸附于乳胶颗粒上的 HCG 结合，从而不能引起颗粒凝集为阳性；如果待检尿液中不含 HCG，不与相应抗体结合，则抗体与后加入的吸附于乳胶颗粒上的 HCG 结合，则引起颗粒凝集为阴性（图 13 -1）。

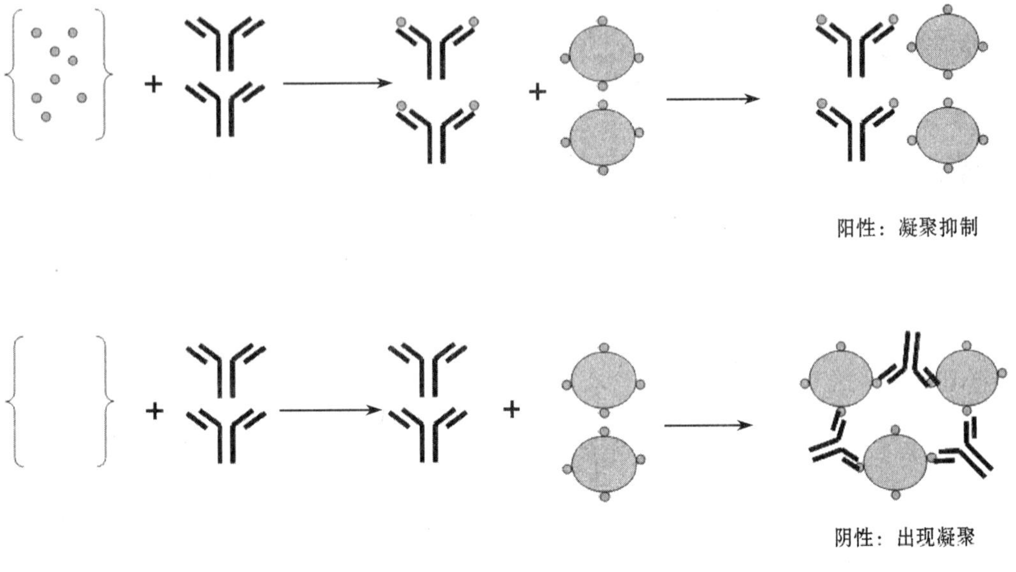

图 13 -1　间接凝集抑制反应

4. 反向间接凝集反应（又称协同凝集反应）：将抗体吸附于颗粒载体（如红细胞、金黄色葡萄球菌、乳胶颗粒等）表面，与相应抗原结合而出现的颗粒凝集现象。

（二）沉淀反应

沉淀反应是指可溶性抗原与相应抗体结合而发生的免疫复合物沉淀现象。

1. 环状沉淀：将可溶性抗原和相应抗体先后加入环状沉淀管内，并使二者保持明显界限，在交界处抗原与抗体相遇而结合，逐渐形成免疫复合物聚集，即可出现沿试管壁形成的沉淀环。如血迹鉴定实验。

2. 双向琼脂扩散法：琼脂在PBS缓冲液中加热100℃溶解后，制成琼脂板，在琼脂板上对应打两个孔，在孔中分别对应加入抗原或抗体溶液，二者在琼脂中扩散相遇，即可形成肉眼可见的免疫复合物沉淀线。可作抗原或抗体的定性鉴定。

3. 单向琼脂扩散法：在琼脂液加热100℃溶解，并冷却至50℃左右时，加入已知抗体（或抗原）混匀，然后制板打孔。在孔中加入待测抗原（或待测抗体）溶液，抗原（或抗体）在琼脂中向四周扩散，与均匀分布于琼脂板中的抗体（或抗原）结合，即可形成肉眼可见的免疫复合物沉淀环。可作抗原或抗体的定量检测。

4. 对流电泳：是双向琼脂扩散与电泳技术相结合的方法。将琼脂用pH8.6的缓冲液溶解后制板，在琼脂板上对应打两个孔，在孔中分别加入抗原和抗体溶液。将相对浓度较高的抗原（或抗体）孔放在正极侧进行电泳，即可在较短的时间内形成肉眼可见的免疫复合物沉淀线。

原理：抗原或抗体在碱性环境带负电荷，在电场中主要产生向正极泳动的力；琼脂为酸性，带负电荷，也产生向正极运动的力，由于琼脂处于凝固状态，则推动周围溶液向负极运动，产生电渗。在电渗作用下，部分抗原（或抗体）溶液也向负极运动。这样抗原与抗体相遇形成免疫复合物沉淀线。

5. 火箭电泳：是单向琼脂扩散与电泳技术相结合的方法。将抗体（或抗原）加入琼脂溶液中混匀制板，在琼脂板一端打孔，加入抗原（或抗体），将打孔端置于负极侧。抗原（或抗体）在电场作用下向正极泳动，与均匀分布于琼脂板内的抗体（或抗原）相遇，则形成火箭状沉淀峰（见图13－2）。依据沉淀峰的长短，定量测定抗原（或抗体）含量。

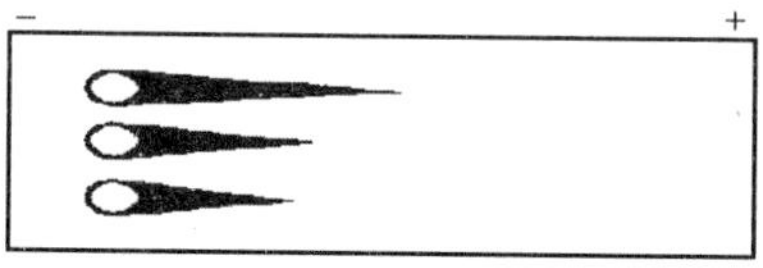

图13－2　火箭电泳示意图

6. 免疫电泳：是先通过电泳将抗原分离，再进行抗体扩散的方法，这样可以较完整地定性分析抗原抗体相对应组分的数量。方法是先将待测抗原系统在琼脂板上电泳，将抗原组分分成不同的区带，然后再于电泳方向平行的下方（或上方）挖一长条小槽，加入相应的抗血清，进行抗体扩散。抗体与相应区带的抗原成分结合形成沉淀线（见图13－3）。

7. 免疫印迹技术（immunoblotting technology）：又称Western－blotting，是将凝胶电泳的高分辨力同固相免疫测定相结合的抗原抗体检测法。基本方法是：先将复杂的待检混合抗原在分离胶中分离成不同分子量的抗原区带，然后通过电泳将其印迹到PVDF膜（PVDF膜能与蛋白非特异性结合，印膜后须用无关蛋白如脱脂牛奶封膜），再用特异性抗体来鉴定混合物中的单个抗原成分。

8. 免疫比浊：在定量的抗体中分别加入对应抗原，经一定时间作用后，形成免疫复合物。用浊度计测定反应液体的浊度，可定量测定抗原含量。

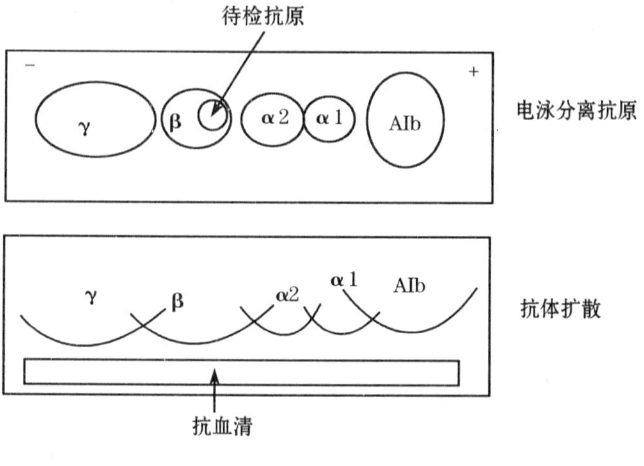

图 13－3　人血清蛋白免疫电泳示意图

（三）免疫标记技术

免疫标记技术（immunolabelling techniques）是指用荧光素、酶、放射性核素或电子致密物质等标记抗体或抗原的抗原抗体反应。此技术具有特异、敏感、快速、定性或定量甚至定位、结果易于观察等优点。它不仅可以检测液相抗原，而且还可以检测固相抗原，是目前应用最广泛的免疫学检验技术。

1. 免疫荧光技术（immunofluorescence techniques）：是用荧光素标记抗体与待测抗原反应，通过荧光显微镜观察，进行抗原定性或定位的一种实验检测方法。

（1）直接荧光法：用荧光素直接标记特异性抗体。将荧光标记抗体加于待检抗原标本（如组织切片、细胞涂片等）中，作用一定时间后，洗去未结合的抗体，在荧光显微镜下观察荧光情况，定性或定位检测标本中的抗原。

（2）间接荧光法：用荧光素标记抗抗体（二抗）。将特异性抗体加于待检抗原标本中，作用一定时间后，洗去未结合的抗体，再加荧光素标记的二抗，冲洗后，在荧光显微镜下观察荧光情况，定性或定位检测标本中的抗原。

2. 免疫酶技术（immunoenzymatic techniques）：是将抗原抗体反应与酶促反应的特异性、高效性相结合，通过酶促底物反应后出现变色产物结果而设计的一类检测方法。本试验可定性、定量、定位，是一种特异、敏感、简便、无需特殊设备的微量测定技术。其敏感度可达 ng/ml 甚至 pg/ml 水平。

酶联免疫吸附试验（enzyme－linked immunosorbent assay，ELISA）是免疫酶技术中应用最广的试验。其基本方法是用酶标记抗体（或抗原），将抗原（或抗体）吸附于固相载体表面，使抗原抗体反应在固相表面进行，加入底物后，被固定于固相表面的酶发生酶促反应，产生有色产物，通过测定有色产物的多少，定量检测被检抗原（或抗体）的含量。ELISA 的方法很多，以下简介几种基本方法。

（1）双抗体夹心法：酶标记特异性抗体，用于检测含有多个相同和不同抗原表位的大分子抗原。将已知抗体包被在固相载体表面，加入待测抗原，洗涤后加入酶标抗体，再洗涤后加底物显色。一般而言，如果抗原含有多个相同表位（如病毒表面抗原），包被抗体与酶标抗体一致；如果抗原含有多个不同表位，包被抗体与酶标抗体则应是分别识别抗原分子上不同表位的两种不同抗体。

（2）抗原竞争法：酶标记已知抗原，用于检测小分子抗原。包被已知抗体，将酶标抗原和待测抗原按比例混合后加入，洗涤后加底物显色。其原理是酶标抗原和与其相同的待测抗原竞争性地与抗体结合，最后产生的显色产物越多，则待测抗原的含量就越少。

（3）间接法：酶标记二抗，用于检测抗体。包被已知抗原，加入待测血清，洗涤后加酶标二抗，再洗涤后加底物显色。

3. 放射免疫测定（radioimmunoassay，RIA）：是用放射性核素标记抗原或抗体进行免疫学检测的技术。将抗原抗体的特异性反应与放射性核素检测高度敏感性相结合，使免疫学检测敏感度达到 pg/ml 水平。

4. 化学发光免疫分析（chemiluminescence immunoassay，CLIA）：是用化学发光物质（如鲁米诺）标记抗原或抗体进行免疫学检测的技术。化学发光物质在反应剂（如过氧化阴离子）激发下，生成激发态中间体，当激发态中间体回到稳定的基态时发射出光子，用自动发光分析仪接受光信号，通过测定光子的产量，检测待测抗原或抗体的含量。

5. 免疫金标技术（immunogold labeling technique）：它是用金、银作为标记物的免疫检测技术。胶体金属于多相不均匀体系，随着其集聚颗粒的大小，颜色由呈橙黄色、橘红色到紫红色的不同。用胶体金标记抗体（或抗原），抗原与抗体结合，引起胶体金聚集而显色，因而可用于定性或半定量的快速免疫检测。

第二节　免疫细胞检测技术

免疫细胞检测技术主要包括免疫细胞数量和功能测定。采集的标本，病人多为外周血，实验动物还可取胸腺、脾和淋巴结等。

一、淋巴细胞的分离及类型鉴定

人血液中各种细胞比重不同，红细胞和多核白细胞的比重约为 1.092 左右，而单个核细胞（包括淋巴细胞和单核细胞）的比重为 1.075～1.090。因此，将抗凝血置于比重介于 1.075～1.090 之间的淋巴细胞分层液之上，经一定速度离心沉淀，按其相应密度梯度分布，将单个核细胞分离。若需纯化淋巴细胞，可将分离的单个核细胞铺于培养皿上吸附单核细胞，收集未贴附的细胞即为富含淋巴细胞悬液。进一步可以应用尼龙毛法、磁珠分离法、流式细胞术等分离鉴定细胞（见图 13－4）。

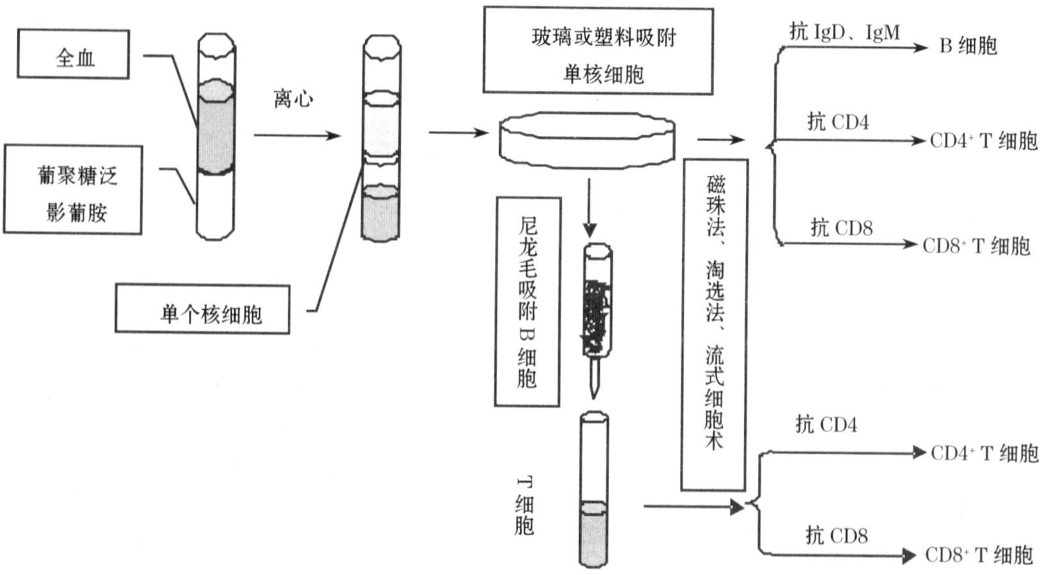

图 13－4　淋巴细胞的分离与类型鉴定

二、免疫细胞功能测定

（一）淋巴细胞增殖试验

PHA、Con A、抗CD3抗体能非特异性活化T细胞，引起T细胞增殖；PWM能非特异性活化T、B细胞，引起T、B细胞增殖。抗原能特异性活化相应T、B细胞克隆，引起相应T、B细胞克隆增殖。可用以下方法检测淋巴细胞的增殖活性。

1. ^{3}H－TdR掺入法： 细胞在DNA合成时利用TdR而使^{3}H掺入，细胞增殖水平越高，掺入的^{3}H越多，放射活性就越强。用液体闪烁仪测定放射活性，放射活性与细胞增殖呈正相关。

2. MTT法： MTT为一种噻唑盐，化学名为3－（4，5－二甲基－2－噻唑）－2，5－二苯基溴化四唑，作为细胞内线粒体琥珀酸脱氢酶的底物参与反应。在细胞培养终止前数小时加入MTT，在细胞内线粒体琥珀酸脱氢酶作用下，形成紫蓝色甲臜颗粒并沉积于细胞内或细胞周围，在培养终止时加入盐酸异丙醇或二甲基亚砜使甲臜颗粒溶解，可用酶标仪测定OD值，甲臜生成量与细胞增殖水平呈正相关。

（二）细胞毒试验

细胞毒试验主要检测杀伤细胞（如CTL、NK细胞）对靶细胞的杀伤作用。

1. ^{51}Cr释放法： 用$Na_2^{51}Cr$标记靶细胞，将^{51}Cr标记的靶细胞与杀伤细胞混合培养一定时间，最后用液体闪烁仪测定上清液的放射活性。放射活性越高，说明杀伤细胞对靶细胞的杀伤活性越强。

2. 乳酸脱氢酶释放法： 将靶细胞与杀伤细胞混合培养，靶细胞的细胞膜受损释放乳酸脱氢酶，用分光光度仪测定培养上清液的乳酸脱氢酶含量（OD 值）。乳酸脱氢酶含量与杀伤细胞对靶细胞的杀伤活性呈正相关。

第三节　机体免疫功能测定

一、细胞免疫功能测定——耳肿实验

耳肿实验（ear swelling test，EST）：半抗原二硝基氟苯（DNFB），涂于皮肤后，可与皮肤组织结合，引起机体产生Ⅳ型超敏反应，因此，可用其监测细胞免疫应答功能。先用 DNFB 涂于小鼠皮肤致敏，致敏后第 4 天，用 DNFB 分别涂于耳廓皮肤双面进行攻击。攻击前和攻击后 24 小时，测量耳厚程度，计算耳肿值。耳肿值越大，说明动物的细胞免疫应答反应就越强。

二、体液免疫功能测定——溶血空斑实验

溶血空斑试验（hemolytic plaque assy）：用 SBRC 免疫小鼠后，取其脾脏制成脾细胞悬液。将 SBRC 和脾细胞悬液混合加入到冷却至 45℃ ~48℃ 的琼脂液中，倾注平皿，然后加入一定量的补体，经 37℃ 温育后，在琼脂层中由于抗体形成细胞可释放抗体，并与其周围的 SRBC 结合，在补体参与下导致抗体形成细胞周围的 SRBC 溶解，形成一个以抗体形成细胞为中心、肉眼可见的圆形透明溶血区，称为溶血空斑。本法参与的抗体主要是 IgM，每个空斑表示一个抗体生成细胞，空斑大小与细胞产生抗体量的多少呈正相关。

三、非特异性免疫功能测定——染料排除实验

将染料（如刚果红）注于机体，会被体内的吞噬细胞吞噬清除。因此，在注射染料一定时间后采血，测血清中的染料剩余量，即可反映吞噬细胞的吞噬能力。小鼠称重后，用肝素处理过的 40μl 定量毛细吸管，从眶后静脉丛取血 40μl，立即放入 4ml 蒸馏水中，使血球完全溶解，作为空白对照管。随即按每克体重 1% 刚果红生理盐水溶液 0.01ml，从尾静脉注入，注射后 30 秒，同上法取血 40μl，放入 4ml 蒸馏水中为试验管。用 721 型分光光度计，选 510nm 波长，用空白对照管调零，测试验管光密度 OD 值。根据试验管所测得 OD 值，从刚果红标准曲线上查出小鼠血中的刚果红含量（μg/ml），所得数值即为经过吞噬之后血中的剩余刚果红量。剩余刚果红量低，说明吞噬细胞吞噬能力强；反之则吞噬能力弱。

复习思考题

1. 在抗原抗体反应检测实验中，哪些实验可用于定量检测？哪些只能用于定性检测？
2. 免疫标记技术有哪些基本方法？简述各种标记方法的检测原理。
3. 免疫细胞增殖活性和细胞毒实验的检测方法有哪些？二者的检测原理有何不同？

第十四章　免疫学防治技术

从1796年Jenner发明牛痘疫苗，到1979年世界卫生组织在内罗毕宣布“天花已在全世界被消灭”这一事实，被认为是有史以来，人类征服疾病最为辉煌的成绩。这完全是由牛痘疫苗免疫预防接种获得的成果，并且随着各种疫苗的广泛应用，还将逐渐消灭各种传染病，尤其是病毒性传染病。

随着免疫学理论与技术的迅速发展，免疫学防治技术已从预防和控制传染性疾病，扩展到非传染性疾病，如肿瘤、自身免疫病、免疫缺陷等的免疫预防与治疗。现代免疫学的应用，开创了更多更有效的免疫生物疗法，以提高人类健康水平，防治人类疾病的发生。

免疫防治方法，包括特异性免疫防治和非特异性免疫防治。特异性免疫防治主要包括主动免疫和被动免疫。主动免疫是机体接受抗原刺激而获得的免疫力，维持时间较长（数月~数年）；被动免疫则是给机体输注免疫应答产物而获得的免疫力，维持时间较短（2~3周）。二者都可通过人工或天然方式获得，我们主要研究可通过人工方式获得的人工主动免疫和人工被动免疫，二者的主要区别见表14-1。

机体获得特异性免疫力的方式：

- 获得特异性免疫力方式
  - 主动免疫
    - 天然主动免疫　如：自然感染
    - 人工主动免疫　如：接种疫苗、类毒素
  - 被动免疫
    - 天然被动免疫　如：IgG通过胎盘、哺乳获得SIgA
    - 人工被动免疫　如：注射抗毒素、抗病毒血清、γ球蛋白

表14-1　人工主动免疫与人工被动免疫的比较

项目	人工自动免疫	人工被动免疫
接种物质	抗原（疫苗、类毒素）	抗体等免疫应答产物
生效时间	2~3周	立即
维持时间	数月~数年	2~3周
主要用途	预防	治疗和紧急预防

第一节　免疫预防

中医有云，圣人不治已病治未病，不制已乱制未乱。用现代医学观点可理解为对疾病应以预防为主。机体受病原体感染后，能产生特异性抗体和效应T细胞，提高对该病原体的免

疫力。根据这一基本原理，可采用人工方法使机体获得特异性免疫力，达到预防疾病的目的。疫苗的接种、计划免疫的实施，成为人类预防传染病的最有效措施，并已取得巨大成就。随着当代疫苗的发展和应用，免疫预防不仅限于传染病领域，已扩展到许多非传染病领域，疫苗既包括了预防性制剂，也包括了极有发展前途的治疗性制剂。

一、人工主动免疫预防

人工主动免疫（artificial active immunization）是人工给予疫苗等抗原性物质免疫机体，使之产生特异性免疫力，从而预防感染的措施。

（一）人工主动免疫生物制剂

人工主动免疫生物制剂，包括疫苗、类毒素等抗原类物质。它们的基本特征是：毒力减低或消失，抗原性保持（即病原体及其毒性产物经处理后，毒力减低或消失，但仍保留原有的抗原性）。传统上疫苗（vaccine）是指病原体变异或经灭活后，毒力减低或消失、抗原性保持，或者制备有效亚单位抗原，或者选择带有相同抗原的低毒或无毒生物，接种机体后能预防相应感染性疾病发生的生物制品。近年来，将细菌性、病毒性制剂以及类毒素等人工主动免疫制剂统称为疫苗。

1. 减毒活疫苗（live－attenuated vaccine）：可将病原体在培养基或敏感细胞中反复传代，使其毒力减低或消失，保留免疫原性，或者选择与病原体带有相同抗原性，但对人体低毒或无毒的微生物（如牛痘疫苗）制成的活疫苗。如卡介苗、麻疹疫苗、脊髓灰质炎疫苗等。活疫苗的突出优势是：可在体内繁殖从而产生类似天然感染的抗原刺激过程，多数活疫苗的免疫效果良好、持久，一般不需加强免疫。活疫苗可刺激机体产生体液免疫应答和细胞免疫应答。其中类似自然感染途径的接种还可形成黏膜局部免疫效应。减毒活疫苗不足之处是：在免疫力差的个别机体可引发感染；突变低毒株可能恢复毒力（但在实践中十分罕见）。

2. 灭活疫苗（inactivated vaccine）：即死疫苗，是选用免疫原性强的病原体，经人工大量培养后，用理化方法灭活制成。如伤寒疫苗、百日咳疫苗等。灭活疫苗接种主要诱导机体产生抗体，一般不引起细胞免疫应答。

3. 类毒素（toxoid）：类毒素是将蛋白性毒素（如细菌外毒素）经0.3%～0.4%甲醛处理制成。其特点是毒性消失、抗原性保持。如破伤风类毒素、白喉类毒素等，接种后可诱导机体产生抗毒素。

4. 新型疫苗：近年来，随着免疫学、生物技术、生物化学及分子微生物学技术的发展，促进了多种新型疫苗的研制和应用。

（1）亚单位疫苗（subunit vaccine）：提取病原生物有效免疫原组分制成的疫苗称亚单位疫苗。如乙型肝炎疫苗为乙型肝炎病毒的表面抗原，脑膜炎球菌、肺炎球菌、b型流感杆菌的多糖疫苗等。亚单位疫苗可减少无效抗原组分所致的不良反应，毒性显著低于全菌疫苗。

（2）结合疫苗（conjugate vaccine）：是将细菌荚膜多糖与蛋白质偶联的疫苗。多糖抗原为TIAg，缺乏T细胞表位，只能刺激B细胞产生IgM。细菌荚膜多糖与蛋白质载体偶联，由蛋白质提供T细胞表位，而成为TDAg。结合疫苗能引起T、B细胞的联合识别，可诱导机体产生IgG类抗体。目前已获准使用的结合疫苗有b型流感杆菌疫苗、脑膜炎球菌疫苗和肺炎球菌疫苗等，已取代了传统使用细菌荚膜多糖制作的多糖疫苗。

（3）合成肽疫苗（synthetic peptide vaccine）：又称抗原肽疫苗。是根据有效免疫原的氨基酸序列，设计合成的免疫原性多肽，结合适当的载体再加入佐剂（脂质体）制成的疫苗。如果设计合成既有B细胞表位又有T细胞表位的合成肽疫苗，则可以诱导体液免疫和细胞免疫。目前，根据疟原虫孢子表位制作的疟原虫疫苗已在临床试用，细菌毒素、HIV和肿瘤等的合成肽疫苗正在研制中。

（4）基因工程疫苗：基因工程疫苗是以基因重组技术所制备的疫苗，又称重组疫苗（recombinant vaccine）。包括：重组抗原疫苗、重组载体疫苗和核酸疫苗。基因工程疫苗的研制主要针对难（或不能）培养、常规免疫效果差、有潜在危险的病原体。

①重组抗原疫苗（recombinant antigen vaccine）：将编码有效免疫原组分的DNA片段（目的基因）引入细菌、酵母或能连续传代的哺乳动物细胞基因组内，通过大量繁殖这些细菌或细胞，表达目的基因产物（有效抗原组分），提取纯化制成的疫苗。不含活的病原体和病毒核酸，安全有效，成本低廉。目前获准使用的有HBsAg基因工程疫苗、口蹄疫疫苗和莱姆病疫苗等。

②重组载体疫苗（recombinant vector vaccine）：将编码病原体有效免疫原的基因插入载体（豆类病毒、细菌或植物细胞等），使其表达病原体抗原制成的疫苗。这种具有活疫苗特点，疫苗株可在体内增殖，表达大量所需抗原。目前使用最多的载体是痘苗病毒，用其表达多种外源基因，已用于甲型和乙型肝炎、麻疹、单纯疱疹等疫苗的研究；另外，也出现了表达乙型肝炎病毒抗原的番茄、马铃薯、香蕉等。

③核酸疫苗：包括DNA疫苗（DNA vaccine）和RNA疫苗（RNA vaccine）。是将编码有效抗原的cDNA或mRNA基因插入到载体（如质粒DNA），建成基因重组质粒，将其直接接种于机体，转染宿主细胞，使宿主细胞表达病原体抗原，从而诱导机体产生特异性免疫应答，此重组质粒即为DNA或RNA疫苗。核酸疫苗的出现，开拓了疫苗学的新纪元，被称为第三次疫苗革命。目前，研究最多的是DNA疫苗，由于它不需要任何化学载体，故又称为裸DNA疫苗（naked DNA vaccine）。HIV和疟原虫DNA疫苗等正在研制中。

④转基因植物疫苗：将编码有效免疫原的基因导入可食用植物（如番茄、黄瓜、马铃薯、香蕉等）的细胞基因组中，免疫原即可在植物的可食用部分稳定地表达和积累，人类和动物食用即完成预防接种。这类疫苗尚在初期研制阶段，具有口服、易被儿童接受、价廉等优点。目前用马铃薯表达乙型肝炎病毒表面抗原并在动物试验中获得成功。

（二）疫苗的基本要求

当代疫苗、类毒素的发展趋势是增强免疫效果、简化接种程序、提高预防接种效益。对疫苗、类毒素的基本要求包括有效性、安全性、实用性。

1. 有效性：具有良好的免疫原性是有效性的基本保障，也是疫苗首要的基本要求。疫苗接种后应能在大多数人中引起保护性免疫，增强群体的抗感染能力。理想的疫苗接种后既能引起体液免疫，又能引起细胞免疫，而且维持时间较长。

2. 安全性：疫苗多用于健康人群，特别是儿童的免疫接种，故在制作中应特别注意质量管理。灭活疫苗的毒株多为致病性强的微生物，应予以彻底灭活；活疫苗的菌株要求遗传性状稳定，无回复突变，无致癌性；无致热原及过敏原；各种疫苗应尽可能减少接种后的副作用。

3. 实用性：疫苗的可接受性十分重要，否则难以达到接种人群的高覆盖率。要求简化接种程序，如口服疫苗、多价疫苗。同时要求疫苗易于保存运输，价格低廉，接种后无明显不良反应。

（三）人工主动免疫的应用

当代疫苗的发展和应用，不仅限于传染病领域，已扩展到许多非传染病领域。并且，它既包括预防性制剂，也包括了极有发展前途的治疗性制剂。

1. 抗感染：临床已证实，根据某些特定传染病的疫情监测和人群免疫状况分析，有计划地进行疫苗接种，可以预防相应传染病，最终达到控制甚至消灭相应传染病的目的。但是，有不少传染病如疟疾等仍缺乏有效疫苗；新发现的传染病，如艾滋病、埃博拉出血热及严重急性呼吸综合征（SARS）等病原种类不断增多；某些病原体（如 HBV、HCV 等）携带者，病原体不易被彻底清除等。因此，抗感染仍是未来疫苗研制的首要任务。

2. 抗肿瘤：利用肿瘤疫苗进行主动免疫治疗肿瘤，已在临床获得一定疗效。例如，给肿瘤细胞导入 HLA、B7 等基因而制备的瘤苗，可促进 T 细胞活化；导入 TNF－α、IL－2、IFN－γ 等基因而制备的瘤苗，可使局部产生具有杀瘤活性或免疫调节的细胞因子，从而增强抗瘤效应。某些肿瘤的发生与病毒感染密切相关，相应病毒的疫苗可用于肿瘤的免疫预防，如 EB 病毒疫苗可预防鼻咽癌等。

3. 防止免疫病理损伤：某些慢性感染导致的免疫病理损伤与免疫应答的类型有关，通过调整免疫应答有可能防止或减轻病理损伤。如在 I 型超敏反应中，皮下多次注射小剂量变应原，通过逐渐消耗过敏介质；或通过诱导 IFN－γ 及 TGF－β 产生，降低 IgE 抗体应答性超敏反应；通过诱导 IgG 类抗体产生，可达到临时或长期脱敏的目的。

诱导特异性免疫耐受将是防治自身免疫病、移植排斥的根本方法之一，目前研究表明，如通过口服免疫原，在防治实验性变态反应性脑脊髓炎（EAE）及非胰岛素依赖性糖尿病的动物模型中，取得了可喜的治疗效果。

4. 计划生育：避孕疫苗中促绒毛膜性腺激素（HCG）亚单位疫苗，已在临床试验，初步证明安全、有效，并且具有可逆性。如用 HCG－β 亚单位疫苗免疫人体，可刺激机体产生抗 HCG，可切断黄体营养而终止妊娠。另外，也可用精子表面的酶或膜抗原制成精子表面抗原疫苗等，用于计划生育。

（四）我国计划免疫程序

计划免疫（planed immunization）是根据某些特定传染病的疫情监测和人群免疫状况分析，有计划地进行疫苗接种，预防相应传染病，最终达到控制乃至消灭相应传染病，确保儿童健康成长而采取的重要措施。

根据国家卫生部2007年印发的《扩大国家免疫规划实施方案》，在现行全国范围内使用的乙肝疫苗、卡介苗、脊髓灰质炎疫苗、百白破疫苗、麻疹疫苗、白破疫苗等6种国家免疫规划疫苗基础上，以无细胞百白破疫苗替代全细胞百白破疫苗，将甲肝疫苗、流脑疫苗、乙脑疫苗、麻腮风疫苗纳入国家免疫规划，对适龄儿童进行常规接种（表14－2）。并在重点流行地区对重点人群进行出血热疫苗接种，若发生炭疽、钩端螺旋体病疫情或发生洪涝灾害可能导致钩端螺旋体病暴发流行时，对重点人群进行炭疽疫苗和钩端螺旋体疫苗应急接种。

通过接种上述疫苗，可预防乙型肝炎、结核病、脊髓灰质炎、百日咳、白喉、破伤风、麻疹、甲型肝炎、流行性脑脊髓膜炎、流行性乙型脑炎、风疹、流行性腮腺炎、流行性出血热、炭疽和钩端螺旋体病等15种传染病。

另外，根据传染病流行趋势，在流行地区特定人群接种出血热疫苗为3剂次，受种者接种第1剂次后14天接种第2剂次，第3剂次在第1剂次接种后6个月接种；炭疽疫苗的接种为1剂次（在发生炭疽疫情时接种，患病者和与病畜直接接触者不能接种）；钩端螺旋体疫苗的接种为2剂次，受种者接种第1剂次后7～10天接种第2剂次。

表14－2　　我国免疫规划实施方案计划免疫程序（2007年12月）

接种疫苗	出生	1月	2月	3月	4月	5月	6月	8月	18月	24月	30月	3周岁	4周岁	6周岁
乙肝疫苗	1剂	2剂					3剂							
卡介苗	1剂													
脊灰疫苗			1剂	2剂	3剂								4剂	
百白破疫苗				1剂	2剂	3剂			4剂					
白破疫苗														1剂
麻腮风疫苗								麻风苗	麻腮风疫苗					
流脑疫苗							A群1、2剂					A＋C 3剂		A＋C 4剂
乙脑活疫苗								1剂		2剂				
死疫苗								1、2剂		3剂				4剂
甲肝活疫苗									1剂					
死疫苗									1剂	2剂				

（五）人工主动免疫注意事项

1. 接种对象：疫苗的预防接种对象为易感人群，即无特异性免疫力但与某些病原生物接触机会多、疾病及并发症危害大的流行地区的人群。婴幼儿和老年人常常是大多数感染性疾病的易感人群。

2. 接种剂量、次数和间隔时间：活疫苗能在体内繁殖，一般只接种一次；死疫苗通常接种量大，要种2～3次，每次间隔7～8天；类毒素接种2次，因其吸收缓慢，产生免疫力需时稍长，间隔4～6周。

3. 接种途径：活疫苗选用皮内注射、皮上划痕或模拟自然感染途径接种，如脊髓灰质炎疫苗以口服为佳，麻疹、流感、腮腺炎疫苗雾化吸入为好；死疫苗多为皮下注射；类毒素采用肌内注射。

4. 活疫苗的接种：卡介苗、麻疹疫苗、脊髓灰质炎疫苗等活疫苗接种时需要注意：①疫苗属外来物质，具有抗原性，当与免疫球蛋白相遇时会发生抗原抗体反应，降低疫苗的效果，故注射γ球蛋白后，至少要间隔6周以上才能接种疫苗；而接种完疫苗后，至少2周后方可注射γ球蛋白；②脊髓灰质炎疫苗为口服使用，不能用热水送服或加在热的食物内服用；③当两种活疫苗一起注射时（如卡介苗和麻疹疫苗）一般不会产生不良反应，若未能同时接种，最好间隔4周以上，以免影响效果。

5. 禁忌证：凡高热、严重心血管疾病、急性传染病、恶性肿瘤、肾病、活动性结核、活动性风湿病、甲亢、糖尿病、免疫缺陷病及使用免疫抑制剂者，均不宜接种疫苗，以免引起病情恶化。为防止流产或早产，孕妇应暂缓接种。

二、人工被动免疫预防

人工被动免疫（artificial passive immunization）是人工给予含特异性抗体的免疫血清或细胞因子等免疫效应性制剂，以治疗或紧急预防感染的措施。因这些免疫物质并非机体自身产生，缺乏主动补充的来源，故维持时间短暂，一般约2~3周。

（一）人工被动免疫生物制剂

1. 抗毒素（antitoxin）：用细菌类毒素免疫动物（如马）后，获得的免疫血清，并经分离纯化制成。免疫血清中含有具有中和相应外毒素的IgG类抗体，主要用于治疗和紧急预防外毒素所致疾病，如白喉、破伤风、肉毒中毒等。

2. γ球蛋白：包括人血浆γ球蛋白和胎盘γ球蛋白。前者是从正常人血浆提取的γ球蛋白，含IgG和IgM；后者则是从健康孕产胎盘血液中提取的γ球蛋白，主要含IgG。肌内注射剂主要用于甲型肝炎、丙型肝炎、麻疹等病毒性疾病的预防；静脉注射剂主要用于原发性和继发性免疫缺陷病的治疗。

3. 特异性Ig：是从临床患某种感染性疾病痊愈后或健康人接种疫苗后含有针对某种病原微生物高效价抗体的血浆制备，用于预防和治疗相应病原微生物感染，如HBV－Ig，用于乙型肝炎病毒感染。

4. 抗病毒或抗菌免疫血清：是用细菌或病毒免疫机体获得的免疫血清。如抗狂犬病免疫血清、抗乙型脑炎免疫血清等临床预防效果显著。另如2003年有人尝试用SARS患者恢复期血清治疗SARS也取得了一定疗效。但抗鼠疫、炭疽等抗菌免疫血清因疗效不显著，已逐渐被抗生素代替。

5. 抗淋巴细胞抗体：是用人外周血淋巴细胞作为抗原，免疫动物后获得的针对人淋巴细胞表面抗原的抗体。注入人体后，在补体等的参与下可使淋巴细胞溶解。可用于延长移植物存活时间和某些自身免疫病（如系统性红斑狼疮、类风湿性关节炎等）的防治。

（二）人工被动免疫注意事项

1. 注意防止超敏反应：动物免疫血清对人来说是异种蛋白，使用时应注意Ⅰ型超敏反应的发生。使用前应询问病史，做皮试，如阳性可使用脱敏方法。在注射γ球蛋白时亦应注意观察。

2. 注意早期和足量：只有在毒素尚未结合组织细胞前使用抗毒素，才能发挥中和毒素作用。若毒素已与组织细胞结合，抗毒素就不再发挥中和毒素作用，故应在早期足量使用。

3. 不滥用γ球蛋白：多次注射γ球蛋白，由于存在同种异型抗原性，也会引起超敏反应。此外，如2003年的SARS流行，给易感人群注射γ球蛋白，不会增强对SARS的免疫力，这是因为SARS病毒初次进入人类，而在来源于健康人的γ球蛋白制剂中，不会含有抗SARS病毒的抗体。

常用的人工免疫生物制品见表14－3。

表14－3　用于免疫预防的常用生物制品

分类		生物制品名称
主动免疫制剂	活疫苗	卡介苗、麻腮风疫苗、麻疹疫苗、腮腺炎疫苗、风疹疫苗、脊髓灰质炎活疫苗、甲型肝炎活疫苗、乙型脑炎活疫苗、水痘疫苗、腺病毒疫苗、轮状病毒疫苗、炭疽疫苗
	灭活疫苗	霍乱疫苗、百日咳疫苗、伤寒疫苗、甲型肝炎疫苗、钩端螺旋体疫苗、狂犬病疫苗、脊髓灰质炎灭活疫苗、乙型脑炎死疫苗、流感疫苗、出血热疫苗
	亚单位疫苗	脑膜炎球菌荚膜多糖疫苗、肺炎球菌荚膜多糖疫苗、流感病毒（血凝素和神经氨酸酶）疫苗、乙型肝炎疫苗、流感杆菌疫苗、百日咳杆菌丝状血凝素亚单位疫苗
	类毒素	破伤风类毒素、白喉类毒素、白破二联疫苗（白喉、破伤风类毒素）
被动免疫制剂	抗毒素	破伤风抗毒素、白喉抗毒素、肉毒抗毒素
	抗病毒血清	狂犬病抗血清
	多克隆抗体	γ球蛋白

第二节　免疫治疗

按照免疫学原理，针对疾病发生机制，人为地调整机体免疫功能，以达到治疗目的所采取的措施，称为免疫治疗（immunotherapy）。对于疾病的治疗而言，只有固有免疫是远远不够的，最终战胜疾病仍然需要适应性免疫的参与。激发适应性免疫反应的手段多以抗原、抗体为核心，并衍生出细胞因子拮抗剂、细胞受体拮抗剂、受体激动剂、特异性免疫活性细胞等多种手段。免疫治疗可按所用制剂的作用机制分为主动免疫疗法和被动免疫疗法；按其对机体免疫应答的影响则可分为免疫增强和免疫抑制（又合称为免疫调节疗法）；根据治疗的特异性分为特异性免疫疗法和非特异性免疫疗法等。各类分法之间又互有交叉。本节按分子治疗、细胞治疗和免疫调节治疗进行介绍。

一、分子治疗

（一）抗原为基础的免疫治疗

针对机体异常的免疫状态，人工给予抗原以增强免疫应答或者诱导免疫耐受，达到治疗疾病的目的，称抗原为基础的免疫治疗。诱导免疫应答可用于治疗感染、肿瘤等；诱导免疫耐受可用于自身免疫病和超敏反应的治疗，防止移植排斥反应。以抗原为治疗剂的研究进展较快，如治疗性疫苗是利用抗原激发特异性免疫应答能力的特性而制备的，通过接种以改善病情甚至治愈疾病。

治疗性疫苗与传统预防性疫苗不同。预防性疫苗接种对象主要为健康个体或儿童，主要激发机体体液免疫效应，产生保护性抗体，主要用于疾病的免疫预防；治疗性疫苗接种对象是已病患者，接种的主要目的是激发免疫应答或诱导免疫耐受，从而改善病情甚至使疾病痊愈。

1. 抗原以分子或片段形式的免疫治疗：包括抗原表位、重组抗原、重组病毒、核酸疫苗等的免疫治疗。

（1）抗原表位疫苗：表位是 BCR 及 TCR 识别抗原、特异性诱发免疫应答的物质基础。利用表位直接诱导机体的免疫应答是一种有效的途径。表位多为 8 ~ 12 多肽或其他小分子，在体内容易降解，因此可以将表位多肽与载体结合作为疫苗。例如，将麻疹病毒蛋白的 T 细胞表位和 B 细胞表位与载体结合，可以制备麻疹疫苗；将乙肝病毒的抗原表位合成多肽交联异源性蛋白，或重组表达带有该抗原表位的蛋白，可以作为治疗用乙肝疫苗；HSP 具有“伴侣抗原肽”作用，从肿瘤组织提取的 HSP 可结合不同的抗原肽，形成多种 HSP - 抗原肽复合物，可激活多个 CTL 克隆，从而产生较强的抗肿瘤效应。但由于目前对大多数抗原的表位认识还不足，因此其应用尚受到一定限制。

（2）重组抗原疫苗：利用重组 DNA 技术可以产生大量的抗原分子，该抗原可以是微生物或肿瘤细胞某一个特定的蛋白或其片段，因此，免疫诱导作用的针对性强，安全性也比灭活或减毒疫苗有进一步的提高。同时，由于表达蛋白不受量的限制，保存时间长、纯度高，具有广阔的应用前景，如 HBV - pre - S2 重组疫苗、人乳头状瘤病毒（HPV）E6 或 E7 重组疫苗均在临床使用效果良好。

（3）重组病毒疫苗：将编码有效免疫原的基因插入减毒病毒（痘苗病毒或腺病毒）基因组中，接种机体使其持续性表达目的抗原，病毒本身作为佐剂，可有效地进行特异性主动免疫治疗。已选用的目的肿瘤抗原有黑色素瘤 GP97、癌胚抗原、腺癌 Muc - 1 的核心肽等，用于动物肿瘤模型特异性主动免疫治疗。

（4）核酸疫苗：利用基因转移的方式将编码抗原的基因构建于载体（如质粒载体），直接注射于体内，使机体表达相应抗原。美国 FDA 已经批准以 DNA 疫苗诱导对髓磷脂碱性蛋白（MBP）免疫耐受的Ⅰ期临床试验。

2. 微生物抗原疫苗为基础的免疫治疗：正常机体受微生物感染后通过免疫系统可阻止感染扩散并清除病原体，当免疫功能受损时，可导致某些微生物的持续感染，甚至诱发肿瘤。人类的许多肿瘤与微生物感染有关。例如，乙型肝炎病毒与肝癌、EB 病毒与鼻咽癌、幽门螺杆菌与胃癌、人乳头状瘤病毒与宫颈癌等。因此，利用这些微生物疫苗可预防和治疗相应的肿瘤。

（二）抗体为基础的免疫治疗

以抗体为基础免疫治疗包括多克隆抗体、单克隆抗体及基因工程抗体的应用。

1. 多克隆抗体：多克隆抗体主要包括用抗原（如细菌类毒素、病毒、人 T 细胞等）免疫动物获得的免疫血清以及从人血浆或血清中提取的免疫球蛋白。抗毒素血清已广泛用于治疗和紧急预防细菌外毒素所致疾病，如白喉抗毒素、破伤风抗毒素等；人免疫球蛋白制剂主要用于治疗丙种球蛋白缺乏症和预防麻疹、传染性肝炎等；抗淋巴细胞丙种球蛋白主要用于器官移植受者，阻止移植排斥反应的发生，延长移植物存活时间，也用于治疗某些自身免疫病，如肾小球肾炎、系统性红斑狼疮、重症肌无力及类风湿性关节炎等疾病。

多克隆抗体的临床应用有以下两个明显的缺点：一是特异性差；二是易导致超敏反应。因为来源于异种或同种异体的抗体，对机体具有抗原性，可以刺激机体产生抗抗体，可引发超敏反应，严重时可危及生命。

2. 单克隆抗体：单克隆抗体具有结构高度均一、纯度高、特异性强、效价高、少或无血清交叉反应等优点，已广泛应用于生命科学研究的各个领域。缺点为动物来源的 mAb 在应用中有致超敏反应的可能，且多次使用会失效（外源性 mAb 刺激机体产生抗抗体，与其结合中和其作用）。

（1）抗细胞表面分子的单抗：该抗体在体内与表达相应细胞膜表面分子结合，在补体参与下使细胞溶解。例如，1986 年，美国食品和药品管理局（Food and Drug Administration，FDA）批准应用抗人 CD3 单抗，特异性破坏 T 细胞，临床已用于心、肝、肾、骨髓移植时发生的急性排斥反应；因恶性 B 细胞淋巴瘤细胞高表达 CD20，1997 年第一个用于癌症治疗的抗人 CD20（Rituximab）获 FDA 批准用于 B 细胞淋巴瘤的治疗；抗人 CD4 单抗也可以用于预防器官移植排斥反应，治疗类风湿性关节炎、多发性硬化症等。

（2）抗细胞因子的单抗：具有中和活性的抗 TNF 单抗（Infliximab）可特异阻断 TNF 与 TNF 受体结合，减轻炎症反应，临床上已成功用于类风湿关节炎等慢性炎症性疾病的治疗。抗 IL－1 单抗也可用于治疗上述疾病，目前正在进行临床试验。

（3）抗体导向药物治疗：化疗药物、毒素、同位素等细胞毒性物质对肿瘤细胞都有很强的杀伤作用，但因缺乏特异性，易损伤正常细胞，可导致不良反应或严重毒副作用。以高度特异性的单抗作为载体，将细胞毒性物质靶向性地携至肿瘤病灶局部，较特异地杀伤肿瘤。目前根据所导向的细胞毒性物质不同，该导向疗法分为：①放射免疫疗法（radioimmunotherapy）：指将放射性核素（^{131}I，^{125}I，^{111}In）与特异性单抗连接，进行肿瘤的导向治疗，如 ^{90}Y 偶联抗 CD20 制成的 Zevalin 治疗非霍金奇淋巴瘤（是 FDA 于 2002 年批准的第一个用于癌症治疗的放射免疫偶联药物）；②抗体导向化学疗法（antibody－guided chemotherapy）：将化疗药物（甲氨蝶呤、长春新碱、阿霉素）与特异性单抗连接，进行导向治疗；③免疫毒素疗法（immunotoxin therapy）：将毒素与特异性单抗相连，常用毒素包括植物毒素（如蓖麻毒素、苦瓜毒素等）和细菌毒素（如白喉毒素、绿脓杆菌外毒素等）。目前已有由 calicheamicin 毒素与抗 CD33 单抗偶联的免疫毒素（Mylotarg）获 FDA 批准用于治疗急性髓性白血病。

3. 基因工程抗体及其导向治疗：基因工程抗体（genetic engineering antibody）是通过 DNA 重组技术和蛋白质工程技术，在基因水平对 Ig 进行切割、拼接或修饰，重新组装成新型的抗体分子。基因工程抗体可以获得从最小的抗原结合位点（CDRs）到较大的 $F(ab)'_2$ 片段，甚至完整的抗体分子。

经改造后基因工程抗体可以具有更佳的生物学活性、免疫原性低、分子小、穿透力强、易进入局部，且对各种水解酶的抵抗力增强等优点。尤其如单链抗体、双价抗体、双特异性抗体等相关导向疗法已得到迅速发展。用重组 DNA 技术可以合成任何所需抗体的特定片段，包括 Fab 片段、Fc 片段、Fv 片段（fragment of variable region）以及单链抗体（ScFv）。但目前的基因工程抗体尚存在亲和力弱、效价低的缺点。

许多抗原抗体反应要求双价的抗原结合位点，使抗原分子上两个表位发生交联或使两个抗原分子连接，例如将识别肿瘤抗原的抗体和识别细胞毒性免疫效应细胞表面分子的抗体（如 CD3 抗体、CD16 抗体）联结在一起，制成双功能性抗体（bifunctional antibody）或称双特异性抗体（bispecific antibody），可使免疫效应细胞如 CTL、NK、LAK 细胞更易与肿瘤细胞识别结合，从而取得更佳杀伤肿瘤细胞的作用。

目前，一些单克隆抗体或基因工程抗体已用于肿瘤、感染、自身免疫病、超敏反应性疾病等的治疗（表 14－4）。

表 14－4　美国 FDA 已批准生产和临床使用的单克隆抗体（2006 年）

名称（括号内为商品名）	适应证
抗 CD3（Othoclone，OKT3）	肾、心、肝的移植排斥反应
抗 CD20 单抗（Rituxan，Zevalin，Bexxer）	低分化 B 细胞淋巴瘤，非霍奇金淋巴瘤
抗 CD25（Zenapax，Simulect）	急性肾移植排斥反应
抗 CD33（Calicheamicin）	急性髓样白血病
抗 TNFα（Remicade，Inflixmab）	Crohn's 病，类风湿性关节炎，强直性脊柱炎，溃疡性结肠炎
抗呼吸道合胞病毒（Synagis）	小儿呼吸道合胞病毒感染的肺炎
抗 HBsAg（XTL－001）	乙型肝炎病毒感染
抗 HER－2/neu/CD340（Herceptin）	乳腺癌
抗 IgE（Omalizumab）	支气管哮喘
抗 EGFR（Erbitux，Panitumumab）	转移性结肠直肠癌，头颈部肿瘤
抗 VEGF（Avastin）	转移性结肠直肠癌

（三）细胞因子及其拮抗剂为基础的免疫治疗

1. 重组细胞因子治疗：利用基因工程技术生产的重组细胞因子为临床应用奠定了基础。目前已有多种细胞因子类药物用于感染、肿瘤、造血障碍等疾病的治疗（表 14－5）。

2. 细胞因子阻断和拮抗疗法：该疗法是通过抑制细胞因子产生或阻断细胞因子与其相应受体结合或结合受体后阻断信号传导过程，使细胞因子的病理性作用难以发挥。适用于自身免疫性疾病、移植排斥、感染性休克等的治疗。重组Ⅰ型可溶性 TNF 受体（sTNFRⅠ）可减轻类风湿性关节炎的炎症损伤，也可缓解感染性休克，已经被美国 FDA 批准用于类风湿性关节炎的临床治疗；TNF 单抗可以减轻甚至阻断感染性休克的发生。IL－1 受体拮抗剂对于炎症、自身免疫性疾病等具有较好的治疗效果。

3. 细胞因子基因疗法（cytokine genetherapy）：细胞因子类药物在体内半衰期短，需要给患者大剂量反复多次注射方能取得一定疗效，往往导致严重副作用。细胞因子基因疗法，是将细胞因子或其受体基因通过一定技术方法导入体内，使其在体内持续表达并发挥治疗效应。目前已有 IL－2、IL－12 等多项细胞因子基因疗法试用于临床，治疗恶性肿瘤、感染、自身免疫性疾病等。

表 14－5　　美国 FDA 已批准生产和临床应用的细胞因子类药物

药物名称	适应证
IFN－α	白血病、Kaposi 肉瘤、病毒性肝炎、恶性肿瘤、AIDS
IFN－β	多发性硬化症
IFN－γ	慢性肉芽肿、生殖器疣、恶性肿瘤、过敏性皮炎、类风湿性关节炎等
G－CSF	自身骨髓移植、化疗导致的粒细胞减少、AIDS、白血病、再生障碍性贫血
GM－GSF	自身骨髓移植、化疗导致的血细胞减少症、AIDS、再生障碍性贫血、MDS
EPO	慢性肾功能衰竭导致的贫血、恶性肿瘤或化疗导致的贫血、失血后贫血
IL－2	恶性肿瘤、免疫缺陷、免疫佐剂、AIDS
IL－11	恶性肿瘤或化疗导致的血小板减少症
sTNFRⅡ－Fc	类风湿性关节炎
PDGF	糖尿病所致腿、足溃疡

二、细胞治疗

（一）细胞疫苗为基础的免疫治疗

肿瘤细胞型瘤苗是目前研究最多、使用时间最长的细胞疫苗，其优越性在于自体肿瘤细胞包容了所有自身肿瘤抗原，免疫机体可诱发较强的免疫效应。

1. 病毒修饰的瘤苗：20 世纪 90 年代初开始研制的应用病毒处理自体或异体肿瘤细胞疫苗，使肿瘤细胞表达病毒抗原，激发免疫应答杀伤肿瘤细胞，已在临床沿用至今。

2. 基因修饰的瘤苗：将肿瘤细胞用基因修饰方法改变其遗传背景，降低致瘤性，增强免疫原性。例如，将编码 HLA 分子、协同刺激分子（如 B7）、细胞因子（如 IL－2、IFN－γ、GM－CSF）的基因转染肿瘤细胞，然后回注机体的瘤苗将表达这些免疫分子，激活抗瘤免疫。

3. 抗原提呈细胞瘤苗：由抗原致敏的抗原提呈细胞可特异激活 T 细胞。用肿瘤抗原或肿瘤抗原多肽等体外刺激抗原提呈细胞后回输患者，可有效激活特异性抗肿瘤免疫应答。树突状细胞是最重要的专职抗原提呈细胞，常被用作此类疫苗。例如，抗原致敏的抗原提呈细胞已获准用于皮肤 T 细胞淋巴瘤的治疗。

（二）免疫细胞为基础的免疫治疗

免疫细胞为基础的免疫治疗是指给机体输入自体或异体造血细胞、免疫细胞等，以激活或增强机体的免疫应答。

1. 自体免疫效应细胞的免疫治疗：将自体免疫细胞经体外激活、增殖后回输患者，直接杀伤肿瘤或激发机体抗肿瘤免疫效应。适合于该疗法的免疫效应细胞包括 CTL、NK 细胞、巨噬细胞、淋巴因子激活的杀伤细胞（LAK）、肿瘤浸润性淋巴细胞（TIL）和细胞因子诱导的杀伤细胞（CIK）。TIL 是从实体肿瘤组织中分离、体外经 IL－2 诱导培养后的淋巴细胞；CIK 则是外周血淋巴细胞在体外经 PHA＋IL－2＋IL－1 等等多种细胞因子诱导培养后的淋巴细胞。目前已将 LAK 细胞、CIK、TIL 与 IL－2 合用于临床，治疗晚期肿瘤患者，对于如黑色素瘤、肾细胞癌等肿瘤患者有一定疗效。

2. 抗原提呈细胞的免疫治疗：树突状细胞（DC）是最重要的专职性抗原提呈细胞（APC）之一，可以直接刺激初始 T 细胞增殖活化。肿瘤细胞免疫原性较弱，难以激活机体的免疫应答发挥抗肿瘤作用。利用抗原致敏 APC 可以特异性激活 T 细胞，将肿瘤抗原、肿瘤抗原多肽、肿瘤提取物载荷于 DC 等 APC，继而免疫肿瘤患者，可以有效地激活机体的抗肿瘤免疫反应。

3. 造血干细胞移植：移植自体或同种异体的造血干细胞，可以促进机体造血和免疫功能，已经成为癌症、造血系统疾病、自身免疫性疾病等的重要治疗手段。临床移植所用的干细胞来自于 HLA 型别相同的供者，可采集骨髓、外周血或脐血，分离 $CD34^+$ 干/祖细胞。

三、免疫调节剂治疗

通常将可非特异性促进或抑制免疫功能的制剂称免疫调节剂，包括生物应答调节剂和非特异性免疫抑制剂等。

（一）生物应答调节剂

生物应答调节剂（biological response modifier，BRM）是指具有非特异性促进或调节免疫功能的制剂，通常对免疫功能正常者无影响，而对免疫功能异常，特别是免疫功能低下者有促进或调节作用。其制剂包括治疗性疫苗、细胞因子、微生物及其产物、合成性分子等（表 14－6）。BRM 发展极为迅速，已广泛应用于肿瘤、感染、自身免疫病、免疫缺陷病等的免疫治疗。

表 14－6　主要生物应答调节剂

种类	举例	主要作用
细胞因子	IFN－α、β、γ 及 IL－2	活化巨噬细胞、NK 细胞
激素	胸腺素、胸腺生成素	调节胸腺功能
微生物制剂	卡介苗、短小棒状杆菌、二霉菌酸酯海藻糖、胞壁酰二肽、CpG 基序	活化巨噬细胞、NK 细胞
合成性分子	嘧啶、聚肌胞、吡喃共聚物、马来酐二乙烯醚（MEV）	诱导产生 IFN

1. 微生物制剂

（1）分枝杆菌制剂：①卡介苗（BCG）为牛型结核杆菌的减毒活疫苗，具有很强的非特异性免疫刺激作用。可活化巨噬细胞；增强NK细胞活性；促进IL－1、IL－2、IL－4、TNF等多种细胞因子的产生；提高APC对抗原的摄取和提呈能力；增强T细胞对肿瘤抗原的识别能力，激发其细胞毒性。目前已用于某些肿瘤的辅助治疗，如膀胱滴注治疗浅表性膀胱癌疗效显著。②胞壁酰二肽（muramyl dipeptide，MDP）是分枝杆菌胞壁中最小免疫活性单位，具有非特异性抗感染和抗肿瘤作用。能直接刺激单核－巨噬细胞，使其活性增强10倍以至百倍；促使IL－1、IL－6、IFN、CSFs和超氧离子释放；诱导内源性TNF生成；能增强NK细胞杀伤力。现已制成肿瘤疫苗用于临床。

（2）短小棒状杆菌：短小棒状杆菌可以活化巨噬细胞；促进IL－1、IL－2等细胞因子的产生；非特异性地增强机体免疫功能。常与化疗药物联合使用，作为肝癌、肺癌、淋巴瘤、黑色素瘤等的辅助治疗。

（3）CpG DNA：CpG DNA是细菌DNA片段中具有免疫激活作用的特定碱基系列，又称为CpG基序。含有CpG基序的寡核苷酸（CpG ODN）可活化NK细胞、APC、T细胞等免疫细胞，诱导IL－2、IFN－γ、TNF等多种细胞因子的产生，促进APC上调表达MHC－Ⅱ类分子和协同刺激分子，增强其抗原提呈能力，产生较强的细胞免疫和体液免疫。CpG DNA以佐剂形式或作为DNA疫苗的一部分，用于黑色素瘤、非霍奇金淋巴瘤和肾癌的治疗。

（4）多糖类物质：某些细菌、真菌的多糖成分有明显的非特异免疫刺激作用，可促进淋巴细胞的分裂增殖，促进细胞因子的产生，常作为传染病、肿瘤的辅助治疗药物。如革兰阳性菌细胞壁成分的脂磷壁酸和食用菌香菇及灵芝多糖等。

2. 免疫因子

（1）转移因子（transfer factor）：是由致敏的淋巴细胞经反复冻溶或超滤获得的产物，包括游离氨基酸、核酸和多肽等。无种属特异性，可将供者的细胞免疫活性转移给受者。目前已试用于治疗一些细胞免疫功能低下的疾病，例如乙型肝炎及真菌感染、红斑性狼疮、恶性肿瘤、免疫缺陷病等。

（2）胸腺肽：是从小牛或猪胸腺提取的可溶性多肽混合物，包括胸腺素、胸腺生成素等，对胸腺内T细胞的发育有辅助作用。因其无种属特异性而常用于治疗细胞免疫功能低下的病人，如病毒感染、肿瘤等。

（3）免疫核糖核酸（iRNA）：先用抗原（肿瘤细胞或乙型肝炎表面抗原等）免疫动物，然后取免疫动物的脾、淋巴结分离淋巴细胞，提取其中的核糖核酸给患者注射，可使患者获得体液免疫及细胞免疫。目前试用于治疗肿瘤、真菌感染及慢性乙型肝炎等疾病。

3. 化学合成制剂：最常用的为左旋咪唑，该药原是驱虫剂，后来发现其能激活吞噬细胞的吞噬功能，促进T细胞产生IL－2等细胞因子，增强NK细胞的活性，对免疫功能低下的机体具有较好的免疫增强作用，用于大肠癌术后的长期治疗效果显著；西咪替丁为组胺拮抗剂，可通过阻止组胺对抑制性T细胞的活化作用，而增强机体的免疫功能；异丙肌苷也具有增强免疫功能，可用于抗病毒的辅助治疗。

4. 中药及其制剂：许多中药具有促进免疫作用，并已广泛应用于免疫性疾病的防治。

补气类药如：人参、黄芪、党参、黄精、茯苓、大枣、白术、参三七、冬虫夏草、灵芝、甘草（后三者具有双向调节效应）等及其部分多糖成分（如黄芪多糖、枸杞多糖等）均可提高细胞免疫和体液免疫功能。临床上补气药常用于治疗免疫功能低下的虚证（如阳虚、气虚、血虚证等）以及化疗、免疫抑制剂所致的免疫功能低下。滋阴药、清热药、活血药如南沙参、女贞子、当归、制首乌、薏苡仁、猪苓、枸杞子、石斛、柴胡、白花蛇舌草等可提高细胞免疫功能；天花粉、女贞子、当归、鳖甲、白花蛇舌草能提高体液免疫功能。另外，如补肾填精、活血化瘀、健脾益气类中药方剂也有一定的免疫增强功能。

（二）免疫抑制剂

1. 微生物制剂：具有免疫抑制效应的微生物制剂主要为真菌代谢产物。①环孢菌素 A（cyclosporin A，CsA）：主要通过阻断 T 细胞内 IL－2 基因的转录，抑制 IL－2 依赖的 T 细胞活化，用于抗移植排斥反应及自身免疫性疾病的治疗；②FK－506 属大环内酯抗生素，作用机制与 CsA 相似，但比 CsA 强 10～100 倍，目前 FK－506 应用于临床器官移植中，取得了很好的效果；③雷帕霉素（rapamycin）能阻断 IL－2 启动的 T 细胞增殖而选择性抑制 T 细胞，用于抗移植排斥反应及自身免疫性疾病的治疗。

2. 化学合成药物：具有免疫抑制效应的化学合成药物，主要有烷化剂、抗代谢物类药及糖皮质激素等。

（1）烷化剂：常用的有氮芥、苯丁酸氮芥、环磷酰胺等。主要作用是抑制 DNA 复制和蛋白质合成，阻止细胞分裂。T、B 细胞被抗原活化后，进入增殖、分化阶段，对烷化剂的作用较敏感，故可以达到抑制免疫应答的作用。目前，环磷酰胺主要用于器官移植和自身免疫病的治疗。

（2）抗代谢物类药：主要有嘌呤、嘧啶的类似物和叶酸拮抗剂两大类。如硫唑嘌呤，主要通过抑制 DNA、蛋白质的合成，阻止细胞分裂，对细胞免疫、体液免疫均有抑制作用，常用于防治移植排斥反应；甲氨蝶呤等，可通过干扰蛋白质合成，抑制中性粒细胞趋化，减少 IL－1、IL－6、IL－2 的产生，具有很强的免疫抑制及抗炎作用，临床主要用于自身免疫病和肿瘤的治疗。

（3）糖皮质激素：具有明显的抗炎和免疫抑制作用，对单核－巨噬细胞、T 细胞、B 细胞均有较强的抑制作用，常用于治疗炎症、超敏反应性疾病及排斥反应。

3. 中药及其制剂：雷公藤对细胞免疫和体液免疫均具有明显的抑制作用，其提取物雷公藤多苷已用于治疗肾炎、SLE、类风湿性关节炎以及移植排斥反应。另外，滋阴药、清热药、活血药中的北沙参、细辛、忍冬藤、郁金、生蒲黄、白鲜皮等能抑制细胞免疫和体液免疫；土茯苓、决明子等能抑制细胞免疫；苦参、大黄、黄连、黄柏、紫草、青蒿、莪术、防己、白头翁等可抑制细胞增殖或分裂。

需要强调指出的是，大多数中药及其制剂的免疫增强或免疫抑制作用均是相对性的，目前已发现很多中药如生地、玄参、决明子、苦参、麦冬、天冬、制首乌等及其制剂均具有双向调节免疫功能，因而在临床实践中对中药应辨证论治、综合分析选用。

复习思考题

1. 简述机体获得特异性免疫力的方式。
2. 列举人工主动免疫、人工被动免疫常用生物制品及其特点。
3. 简述计划免疫的含义和意义。
4. 试述分子治疗、细胞治疗、免疫调节的常用方法、原理及其特点。

第六篇

免疫学与临床疾病

本篇内容简介

免疫应答作为机体调节系统之一，与绝大多数临床疾病有关联，涉及疾病的预防、治疗、病理、发病机制以及疾病转归和预后等诸多方面。

本篇主要讨论由免疫系统直接参与的临床相关疾病。

1. 抗感染免疫：抵抗病原生物及其有害产物，最终清除体内病原体，以维持生理稳定的功能。

2. 自身免疫性疾病：因机体免疫系统对自身成分发生免疫应答，导致自身正常组织结构损伤并引起相应临床症状。

3. 免疫缺陷病：由免疫系统先天性发育不全或后天损害所致的，以机体免疫功能缺陷、反复发生感染为主要临床表现的综合征。

4. 移植免疫：在同种异体（或异种）组织器官移植时，由于遗传差异，通常引起移植排斥反应。

5. 肿瘤免疫：研究肿瘤的免疫原性、机体对肿瘤的免疫应答，机体免疫状态与肿瘤发生、发展的相互关系，以及肿瘤免疫诊断、预防和治疗等。

第十五章　抗感染免疫

抗感染免疫（anti－infectious immunity）是机体抵抗病原生物及其有害产物，最终清除体内病原体，以维持生理功能稳定的功能。抗感染能力的强弱，除与遗传因素、年龄、机体的营养状态等有关外，主要取决于机体的免疫功能。

抗感染免疫包括非特异性免疫和特异性免疫两大类。非特异性免疫是机体在种系发育进化过程中逐渐建立起来的一系列天然防御功能，经遗传获得，能传给下一代，其作用并非针对某种特定的病原体，故又称固有免疫或天然免疫。由屏障结构、吞噬细胞及正常体液和组织中的免疫分子构成。特异性免疫是出生后，在生活过程中接触某种病原体及其产物刺激而产生，故又称适应性或获得性免疫，包括体液免疫和细胞免疫。在抗感染免疫中，非特异性免疫发生在即刻和早期阶段，并担当着启动特异性免疫的作用；感染后期特异性免疫发挥主要的抗感染作用。

病原体侵入机体后，由于其生物学特性及致病物质的不同，机体对它们的免疫反应也各有差别。根据病原体的不同可将抗感染免疫分为抗细菌免疫、抗病毒免疫、抗真菌免疫、抗寄生虫免疫等。本章中，我们将按照病原体在体内的感染过程并结合病原体的种类来介绍机体的抗感染机制。

第一节　防御病原体侵袭机体

在长期进化过程中，机体的体表建立了完善的防御病原体侵袭机制。主要包括皮肤、黏膜的屏障作用及黏膜免疫系统对病原体的清除作用。

一、皮肤黏膜屏障作用

覆盖于体表的皮肤及与外界相通腔道的黏膜共同构成皮肤、黏膜屏障，将全身各器官组织封闭在内，构成了机体抵御病原体侵袭的第一道防线。

（一）物理阻挡和排除作用

健康、完整的皮肤与黏膜能有效地阻挡病原体的侵入。大多数病原生物几乎不能穿透完整的皮肤，但有些病原体具有主动侵袭能力，如钩虫的丝状蚴、血吸虫的尾蚴均能主动钻入皮肤而造成感染。呼吸道黏膜上皮细胞的纤毛有规律的摆动，可把黏液及颗粒物（包括病毒性、细菌性、霉菌性颗粒）转运到咽部被咳出，而咳嗽及喷嚏可加强此转运作用；肠道有节律的蠕动，可使某些寄生物不易接触上皮细胞表面，呕吐和腹泻可增加肠道的清除效果；正常情况下人体每 1 ~2 小时排尿一次的冲洗作用，使侵入的微生物很难在泌尿道定植。男性尿道较长（约 20cm），通常在实施导尿术时，细菌才能侵入。而女性尿道只有 5cm 且距肛门较近，易被肠道细菌入侵，故女性尿路感染的几率较男性高 14 倍左右。另外，唾液可清洗口腔，眼泪能清洗结膜。

（二）外分泌液中化学物质的局部抗菌作用

汗腺分泌的乳酸，皮脂腺分泌的脂肪酸均有一定的抗菌作用；胃酸能杀死伤寒沙门菌、志贺菌和霍乱弧菌等；阴道分泌物中的酸类物质亦有抗菌作用；前列腺分泌的精素是正常精液中对革兰阳性细菌有效的抑制物；泪液、唾液、乳汁和呼吸道分泌物中广泛存在的溶菌酶，能溶解革兰阳性细菌。

（三）正常菌群的拮抗作用

体表以及与外界相通腔道中的正常菌群，可以通过它们的代谢产物对抗病原菌的入侵。

例如皮肤上的痤疮丙酸杆菌能产生抗菌性脂类，可抑制金黄色葡萄球菌和化脓性链球菌在皮肤上生长；肠道中的某些厌氧菌能产生脂肪酸，阻止沙门菌在局部生存；肠道中的大肠杆菌产生的大肠菌素和酸性产物能抑制志贺菌、金黄色葡萄球菌的繁殖；咽部的甲型链球菌能阻止肺炎球菌在局部生长；鼻腔的表皮葡萄球菌和类白喉杆菌能妨碍金黄色葡萄球菌定居等。当这种拮抗作用受影响时，则易发生感染。

二、黏膜表面病原体的清除作用

黏膜免疫系统又称黏膜相关淋巴样组织，主要包括肠相关淋巴样组织、支气管相关淋巴样组织、扁桃体等，他们共同形成一个免疫应答网络，因主要在局部发挥作用，故又把黏膜免疫称为局部免疫。

黏膜接触病原体后，局部可产生各类抗体并进入外分泌液中，其中起主要作用的是分泌型 IgA（SIgA）。幼儿易患呼吸道、消化道感染及老年人易患支气管炎均可能与 SIgA 合成不足有关。外分泌液中的 SIgA 一般不易被蛋白酶水解，且含量很高，故成为机体抗感染、抗过敏的重要免疫屏障。但淋病奈瑟菌和脑膜炎奈瑟菌能产生 SIgA 蛋白酶，使 SIgA 分解或失活，所以有些人生殖道分泌物中虽然 SIgA 含量很高，却不能阻止淋病奈瑟菌感染。SIgA 的主要作用有：

1. 阻止微生物黏附：微生物引起感染的先决条件是黏附在组织细胞上。SIgA 可通过多种机制阻止微生物的黏附而发挥抗感染作用。①使病原微生物凝集、丧失活动能力；②与病原微生物结合，阻断微生物表面与黏膜的结合；③与病原微生物结合后刺激黏膜细胞分泌大量黏液，冲洗黏膜表面，妨碍病原微生物黏附。

2. 中和毒素或病毒感染：抗霍乱弧菌和大肠埃希菌肠毒素的 SIgA 能中和相应肠毒素的毒性作用。存在于黏膜局部的 SIgA 还可与病毒结合发挥中和感染作用，阻止病毒与易感细胞的吸附。

3. 免疫排除作用：SIgA 可与由呼吸道或消化道进入的某些抗原物质结合，使之游离于分泌液中，有利于病原体的排除；还可以将变应原局限在黏膜表面，预防超敏反应的发生。

第二节　抵抗病原体感染及其毒性物质的致病作用

如果病原体突破了机体皮肤、黏膜的第一道防线，在机体内部，将通过内部屏障结构的阻挡、吞噬细胞的吞噬作用及非特异性免疫分子、特异性抗体、效应性淋巴细胞的作用，阻止病原体在组织器官的定位，并可清除病原体，中和病原体代谢产物的致病作用。

一、抵抗病原体在体内的定位感染作用

病原体可在入侵部位的组织内或其细胞内繁殖，然后通过直接扩散或经血液和淋巴道等方式实现在宿主体内的侵袭，并可定位于适合部位形成病灶造成损害。而机体的一系列的防御机制，可阻止病原体在体内的扩散和定植。

（一）内部屏障结构的阻挡作用

内部屏障包括血脑屏障和胎盘屏障等。

1. 血脑屏障：由软脑膜、脉络丛的毛细血管壁及其壁外的星状胶质细胞所构成的胶质膜组成。能阻止病原微生物及其他有害物质从血液进入脑组织或脑脊液，对中枢神经系统有保护作用。婴幼儿血脑屏障尚未发育完善，故易发生中枢神经系统感染。

2. 胎盘屏障：由母体子宫内膜的基蜕膜和胎儿绒毛膜、部分羊膜组成。此屏障防止母体感染时的病原生物及有害物质通过胎盘进入胎儿体内，可保护胎儿免受感染。由于妊娠早期（孕初的三个月内）此屏障尚不完善，故孕妇感染某些病原体（风疹病毒、巨细胞病毒、HIV、梅毒螺旋体和弓形虫等）可导致胎儿畸形、流产或死胎。

（二）免疫细胞的作用

在机体内部，除了上述内部屏障可阻挡病原体定位于特定部位外，还有分布于各处的不同种类的免疫细胞，通过不同机制阻止病原体的扩散和定位。

1. 吞噬细胞的吞噬作用：病原体突破皮肤或黏膜屏障侵入体内后，首先遭遇的是吞噬细胞的吞噬作用。吞噬细胞分为两大类。①中性粒细胞：中性粒细胞为专职的吞噬细胞，其寿命短、更新快、数量多。主要存在于外周血中，但也可在巨噬细胞或补体系统活化后产生的趋化因子作用下，被募集到炎症部位发挥作用。②单核－吞噬细胞系统：包括血液中的单核细胞和定居在各种组织器官中的巨噬细胞。单核细胞在血液中存留仅数小时至数日，随即移行至全身各组织器官内，发育为成熟的巨噬细胞，其寿命可长达数月以上。移行到组织内的巨噬细胞一般不再返回血流，但可在组织间隙中自由移动。通常在与病原体等异物接触后即可迅速做出应答，且作用持久。巨噬细胞可有效吞噬病原微生物，并在溶酶体中的多种水解酶作用下消化病原体。活化后的巨噬细胞除有吞噬作用外，还具有抗原提呈作用和杀肿瘤细胞作用，可释放细胞因子及其他炎症介质发挥免疫调节作用或介导炎症反应。

病原体被吞噬后，如能被杀死、消化而排出者为完全吞噬，多见于细胞外寄生菌。而对于某些细胞内感染寄生菌如结核杆菌、麻风杆菌等虽被吞噬却不能被杀死，甚至在细胞内生长繁殖并随吞噬细胞游走、扩散到全身，称为不完全吞噬。在特异性免疫建立起来之后，在其他协同因素作用下，不完全吞噬可转变为完全吞噬。

2. 其他免疫细胞的作用：除吞噬细胞外，机体内的树突状细胞（DC）、γδT 细胞（主要分布于黏膜表面）、B－1 细胞（主要分布于腹腔、胸腔肠壁固有层）、肥大细胞等也可通过不同的方式起到防御作用。树突状细胞被称为人体免疫系统的“哨兵”，广泛分布于机体几乎所有的组织器官。DC 可通过受体介导的内吞、吞饮、吞噬等方式捕获病原体，虽然不能杀伤病原体，但可将病原体上的多种抗原分子加工处理后提呈给 T 细胞，启动特异性免疫应答。

（三）免疫分子的作用

正常人体的组织和体液中有多种抗菌物质。虽然在实验条件下，这些物质对某种细菌可分别表现出抑菌、杀菌或溶菌等作用。但一般在体内的直接作用不大，常需配合其他杀菌因素发挥作用。

1. 抗体：特异性抗体与病原体结合，可通过激活补体、免疫调理等作用杀灭病原体。

2. 补体：在感染早期病原体可通过 MBL 途径和旁路途径激活补体而发挥溶菌作用；在特异性免疫应答产生之后，可通过经典途径激活补体，产生溶菌作用。此外，补体的裂解片段亦可通过调理作用、免疫黏附作用及促炎症作用抑制或杀灭病原体。

3. 溶菌酶：溶菌酶能裂解革兰阳性菌细胞壁的肽聚糖，使细胞壁受损，细菌溶解。革兰阴性菌在抗体和补体的参与下，也可被溶菌酶所溶解。

4. 乙型溶素：乙型溶素作用于革兰阳性菌细胞膜，产生非酶性破坏效应使细菌溶解。

5. 防御素：为一类富含精氨酸的小分子多肽，主要存在于中性粒细胞的嗜天青颗粒中，人的肠细胞中亦有。防御素主要作用于胞外菌，其杀菌机制主要是破坏细菌细胞膜的完整性，使细菌溶解死亡。

除以上物质外，正常体液中尚有杀菌素、组蛋白、乳素等杀菌或抑菌物质。

二、抵抗病原体毒性物质的致病作用

病原体分泌的各种毒性物质（如细菌外毒素等）多具有抗原性，能刺激机体产生抗体，该抗体可通过与毒素等的结合，封闭毒素与组织的结合，而发挥中和毒素作用。另外，病原体产物还可被吞噬细胞吞噬、消化、降解，使毒性消失；亦可通过 MBL 途径、旁路途径或经典途径激活补体，补体活性片段与其结合，也有中和其毒性作用。

第三节　清除体内病原体的作用

如果机体免疫系统不能阻止病原体的侵袭和定位，病原体可造成机体感染或形成明显的定位损害。与此同时，机体也逐渐对病原体产生了特异性的体液免疫和细胞免疫。在抗体、效应性淋巴细胞、细胞因子等作用下，机体的非特异性免疫的能力得到加强，最终通过特异性免疫和非特异性免疫的协同作用清除体内的病原体。

在抗感染中，免疫应答的类型因病原体种类不同而异。抗体主要作用于细胞外生长的微生物，细胞免疫则主要针对胞内微生物发挥作用；机体对寄生虫感染的免疫力较弱，通常不能清除寄生虫。

一、对胞外微生物感染的清除作用

1. 吞噬细胞的吞噬清除：吞噬细胞具有吞噬、杀灭、消化、分解、清除病原体的作用。并且在抗体、补体、细胞因子参与下，其吞噬、杀伤能力会大大增强。

2. 特异性抗体的清除作用：特异性抗体与病原体结合后，可通过激活补体、免疫调理等作用，杀伤、清除病原体。

机体通过自然排泄功能（如尿液）排出被杀灭或分解的病原体，达到清除体内病原体

目的。

二、胞内微生物感染的清除作用

凡侵入人体后大部分时间停留在宿主细胞内并进行繁殖的微生物，称为胞内寄生微生物或胞内感染微生物。例如：结核分支杆菌、麻风分支杆菌、布鲁菌、各种病毒等。清除胞内感染的微生物必须首先裂解被感染的宿主细胞，使病原体释放到细胞外，再通过胞外清除机制，清除体内病原体。

（一）裂解感染细胞释放病原体于胞外的作用

1. NK 细胞作用：NK 细胞可被活化的 Th1 细胞和巨噬细胞所产生的细胞因子（如 IL－2、IL－12 IFN－γ、IFN－α、TNF－α 等）激活。活化的 NK 细胞在遇到病毒感染的细胞时即可发挥自然杀伤作用。NK 细胞的作用机制与 CTL 基本相同。

2. CTL 细胞作用：CTL 通过常规的穿孔素－颗粒酶机制和 FasL－Fas 凋亡机制，特异性杀伤被感染的靶细胞，在抗病毒感染中发挥重要作用。CTL 在杀伤靶细胞后，使胞内病原体释放于胞外。另外，CTL 还可通过释放 IFN－γ 和 TNF 抑制细胞内病毒的复制而不损伤细胞的方式清除病毒。

3. 抗体介导的杀伤感染细胞作用：抗体可通过激活补体和 ADCC 作用，使感染细胞溶解，释放病原体于胞外。

4. 吞噬细胞作用：活化的 Th1 细胞可释放 γ－IFN 、TNF、巨噬细胞趋化因子等使巨噬细胞趋化、聚集、激活，并在炎症区吞噬被感染细胞，发挥强大的吞噬杀伤能力。

（二）胞外病原体的清除作用

机体对于被释放到胞外的微生物的清除，与胞外感染微生物的清除作用相同。①通过吞噬细胞的杀灭和清除作用；②特异性抗体的作用，抗体与病原体结合阻断其再感染作用，通过激活补体和介导免疫调理作用，溶解、吞噬病原体；③通过机体自然排泄功能（如尿排泄）排出于体外。

三、抗寄生虫感染免疫

人体对寄生虫感染的免疫反应也可分为非特异性免疫和特异性免疫两大类。但由于寄生虫抗原的复杂性、多源性及具有属、种、株、期的特异性等特点，加上解剖位置的隔离以及寄生虫的免疫逃避等原因，通常在寄生虫感染后，获得性免疫的作用较弱。因而能消除体内寄生虫，并对再感染产生完全抵抗力的消除性免疫（sterilizing immunity）较少见，而非消除性免疫（non－sterilizing immunity）比较常见。非消除性免疫是指大多数寄生虫感染可引起宿主对再感染产生一定程度的免疫力，但是，对宿主体内原有的寄生虫不能完全被清除，而是维持在一个低水平。一旦用药物清除体内的残余寄生虫后，宿主已获得的免疫力便逐渐消失。例如人体感染疟原虫后，体内疟原虫未被清除，维持低虫血症，但宿主对同种感染具有一定的抵抗力，称为带虫免疫（premunition）。又如血吸虫感染，活的成虫可使宿主产生获得性免疫力，这种免疫力对体内原有的成虫不发生影响，但对再感染时侵入的童虫有一定的抵抗力，称为伴随免疫（concomitant immunity）。

1. 抗寄生虫的固有免疫：包括皮肤、黏膜和胎盘的屏障作用、吞噬细胞的吞噬作用及体液因素的杀伤作用等。但由于寄生虫与人类宿主在进化过程中长期适应以及某些寄生虫主动的侵袭能力，使得某些原虫和蠕虫不但可以经完整的皮肤黏膜侵入机体，有些还可在进入血流或组织后能对抗宿主的免疫防御，而在其中生长繁殖；还有些寄生虫可通过失去与补体结合的表面分子或获得宿主细胞膜调节蛋白（如 DAF）而能抵抗补体的攻击作用；MΦ 虽能吞噬原虫，但多数原虫能抵抗 MΦ 的杀伤而在细胞内繁殖；蠕虫表面的角质结构常能抵抗中性粒细胞和 MΦ 的杀伤作用。

2. 抗寄生虫的获得性免疫：不同原虫和蠕虫的结构、生化特性、生活史和致病机制差异很大，因而对它们的特异性免疫应答不尽一致。一般而言，原虫生存在宿主细胞内，抗原虫保护性免疫机制与抗胞内感染微生物免疫类似。Thl 细胞和 CTL 在对细胞内感染原虫的免疫中极为重要。以疟原虫为例，现认为 CD8^{+} CTL 在疟原虫感染的红细胞外期起重要作用。CTL 可直接裂解子孢子感染的肝细胞；T 细胞通过分泌 IFN－γ 间接活化肝细胞使其产生 NO 等杀伤原虫；IL－12 能增强抗疟原虫免疫。蠕虫寄生在组织中，体液免疫应答为重要的抗感染力量。主要通过 IgE 和嗜酸粒细胞发挥作用：IgE 结合蠕虫，经 FcεR 结合并激活嗜酸粒细胞，后者脱颗粒释放主要碱性蛋白（MBP）杀死蠕虫。这种作用对成虫不显著，对在宿主体内发育中的幼虫（如血吸虫童虫、丝虫微丝蚴、旋毛虫早期幼虫等）作用显著。另外蠕虫也可激活 Th2 细胞，分泌 IL－4 和 IL－5，IL4 可诱生 IgE，IL－5 可促进嗜酸粒细胞的发育和活化。

复习思考题

1. 阻止病原体进入机体的免疫因素有哪些？
2. 胞外感染病原体和胞内感染病原体在体内清除的方式有何异同？

第十六章 自身免疫性疾病

自身免疫性疾病（autoimmune disease，AID）是因机体免疫系统对自身成分发生免疫应答导致自身正常组织结构损伤并引起相应临床症状的疾病。

自身免疫性疾病分为器官特异性自身免疫性疾病和非器官特异性自身免疫性疾病。器官特异性自身免疫性疾病其病变常局限于某一特定的器官，是由对器官特异性抗原引起的免疫应答，如胰岛素依赖型糖尿病等；非器官特异性自身免疫性疾病又称全身性或系统性自身免疫性疾病，如系统性红斑狼疮、类风湿性关节炎和硬皮病等。

第一节　自身免疫性疾病的致病因素

自身免疫性疾病的发生主要在于“自我耐受”的破坏，机体产生自身抗体和（或）致敏淋巴细胞，损伤表达相应自身抗原的靶器官组织，导致疾病发生。参与破坏“自我耐受”的因素多种多样，主要与自身抗原出现、免疫应答异常和免疫相关遗传因素有关，另外尚有其他因素的参与，如病原体感染等。

一、抗原因素

（一）隐蔽性抗原的释放

在正常情况下，存在于免疫隔离部位（如脑、眼球、睾丸、心肌、子宫等）内的自身成分与免疫系统相对隔离，不与免疫系统接触，将其称为隐蔽性抗原（sequestered antigen）。这些被隔离的抗原成分不能进入中枢免疫器官，诱导相应的 T、B 细胞克隆流产或抑制，即不能诱导相应免疫耐受。在外伤、感染等情况下，若隔绝离屏障被打破，这些隐蔽性抗原可释放入血或入淋巴液，激活相应 T、B 细胞克隆，导致自身免疫病的发生。例如眼球外伤，导致伤侧眼球内晶状体蛋白（隐蔽性抗原）释放入血，激发机体产生抗晶状体蛋白抗体，出现晶状体排斥反应，抗体也会攻击健侧眼球，引发自身免疫性交感性眼炎等。

（二）自身抗原的改变

物理因素（如冷、热、电离辐射）、化学因素（如药物等）或生物学因素（如细菌、病毒、寄生虫感染等）均可改变自身组织成分，引发自身免疫病。主要表现为：①使抗原发生构象改变，暴露新的抗原表位；②抗原被修饰或发生降解，成为具有免疫原性的片段；③外源性抗原（如某些药物、微生物毒素等）与自身组织成分结合。

（三）交叉抗原

外源性抗原（尤其是病原微生物）与自身组织成分存在的相似或相同抗原表位即为交叉抗原，又称分子模拟（molecular mimicry）。由外源性抗原刺激机体产生的免疫应答，也能攻击含有相似或相同表位的自身组织成分，这是诱发自身免疫异常的重要因素。许多微生物抗原具有与宿主正常细胞或细胞外基质相似或相同抗原表位，可引发多种自身免疫性疾病。例如，A 型溶血性链球菌胞壁成分与人体心肌间质、心瓣膜、肾基底膜及其他结缔组织具有相似抗原表位，此型链球菌感染人体后所产生的抗体，能与心脏和肾等部位的结缔组织发生交叉反应，导致风湿性心脏病和急性肾小球肾炎等；大肠杆菌 O14 与结肠黏膜有相似的抗原表位，O14 株感染可致溃疡性结肠炎；多种微生物的热休克蛋白（HSP）与人 HSP 或其他组织抗原存在相似表位，可引起肾小球肾炎、慢性活动性肝炎、类风湿性关节炎、SLE 和心肌炎等 AID。人与其他生物间存在的交叉抗原见表 16－1 和表 16－2。

表 16－1　自身组织与生物具有交叉抗原举例

微生物抗原	自身抗原
链球菌 M 蛋白	心肌球蛋白
Yersinia 菌氧化酶	HLA－B27
反转录病毒 p30 GAG	U1 RNA
EB 病毒 GP110	HLA－Dw4
EB 病毒 EBNA－1	类风湿关节炎滑液细胞
EB 病毒 BBLF1 蛋白	HLA－DQw8
乙肝病毒多聚酶	髓鞘碱性蛋白（MBP）
结核菌热休克蛋白	人 HSP
细胞磷脂	DNA

表 16－2　病原体 HSP60 与人自身抗原间具有的相似表位

HSP60 区域	已知自身抗原	自身抗原区域	相似程度（%）	相关疾病
1～17	髓过氧化物酶	594～610	60	肾小球肾炎
7～21	细胞色素 P450	359～372	64	慢性活动性肝炎
65～75	甲状腺球蛋白	393～403	58	慢性甲状腺炎
86～100	肌凝蛋白重链	516～530	62	柯萨奇心肌炎
101～123	细胞角蛋白	83～105	58	类风湿性关节炎
108～117	DNA－结合蛋白	73～82	58	SLE
468～480	乙酰胆碱受体	133～145	63	重症肌无力

（四）表位扩展

抗原分子表面的多种抗原表位，由于存在的部位差异，使其与 B 细胞的易接近性不同，导致其免疫原性强弱不同、刺激免疫应答先后次序的差别。依据其免疫原性的强弱和刺激免疫应答的先后次序将抗原表位分为两类。①原发性表位（primary epitope）：是抗原分子中易与 B 细胞接近、免疫原性较强、优先激发免疫应答的表位，故又称优势表位（dominant epitope）；②继发性表位（secondary epitope）：抗原分子中优势表位首先刺激机体免疫应答后，致使抗原分子结构改变，其他不易与 B 细胞接近的表位暴露，后续激发免疫应答的表位，故又称隐蔽表位（cryptic epitope）。把机体首先对优势表位发生免疫应答，继而对隐蔽表位发生免疫应答的现象称为表位扩展（epitope spreading）。优势表位和隐蔽表位可以同时存在于同一抗原分子上；亦可存在于不同抗原分子间，在抗原分子间引起表位扩展。

表位扩展作为引起自身免疫性疾病发生、发展的一种机制，主要存在两种现象：

1. 自身抗原的表位扩展：自身抗原的优势表位，在中枢免疫器官诱导相应的克隆流产，而隐蔽表位可能不诱发相应的克隆流产，即体内存在着针对自身抗原隐蔽表位的自身反应性T、B细胞。由于某种原因（如自身成分结构改变等因素）使自身抗原的隐蔽表位暴露而成为优势表位，启动自身免疫应答，引起自身免疫性疾病，并且在其发展过程中，其他隐蔽表位的不断显露，不断扩大特异性免疫细胞识别自身抗原表位的范围，使病情逐渐加重。如系统性红斑狼疮的发生和发展过程，就存在着表位扩展现象。

2. 交叉抗原的表位扩展：与自身成分存在相似或相同表位的外源性抗原，以外源性抗原的优势表位，通过抗原分子间的表位扩展，引发自身抗原隐蔽表位的免疫应答，引发自身免疫性疾病。

二、免疫系统因素

实验证实，机体内存在着少数针对自身成分的T细胞和B细胞，但通常不对自身成分发生免疫应答，这主要通过机体非常精密和严格控制的免疫调控系统来维持。若免疫调控系统功能发生紊乱，可以引发自身免疫应答，导致自身免疫性疾病。

（一）淋巴细胞旁路活化

正常情况下，在胸腺自身抗原通过APC提呈作用，诱导Tr活化和诱发Th的较彻底克隆清除；由于中枢免疫器官表达自身抗原的局限性或隐蔽表位的不表露，致使针对某些自身抗原的T细胞和B细胞克隆未被清除（详见第十章，免疫耐受节）。但是，由于体内缺乏针对自身抗原的Th，而不能启动免疫应答，并由在胸腺诱导分化的针对自身抗原的Tr，维持自身耐受。如果带有与自身抗原相似或相同表位（并恰巧是体内残存的自身反应性T细胞、B细胞针对的表位）的外源性抗原进入机体，可通过外源性抗原的Th细胞表位，激活Th细胞，辅助自身反应性T细胞、B细胞活化，启动免疫应答，引发自身免疫性疾病。

（二）MHC-Ⅱ类抗原表达异常

正常情况下，大多数组织器官细胞仅表达MHC-Ⅰ类分子，而不表达MHC-Ⅱ类分子。在某些因素（如IFN-γ）作用下，组织细胞表面可异常表达MHC-Ⅱ类分子，可将抗原肽-MHC-Ⅰ类分子复合物和抗原肽-MHC-Ⅱ类分子复合物（可能与经APC提呈的抗原肽不同）分别提呈给$CD4^+$ Th（还可能由APC提供协同刺激分子）和$CD8^+$ CTL，激发细胞免疫应答，导致自身免疫性疾病。如胰岛素依赖型糖尿病的胰岛β细胞高表达MHC-Ⅱ类分子。

（三）Tr细胞功能异常

Tr细胞是诱导和维持自身耐受的重要细胞。在胸腺自身抗原诱导分化的活化或记忆Tr

细胞，进入外周能抑制 APC 对自身抗原的提呈，抑制自身反应性 T 细胞、B 细胞活化。如果 Tr 细胞功能发生异常，则可能导致对自身抗原耐受机制失控，引发自身免疫性疾病。实验发现：Tr 功能缺陷小鼠，易发生自身免疫性疾病，若给其输注同系正常小鼠的 Tr 细胞，可抑制自身免疫性疾病的发生。

（四）淋巴细胞的多克隆激活

多克隆刺激剂（如超抗原、巨细胞病毒、EB 病毒、HIV 等）刺激机体，可诱导 T 细胞、B 细胞多克隆活化。若活化了自身反应 T 细胞、B 细胞，也可诱发自身免疫性疾病。

三、遗传和生理性因素

（一）遗传因素

多种自身免疫性疾病的发生与个体的 MHC 基因型有关。如携带 DR3 的个体与胰岛素依赖型糖尿病、重症肌无力和系统性红斑狼疮等发病有关；DR4 与类风湿性关节炎、胰岛素依赖型糖尿病有关；B27 与强直性脊柱炎有关；DR5 与桥本甲状腺炎有关。MHC 连锁基因的缺陷也与自身免疫性疾病的发生有关，如补体成分 Cl、C4 或 C2 基因缺陷的纯合子个体和 Fas/FasL 基因缺陷的个体均易患系统性红斑狼疮等。

（二）生理性因素

1. 年龄：自身免疫性疾病发病率随年龄增长而升高，这可能是由于老年人胸腺功能低下引起免疫系统功能紊乱所致，已发现，NZB 小鼠高发 SLE 样综合征，且其病变率随鼠龄增长而升高。

2. 性别：实验研究与临床资料均显示，自身免疫性疾病可能与性激素有关。例如，女性高发某些自身免疫性疾病，如系统性红斑狼疮和多发性硬化病，女性患病是男性患病的 20～30 倍，并且发现自身免疫性疾病发病率及病情与体内雌激素水平相关，性激素与自身免疫性疾病易感性关联的机制尚不清楚；某些自身免疫性疾病好发于男性，如强直性脊柱炎男性患病是女性患病的 3 倍。

第二节　自身免疫性疾病的损伤机制及典型疾病

自身免疫性疾病的组织损伤，多由Ⅱ、Ⅲ、Ⅳ型超敏反应所致，参与的免疫因素包括抗体、补体、抗原－抗体复合物、T 细胞、巨噬细胞、NK 细胞等。

一、Ⅱ型超敏反应引起的自身免疫性疾病

（一）细胞毒型（Ⅱ型）超敏反应

细胞表面或细胞外基质抗原（包括其表面的固有抗原、吸附于其表面的外源性抗原或

异嗜性抗原等），刺激机体产生抗体，抗体与细胞表面的抗原结合，通过激活补体、免疫调理、ADCC 效应，溶解或杀伤靶细胞，导致组织损伤。

常见的细胞毒型（Ⅱ型）超敏反应的自身免疫性疾病：自身免疫性溶血性贫血、药物引起的溶血性贫血、自身免疫性血小板减少性紫癜、中性粒细胞减少症和抗基膜Ⅳ型胶原抗体引起的肺出血－肾炎综合征等。

（二）抗细胞表面受体抗体介导的受体激活或阻断作用

抗细胞表面受体的抗体，依据与受体的结合部位不同，可分为抗受体与配体结合位的内影像抗体和抗受体与配体非结合位（或不完全结合位）的抗体两大类。与相应受体结合，分别产生模拟配体作用或拮抗配体作用。另外，这两类抗体与受体结合，也可介导受体内化降解；还可通过激活补体等途径，最终损伤靶细胞。

1. 受体内影像抗体的模拟配体作用：该抗体与受体结合，发生类似配体作用，如毒性弥漫性甲状腺肿（Grave's disease）患者血清中存在着抗促甲状腺激素受体（thyoid stimulating hormone receptor，TSHR）的自身 IgG，此抗体与 TSHR 结合，可模拟促甲状腺激素的作用，刺激甲状腺细胞分泌过量甲状腺激素，导致甲状腺功能亢进。

2. 受体非配体结合位（或不完全结合位）抗体的配体拮抗作用：该抗体与受体结合，阻断受体与配体的结合位，产生拮抗配体作用。如胰岛素抗性糖尿病，体内的抗胰岛素受体抗体可竞争性地抑制胰岛素与组织细胞表面胰岛素受体结合，这种病人用胰岛素治疗无效；重症肌无力，体内的抗神经－肌肉接头部位乙酰胆碱受体抗体可竞争性抑制乙酰胆碱与受体结合，阻断神经递质的传递，并促使乙酰胆碱受体内化、降解，从而降低骨骼肌细胞对运动神经元所释放乙酰胆碱的反应性，出现以骨骼肌无力为特征的临床表现。

二、Ⅲ型超敏反应引起的自身免疫性疾病

可溶性自身抗原与相应自身抗体结合可形成循环免疫复合物，其随血流而沉积于某些组织部位，通过激活补体等途径，造成组织损伤。全身性红斑狼疮（SLE）是此类疾病的代表，其机制是：患者体内持续产生针对自身细胞核抗原（如核体、剪接体和胞质小核糖蛋白复合体）的 IgG 类自身抗体，形成大量循环免疫复合物，沉积在肾小球、关节、皮肤及其他器官的毛细血管壁，进而引起肾小球肾炎、关节炎、皮肤红斑及多部位脉管炎等多器官、多系统病变，最终导致广泛而严重的小血管（尤其肾、脑部小血管）炎性损伤。

三、Ⅳ型超敏反应引起的自身免疫性疾病

自身反应性 T 细胞，在多种自身免疫性疾病（尤其是器官特异性 AID）的免疫损伤中起重要作用。$CD8^+$ CTL 和 $CD4^+$ Th1 细胞均可介导自身组织细胞损伤。例如：①胰岛素依赖型糖尿病：$CD8^+$ 和 $CD4^+$ T 细胞浸润胰岛组织，CTL 特异性杀伤胰岛 β 细胞，Th1 细胞产生细胞因子引起炎症反应并损伤胰岛细胞；②实验性变态反应脑脊髓炎（EAE）：髓鞘碱性蛋白（MBP）特异性 Th1 细胞介导中枢神经系统损害，过继转移 MBP 特异性 Th1 细胞给正常动物，可成功诱发 EAE。

自身免疫性疾病的发生及其引起的免疫病理损伤并非单一机制，可能存在着多种机制的共同参与。如重症肌无力的组织损伤涉及两个机制：①抗乙酰胆碱受体抗体介导的Ⅱ型超敏反应；②自身反应性 T 细胞介导的Ⅳ型超敏反应。

发生在人类常见的自身免疫性疾病，见表 16－3。

表 16－3　人类自身免疫性疾病（举例）

疾病	自身抗原	主要反应机制	主要症状	发病范围
自身免疫性溶血性贫血	血型抗原或药物吸附于红细胞	抗体介导细胞毒作用	贫血	器官特异性
恶性贫血	胃壁细胞内因子	抗体与内因子结合，影响维生素 B12 吸收	贫血	器官特异性
自身免疫性血小板减少性紫癜	血小板整合素	抗体介导细胞毒作用	异常出血	器官特异性
肺出血－肾炎综合征	基底膜Ⅳ型胶原	抗体介导细胞毒作用	肾小球肾炎、肺出血	器官特异性
寻常性天疱疮	表皮成分	抗体介导细胞毒作用	皮疱	器官特异性
风湿热	链球菌细胞壁交叉抗原	抗体介导细胞毒作用	风湿性关节炎、心肌炎、心瓣膜炎	器官特异性
不育证	精子	抗体介导细胞毒作用	男子不育	器官特异性
桥本甲状腺炎	①甲状腺球蛋白、过氧化酶 ②甲状腺抗原	①抗体介导细胞毒作用 ②T 细胞介导细胞毒作用	甲状腺功能低下	器官特异性
弥漫性甲状腺肿	甲状腺刺激素受体	抗体模拟配体作用	甲状腺功能亢进	器官特异性
低血糖	胰岛素受体	抗体模拟配体作用	低血糖	器官特异性
胰岛素抗性糖尿病	胰岛素受体	抗体拮抗配体作用	高血糖	器官特异性
重症肌无力	乙酰胆碱受体	抗体拮抗配体作用	进行性肌无力	器官特异性
强直性脊柱炎	免疫复合物	免疫复合物沉积	脊柱骨关节炎	系统性
类风湿性关节炎	①类风湿因子 ②关节滑膜抗原	①免疫复合物沉积 ②T 细胞介导细胞毒作用	小关节炎	系统性
冷球蛋白血症	类风湿因子	免疫复合物沉积	系统性血管炎	系统性
系统性红斑狼疮	抗核抗体等	免疫复合物沉积	肾小球肾炎、血管炎、皮肤红斑	系统性
多发性硬化	髓磷脂碱性蛋白	T 细胞介导细胞毒作用	神经系统症状	系统性
胰岛素依赖性糖尿病	胰岛 β 细胞	T 细胞介导细胞毒作用	高血糖	器官特异性
溃疡性结肠炎	大肠杆菌 O14 交叉抗原	①T 细胞介导细胞毒作用 ②抗体介导细胞毒作用	结肠炎	器官特异性

第三节　自身免疫性疾病的防治原则

理论上治疗自身免疫性疾病的理想方法是重新恢复免疫系统对自身抗原的耐受，但迄今尚未实现这一目标。目前临床干预措施仅限于缓解或减轻自身免疫性疾病患者的临床症状。

一、预防和控制病原体的感染

多种病原体的感染可通过抗原分子模拟的方式诱发自身免疫性疾病，可采用疫苗和抗生素进行预防和治疗。

二、应用免疫抑制剂

环孢菌素 A 和 FK506 对多种自身免疫性疾病有明显的临床疗效，可通过抑制激活 IL－2 基因的信号转导通路而使 IL－2 的表达受阻，进而抑制 T 细胞的分化和增殖。

三、抗炎疗法

应用皮质激素可有效地抑制某些重症自身免疫性疾病所致的炎性反应。此外，水杨酸制剂、前列腺素抑制剂及补体拮抗剂等均可抑制炎症反应，改善自身免疫性疾病的症状。

四、恢复免疫耐受

经黏膜给入抗原诱导“耐受分离”。如口服抗原可刺激局部产生分泌型 IgA，引起局部黏膜免疫，但易诱导全身免疫耐受。例如小鼠的实验性变态反应性脑脊髓炎（EAE）模型，是由 Th1 细胞和 CTL 介导的对自身碱性髓鞘蛋白（MBP）的细胞免疫应答，致使靶细胞损伤。如果给其口服 MBP 则能缓解 EAE。口服抗原在某些情况下，可以逆转免疫应答的应答趋向，诱导免疫耐受。这可能将对自身免疫性疾病的治疗具有重要指导性意义。

五、特异性抗体拮抗治疗

某些特异性抗体（如抗 TNF－α 抗体、抗 MHC－Ⅱ类抗原抗体）可对某些自身免疫性疾病（如类风湿性关节炎、系统性红斑狼疮）起到一定的治疗作用。

复习思考题

1. 自身免疫性疾病的损伤机制及典型疾病有哪些？
2. 自身免疫性疾病的致病相关因素有哪些？

第十七章 免疫缺陷病

免疫缺陷病（immunodeficiency disease，IDD）是由免疫系统先天性发育不全或后天损害所致，以机体反复发生感染为主要临床表现的综合征。依其发病原因，可分为原发性免疫缺陷病（primary immunodeficiency disease，PIDD）和继发性免疫缺陷病（secondary immunodeficiency disease，SIDD）两类。由免疫系统的遗传缺陷或先天性发育不全所致的免疫缺陷病称原发性免疫缺陷病；由后天因素如感染、营养不良、放射线、药物、肿瘤等引起免疫功能障碍而导致的疾病称继发性免疫缺陷病。根据所累及的免疫系统成分不同，可分为B细胞缺陷、T细胞缺陷、联合免疫缺陷、吞噬细胞缺陷和补体缺陷等。

IDD的主要临床表现特点是：

1. 反复感染：为IDD最常见的临床表现。患者对病原生物的易感性明显增加，易发感染，反复难愈，是患者死亡的主要原因。不同类型的免疫缺陷，易感病原体有所不同。B细胞、吞噬细胞及补体系统缺陷导致感染的病原体，以化脓性细菌和条件致病菌感染为主；T细胞缺陷主要引起病毒、真菌或细胞内寄生菌感染；T、B细胞联合免疫缺陷则以机会感染为主，患者易感各种病原体的同时，也易发生无致病力或低致病力的微生物或寄生虫感染，如大肠杆菌、卡氏肺囊虫、弓形虫等的感染。

2. 易发肿瘤：IDD患者尤其是T细胞缺陷和T、B细胞联合缺陷者易发生恶性肿瘤，以血液系统和淋巴系统肿瘤居多，如获得性免疫缺陷综合征易发生Kaposi肉瘤和淋巴瘤。

3. 常伴发自身免疫病：正常人群自身免疫病的发病率仅0.001%～0.01%，而IDD患者却高达14%，以系统性红斑狼疮和类风湿性关节炎较为常见。

4. 遗传倾向：多数PIDD有遗传倾向性，约1/3为常染色体遗传、1/5为性染色体隐性遗传。

第一节　原发性免疫缺陷病

原发性免疫缺陷病又称为先天性免疫缺陷病，是由于免疫系统遗传基因异常或先天性免疫功能不全所致，多为X连锁隐性遗传或常染色体隐性遗传。PIDD在人群中总发生率为0.01%，其种类达90余种。依受累的免疫系统组分不同分为五类：①B细胞缺陷，约占PIDD总数的50%；②T细胞缺陷，约占18%；③联合免疫缺陷，约占20%；④吞噬细胞缺陷，约占10%；⑤补体系统缺陷，约占2%。主要原发性免疫缺陷病特点见表17－1。

表 17－1　　主要原发性免疫缺陷病特点

病名	发病机制	遗传方式（缺陷基因位点）	主要缺陷
B 细胞缺陷			
X 性联无丙种球蛋白血症	BtK 基因突变	XL（Xq21.3－22）	无成熟 B 细胞，各类 Ig 缺乏
性联高 IgM 综合征	CD40L 基因突变	XL（Xq26.3－27）	IgM 高，其他 Ig 低，Ig 类别转换障碍
选择性 IgA 缺陷病	产生 IgA 的 B 细胞分化障碍	不详，可为 AR	IgA 缺乏
选择性 IgG 亚类缺陷	IgG 亚型分化缺陷	不详	无某种 IgG 亚类
T 细胞缺陷			
DiGeorge 综合征	胸腺发育不全	不详	无 T 细胞，Ig 水平低
ZAP－70 激酶缺陷	ZAP－70 激酶基因突变	AR	$CD8^+$ T 细胞减少
CD3 缺陷	CD3/ CD3 基因缺陷	AR	T 细胞活性下降
联合免疫缺陷			
性联严重联合免疫缺陷病	c 链缺陷	XL（Xq13.11－13.3）	无 T 细胞，Ig 下降明显
腺苷脱氨酶缺乏症	ADA 缺陷	AR（20q13－ter）	T 细胞及 B 细胞进行性降低
嘌呤核苷磷酸化酶缺乏症	PNP 缺陷	AR（14q13.1）	T 细胞进行性降低，Ig 下降
Wiskott－Aldrich 综合征	WASP 基因缺陷	XL（Xp11.22－11.3）	对多糖的抗体应答缺陷
MHC－Ⅰ类分子缺陷	TAP 基因突变	AR	CTL 及 NK 活性下降
MHC－Ⅱ类分子缺陷	CⅡTA 缺陷或 RFX5 基因突变	AR	$CD4^+$ T 细胞活性下降
吞噬细胞缺陷			
慢性肉芽肿病（CGD）	NADPH 氧化酶系统基因缺陷	不详	吞噬细胞不能杀灭摄入病原体
X 连锁隐性遗传 CGD	细胞色素 b 91kD 链基因缺陷	XL（Xp21.1）	吞噬细胞杀菌功能下降
白细胞黏附缺陷病	β2 整合素基因缺陷	不详	白细胞黏附、吞噬功能降低
Chediak－Higashi 综合征	膜流动性异常	AR（1q42－43）	吞噬细胞杀菌功能降低
补体系统缺陷			
补体固有成分缺陷	各补体固有成分缺陷	AR	免疫复合物病和反复感染
阵发性夜间血红蛋白尿	DAF 和 CD59 缺陷	不详	红细胞易被补体溶解
遗传性血管神经性水肿	C1 抑制物基因缺陷	AD	C2a 过多

注：XL：X 连锁遗传；AR：常染色体隐性遗传；AD：常染色体显性遗传

一、原发性B细胞缺陷

原发性B细胞缺陷是指因B细胞发育缺陷或B细胞对T细胞传递的信号反应缺陷而引起，以体内Ig水平低下为主要特征的一类疾病。Ig的缺陷可表现为五类Ig均缺陷、一类或者亚类缺陷和特异性抗体反应低下。成人血清Ig＜6000mg/L为低丙种球蛋白血症；Ig＜2000mg/L为无丙种球蛋白血症；患者同时有外周血B细胞减少或缺失，T细胞数目正常，反复出现化脓性感染。

（一）X性联无丙种球蛋白血症

X性联无丙种球蛋白血症（X－linked agamaglobulinemia，X－LA），首例于1952年由Bruton报道，故亦称Bruton病，为最常见的原发性B细胞免疫缺陷病。该病属X连锁隐性遗传，由位于X染色体上（Xq21.3－22）的Btk基因突变，致使其表达产物Bruton酪氨酸激酶（Bruton's tyrosine kinase，Btk）合成障碍。Btk为B细胞特有，在B细胞分化发育过程中，参与胞内活化信号传递。因此，Btk基因突变可致前B细胞不能分化为mIgM阳性的B细胞。

该病皆发生于男性，患儿在出生后6～8个月时，来自母体的Ig消耗完后开始发病。其血液中各种Ig和B细胞缺乏，外周淋巴组织中无生发中心和浆细胞，骨髓中前B细胞数正常，接种疫苗后不产生抗体，临床表现为反复难愈的化脓性感染，常伴有自身免疫病。细胞免疫功能正常，对病毒、真菌和胞内寄生菌等有抵抗力。

（二）选择性IgA缺陷

选择性IgA缺陷（selective IgA deficiency）为最常见的选择性Ig缺陷，常染色体显性或隐性遗传，也可因胚胎期风疹病毒感染或接触药物造成。由于患者表达膜IgA的B细胞不能分化为分泌IgA的浆细胞，血清IgA水平＜50 mg/L，分泌型IgA缺乏，其他各类Ig水平正常。患者多无临床症状，少数病人出现反复感染，常伴自身免疫病和超敏反应。

（三）性联高IgM综合征

性联高IgM综合征（X－linked hyperimmunoglobulin M syndrome，XL－HIM），为罕见免疫缺陷病，多为X连锁隐性遗传。发病机制是位于x染色体上（Xq26.3－27）CD40L基因突变，致使T细胞CD40L表达缺陷，T细胞与B细胞的相互作用受阻，B细胞不能发生增殖和Ig类型转换，而只能产生IgM。男性患儿多见，表现为血清IgM升高，可达11g/L（正常为1.5g/L），其他Ig缺乏。B细胞数正常，血清中有大量抗中性粒细胞、血小板和红细胞的自身抗体。病人反复出现化脓性感染。

二、原发性T细胞缺陷

原发性T细胞缺陷病是涉及T细胞发生、分化和功能障碍的遗传性疾病。主要表现为T细胞数目减少或功能障碍，常伴有体液免疫缺陷。以T细胞缺陷为主的疾病，主要包括Di-

George 综合征和 T 细胞信号转导缺陷等。

1. DiGeorge 综合征：是典型的原发性 T 细胞缺陷病，该病亦称先天性胸腺发育不全，系因妊娠 6～8 周时胚胎第Ⅲ、Ⅳ咽囊发育障碍，导致胸腺、甲状旁腺及大血管等多种器官发育不良。患者 T 细胞功能降低，数目减少；B 细胞数目正常。临床表现为反复发生病毒、真菌和胞内寄生菌感染；若接种卡介苗、牛痘、麻疹等减毒活疫苗，可造成全身感染甚至死亡；常有低钙血症和面部畸形。

2. T 细胞活化和功能缺陷：T 细胞表面分子表达异常或缺陷，可导致 T 细胞活化障碍或功能缺陷，如 CD3ε 或 γ 链基因变异引起的 TCR－CD3 复合体表达或功能受损；ZAP－70 基因变异导致 TCR 信号转导障碍，引起 IL－2、IFN－γ 合成减少及 IL－2R 表达降低等。

三、原发性联合免疫缺陷

联合免疫缺陷病（combined immunodeficiency disease，CID）指由于 T 细胞和 B 细胞均出现发育缺陷或缺乏细胞间相互作用而引起的疾病，常伴有其他先天性疾病发生。患者多因感染而在 1～2 岁内死亡。该病的临床特点是：患者全身淋巴组织发育不良，Ig 缺乏；易反复发生各种病原体感染，尤其是机会性感染；接种某些减毒活疫苗可发生严重的全身感染，甚至导致死亡；骨髓移植或输血有一定疗效。

（一）性联严重联合免疫缺陷病

性联严重联合免疫缺陷病（X－linked SCID，XLSCID）为典型的 CID，X 连锁隐性遗传，发病机制是 IL－2 受体 γ 链（IL－2Rγ 基因突变）。IL－2Rγ 链参与了 IL－2R、IL－4R 和 IL－7R 等细胞因子受体的构成；参与多种细胞因子（IL－2、IL－4、IL－7、IL－9、IL－15、IL－12）的信号转导并调控 T 细胞和 B 细胞分化发育、成熟和活化。故 IL－2Rγ 基因突变可致 T 细胞发育停滞于 por－T 阶段，B 细胞和 NK 细胞发育受阻。患者表现为 T 细胞和 NK 细胞缺乏或显著减少，B 细胞数量正常但功能障碍。

（二）腺苷脱氨酶缺乏症

该病为常染色体隐性遗传，由腺苷脱氨酶（adenosine deaminase，ADA）基因突变或缺失所致。该基因位于第 20 对染色体（20q13－ter），其突变或缺失可致 ADA 缺乏，腺苷和脱氧腺苷分解障碍，dATP、dAMP 等在细胞内大量积聚，从而抑制核糖核苷酸还原酶和 S 腺苷同型半胱氨酸水解酶，影响细胞 DNA、RNA、蛋白质和磷脂合成。ADA 在淋巴细胞内活性最高，故该病主要表现为淋巴细胞，尤其是未成熟淋巴细胞受损，B 细胞受损程度较轻。

四、原发性吞噬细胞缺陷

吞噬细胞缺陷包括吞噬细胞数减少和功能障碍，表现为反复化脓性感染和机会感染。

（一）慢性肉芽肿病

慢性肉芽肿病（chronic granulomatous disease，CGD）约 2/3 为性联隐性遗传，1/3 为常

染色体隐性遗传，病因为编码还原型辅酶Ⅱ（NADPH）氧化酶系统的基因缺陷。NADPH 作为供氢体在氧化酶的作用下参与吞噬细胞的呼吸爆发，产生活性氧杀伤微生物。NADPH 氧化酶基因的缺陷导致吞噬细胞不能产生足够的过氧化氢、超氧离子及单态氧离子，因此杀菌功能减弱。被吞噬的细菌在吞噬细胞内继续存活和繁殖，并随吞噬细胞游走播散至其他组织器官，聚集于局部，刺激 $CD4^+$T 细胞，形成肉芽肿。患者对过氧化氢酶阳性细菌如葡萄球菌、大肠杆菌等易感，可在淋巴结、脾、肺、肝、骨髓等多个器官中形成化脓性肉芽肿。白细胞四唑氮蓝（nitrovlueterazoliu，NBT）试验阴性有助诊断。

（二）白细胞黏附缺陷

白细胞黏附缺陷（leukocyte adhesion deficincy，LAD）为常染色体隐性遗传。由于 CD18 基因和一种岩藻糖转移酶基因突变或缺失，致吞噬细胞、T 细胞和 NK 细胞等表面与白细胞黏附于其他细胞及吞噬作用有关的 β2 整合素家族成员或 CD11－CD18 家族成员表达缺陷，吞噬细胞趋化、黏附和吞噬作用障碍，NK 细胞和 T 细胞功能受损。病人出现反复细菌或真菌感染。

五、补体系统缺陷

补体系统任一组分的遗传性缺陷均可致补体系统功能障碍，此类缺陷多为常染色体隐性遗传，患者表现为单纯抗感染能力低下，反复发生化脓性感染。

（一）阵发性夜间血红蛋白尿

阵发性夜间血红蛋白尿（paroxysmal nocturnal hemoglobinuria，PNH）是由于编码 N－乙酰葡萄糖胺转移酶的 PIG－A 基因突变，致糖基磷脂酰肌醇（GPI）合成障碍。GPI 能将膜结合性补体调控蛋白衰变加速因子（DAF）和 MAC 抑制因子（MIRL）锚定于细胞膜上，保护细胞免遭 MAC 攻击。故 PIG－A 基因的突变，可使红细胞因失去 DAF 和 MIRL 的保护而被补体溶解。患者主要表现为慢性溶血性贫血，晨尿中出现血红蛋白。

（二）遗传性血管神经性水肿

遗传性血管神经性水肿为常染色体显性遗传，由补体调节因子 C1 抑制物（C1－inhibitor，C1－INH）基因缺陷引起。C1－INH 的缺乏可致 C2 裂解产物 C2a 增多，血管通透性增高，病人出现反复发作的皮下组织和黏膜水肿。如出现喉头水肿可致病人窒息死亡。

第二节　继发性免疫缺陷病

多种因素可引起继发性免疫缺陷，但通常是暂时性的，病因解除后即可恢复，仅少数成为持久性损害。

一、继发性免疫缺陷的常见病因

1. 感染：多种病原生物的感染可引起继发性免疫缺陷，其中危害最大的是人类免疫缺陷病毒（human immunodeficiency virus，HIV），引起获得性免疫缺陷综合征（acquired immunodeficiency syndrome，AIDS）。其他较为常见的有麻疹病毒、风疹病毒、巨细胞病毒、EB病毒、结核杆菌、麻风杆菌和杜氏利什曼原虫等。

2. 恶性肿瘤：恶性肿瘤晚期出现恶病质，病人伴有免疫力的显著下降；骨髓瘤和淋巴瘤等可造成免疫系统进行性损伤。

3. 营养不良：是引起继发性免疫缺陷的最常见病因。营养成分的不足可导致免疫细胞发育和成熟障碍；抗体、补体和细胞因子等免疫分子的合成和分泌受到抑制。

4. 放射损伤：大剂量放射线照射可杀伤免疫细胞和造血干细胞，引起免疫缺陷。

5. 药物：免疫抑制剂（糖皮质激素、环胞菌素A）、烷化剂（环磷酰胺）和叶酸拮抗剂（甲氨蝶呤）及某些抗生素如氯霉素等均有免疫抑制作用。

二、获得性免疫缺陷综合征

AIDS即艾滋病，是由HIV感染引起的一组以$CD4^+$ T细胞减少为主要特征的临床综合征，主要表现为机会性感染、恶性肿瘤和神经系统退行性病变。首例艾滋病病例报道于1981年，在2007年，全球共有3320万艾滋病毒感染者，新发250万，死亡210万，是人类第四大死亡原因。我国1985年发现第一例艾滋病人，到2007年底，我国现存艾滋病毒感染者和病人约70万，其中当年新发感染者5万，死亡2万。

（一）HIV的主要生物学

HIV为逆转录病毒，分为HIV-1和HIV-2两型，HIV-1是全球AIDS的主要病原，约占95%；HIV-2主要流行于西非地区。两型基因结构和致病性相似，核苷酸和氨基酸序列有所不同。

HIV呈球形，直径约100~120nm，由病毒核心和外层的包膜组成。包膜为类脂，嵌有gp120和gp41两种病毒特异的糖蛋白。gp120构成包膜表面的刺突，gp120肽链上的某些区段的氨基酸序列呈高度易变性，并与HLA-Ⅱ类分子具有高度同源性，是病毒与宿主细胞膜病毒受体（CD4分子）结合的部位；gp41为跨膜蛋白，介导病毒包膜与宿主细胞膜融合。病毒核心为两条单股正链RNA和逆转录酶、蛋白酶及整合酶，由内衣壳（P24）和外衣壳（P17）包绕。HIV每条RNA链含9749个核苷酸，有3个结构基因和6个调节基因。结构基因编码核心蛋白、包膜蛋白和酶类；调节基因编码调节蛋白。

（二）致病机制

1. HIV侵入细胞机制：HIV的特异性受体是CD4。CD4主要表达于$CD4^+$ T细胞和其他表达CD4分子的细胞。HIV通过其包膜上的gp120与靶细胞表面的CD4分子结合，同时与辅助受体趋化性细胞因子受体CXCR4或CCR5结合，形成复合物，gp120构象改变，其掩盖的 gp41 得以暴露。gp41 的 N 端疏水性强，可直接插入靶细胞胞膜中，随即 HIV 包膜与靶细胞膜融合，病毒核心进入靶细胞。

2. HIV 损伤细胞机制

（1）直接损伤：①gp120 直接损伤靶细胞膜，使靶细胞溶解；②HIV 在靶细胞内大量复制，以出芽方式释出靶细胞，导致靶细胞膜损伤和通透性增高；③大量未整合的病毒 RNA 和核心蛋白分子在靶细胞内聚集，干扰靶细胞的生物合成。

（2）间接损伤：①诱导靶细胞产生细胞毒性细胞因子；②诱导产生特异性 CTL 或通过 ADCC 效应杀伤表达有 HIV 抗原的靶细胞；③gp120 和 gp41 与 HLA－Ⅱ类分子有同源性，特异性抗体和 CTL 可与 MHC－Ⅱ类分子发生交叉反应，杀伤表达 HLA－Ⅱ类分子的细胞；④靶细胞膜上表达的 gp120 分子与未感染细胞表面的 CD4 分子结合，导致细胞融合，形成多核巨细胞，生存时间显著缩短。

（3）诱导细胞凋亡：gp120 可与 T 细胞表面的 CD4 分子交联，一方面促进被 HIV 感染的 T 细胞表达 Fas 抗原，另一方面可激活 Ca^{2+} 通道，使细胞内 Ca^{2+} 浓度增高，诱导靶细胞凋亡。此外，HIV 感染可增强内源性细胞因子如 IL－4、IL－10 等分泌，促进活化的 Th1 凋亡；HIV 基因编码的 tat 蛋白可使靶细胞对 Fas 途径致凋亡作用的敏感性增强。

3. HIV 引起的免疫损伤：HIV 损伤 $CD4^+$ 细胞，引起严重免疫缺陷。其表现为：①细胞免疫功能缺陷。$CD4^+$T 细胞进行性减少，$CD8^+$T 细胞相对增多，$CD4^+$/$CD8^+$T 细胞比例降低或倒置（正常为 2∶1）；T 细胞功能障碍，对丝裂原和抗原的应答低下。②体液免疫功能减退。HIV 的超抗原成分可致多克隆 B 细胞激活，血清 Ig 水平明显上升，并有多种自身抗体产生。由于缺乏 Th 辅助及 B 细胞功能的紊乱，体液免疫应答能力下降。③单核－巨噬细胞和 NK 细胞功能下降。单核－巨噬细胞被 HIV 感染后不能将其清除，趋化、黏附、杀菌和抗原提呈功能减退，并可携带 HIV 至其他组织细胞。NK 细胞分泌 IL－2、IL－12 的能力降低，细胞毒作用下降。

（三）HIV 感染的免疫应答

HIV 感染后，机体可产生特异性免疫，出现抗 gp120、抗 gp41、抗 P24 壳蛋白抗体和针对病毒包膜蛋白的抗体，有一定中和作用。CTL 在抗 HIV 感染中发挥主要作用，能杀伤 HIV 感染的靶细胞，阻止病毒扩散。针对 HIV 感染的特异性免疫，在感染初期可降低血清中的病毒抗原量，但不能清除病毒，亦不能清除有 HIV 潜伏感染的细胞。

（四）HIV 的潜伏和免疫逃逸

1. 病毒潜伏与免疫逃逸：HIV 感染细胞后，既可不断复制，也可进入潜伏状态。HIV 潜伏机制，主要是 HIV 在宿主细胞内，逆转录成病毒前体 DNA 与细胞 DNA 整合，使细胞处于静止状态，此时 HIV 不进行复制，被感染细胞也不表达病毒基因编码的抗原，不被免疫细胞清除。这些被 HIV 潜伏感染的细胞，在特定因素（如抗原刺激）作用下，才开始进行 DNA 复制，HIV 也随之大量复制。因此，HIV 一旦感染，机体便终生携带病毒。

2. 表位序列变异与免疫逃逸：HIV 抗原表位可频繁发生变异（甚至仅一个氨基酸的差

别），即可影响 CTL 和抗体的识别，逃逸免疫清除。

3. APC 与免疫逃逸：APC 吞噬 HIV，但不能将其杀灭，成为 HIV 庇护所，导致病毒潜伏和免疫逃逸。另外，还可能存在着 APC 的 HLA－Ⅱ基因与 HIV 的 gp120 基因（可称前体 gp120 基因）重新整合，导致 gp120 频发突变，引起免疫逃逸。

（五）临床发病及其病程发展特点

HIV 感染的临床特征是潜伏期长，病程发展缓慢。其病程分急性期、潜伏期、临床症状期和典型 AIDS 发病期。

1. 急性期：出现在初次感染 HIV 后 3～6 周，一般无明显临床症状或表现为流感样症状。表现为急性单核细胞增多症，并伴有高病毒血症，出现可溶性 HIV 抗原（P24），可检测到抗 gp120、抗 gp41、抗 gp24 抗体。

2. 潜伏期：一般为 6 个月至 4～5 年，可长达 10～12 年，无临床症状，但 HIV 仍在宿主体内积极复制，宿主体免疫系统进行性衰退，外周血中可检出 HIV 抗体，抗原难以检出。

3. 临床症状期：初始出现 AIDS 相关证候群，表现为持续发热、盗汗、体重减轻、慢性腹泻、全身淋巴结肿大、血小板减少、口腔和皮肤真菌感染或其他免疫缺陷，随后出现 AIDS 典型症状。

4. 典型 AIDS 发病期：主要出现三大症状：①机会感染，常见的病原体是卡氏肺囊虫；②恶性肿瘤：常见的是 Kaposi 肉瘤和恶性淋巴瘤等；③神经系统异常：可出现 AIDS 痴呆症。病人一般在 2 年内死亡。

（六）AIDS 的诊断

AIDS 的诊断依据主要为：

1. 临床表现：持续发热、盗汗、体重减轻、慢性腹泻、全身淋巴结肿大、血小板减少、口腔和皮肤真菌感染或其他免疫缺陷等。

2. HIV 感染证据：检出病毒蛋白或其抗体、病毒 RNA 或 cDNA。常用 ELISA、RIA 和 IFA 等试验进行 HIV 抗体的初筛，用免疫印迹法检测针对 HIV 不同结构蛋白的抗体进行确证。用双抗夹心法 ELISA 试剂盒检测 HIV 的核心蛋白 P24；用原位核酸杂交法、PCR 法检测 HIV 感染细胞中的前病毒 DNA 序列，用 R－PCR 法检测 HIV 的 RNA 基因组。也可用脐带血淋巴细胞或人淋巴细胞传代细胞株（H9）进行病毒分离。

3. 免疫异常：$CD4^+$T 细胞数明显减少，CD4/CD8T 细胞比例下降甚至倒置。

（七）流行病学和预防

AIDS 的传染源是无症状 HIV 携带者和 AIDS 病人，在其血液、精液、阴道分泌物、唾液、乳汁和脑脊液中均可有感染性的 HIV 颗粒存在。其传播方式有三种：①性接触传播：异性或同性间的性接触是 HIV 的主要传播方式，生殖器溃疡的存在可大大增加经性接触感染 HIV 的危险性；②血源性传播：输入有 HIV 污染的血液或血制品、使用污染了 HIV 的注射器和针头；③母婴垂直传播：HIV 可经胎盘、产道或哺乳传播。

AIDS 的预防措施主要有：宣传教育；控制并切断 HIV 传播途径；加强对高危人群及献血员的 HIV 检测；做好医疗器械消毒以及病人血、排泄物的处理，防止交叉感染。

迄今尚缺乏预防 AIDS 理想的特异性疫苗，其原因是 HIV 包膜糖蛋白的高度易变性。HIV 减毒活疫苗是目前在动物实验中最有效的保护性疫苗，能诱导产生长期的特异性细胞和体液免疫，但其有毒力恢复或残留的危险性，因此尚不能在人群中应用。

第三节　免疫缺陷病的治疗原则

免疫缺陷病的治疗原则是控制感染和补充或替代缺损的免疫组分。其主要措施有：

1. 控制感染：针对不同种类病原体，选用敏感抗生素进行治疗，以控制感染，缓解病情。

2. 补充和替代性治疗：输入机体缺损的免疫分子如 Ig、细胞因子等，增强机体的免疫功能。如目前用混合 γ 球蛋白治疗 B 细胞免疫缺陷病；输入聚乙二醇化 ADA 治疗 ADA 缺乏的联合免疫缺陷病。

3. 免疫重建：移植胸腺、骨髓、造血干细胞或胎肝以补充免疫细胞，重建免疫功能。例如移植胚胎胸腺治疗 DiGeorge 综合征，进行骨髓移植治疗性联严重联合免疫缺陷病。

4. 基因治疗：对于单基因缺陷引起的原发性免疫缺陷病，通过基因治疗可获良好疗效。原理是将目的基因导入造血干细胞或周围血细胞并获得表达，然后将转基因细胞定期输入患者。目前已可通过转 ADA 基因重建 SCID 患儿免疫功能。

复习思考题

1. 免疫缺陷病按发病原因和按累及免疫系统组分分别分为几类？各有哪些特点？
2. 简述免疫缺陷病的主要共同临床表现特点。
3. 试述 HIV 一旦感染，将终生携带的机制。

第十八章 移植免疫

移植（transplantation）是将某一个体（或部位）的细胞、组织或器官植入到另一个体（或部位），以维持和重建机体生理功能的过程。在移植过程中，被移植的细胞、组织或器官称为移植物（graft），提供移植物的个体称为供者（donor），接受移植物的个体称为受者（recipient）或宿主（host）。所植入的移植物能否被宿主接受，与供、受者的遗传背景有密切关系，若二者遗传背景相同，植入的移植物将被接受，发挥相应生理功能；若二者遗传背景存在差异，移植物通常会发生炎症反应和坏死，称为排斥反应（rejection response）。

1596 年人类即成功地进行了最早的自体组织移植；18 世纪末开始皮肤移植的实践。1908 年进行动物（猫）肾移植术，并证明异体移植物可在受者体内发挥功能；1943 年 Medawar 等进行同胞兄妹间皮肤移植术，发现再次移植可引起比初次移植更为强烈的排斥反应。随后，Medawar 等利用近交系小鼠进行了一系列皮肤移植实验并获得如下结论：同种异体皮肤移植排斥反应的本质是受者免疫系统对供者移植物产生的一种特异性免疫应答，其具有特异性和记忆性，且排斥反应主要由受者淋巴细胞所介导。

1954 年美国医生 Murray 在同卵双生兄弟间成功进行第一次活体肾移植；1962 年应用 HLA 分型技术选择合适供体，第一次用无亲缘关系的供体肾进行异体移植并获得成功；20 世纪 80 年代初，环孢素 A 等免疫抑制剂的应用，明显提高了器官移植的成功率。目前，除脑以外的同种异型肾、肝、心、肺、胰腺、骨髓和角膜等移植已在临床得到广泛应用。

器官和组织移植是 20 世纪最重要的医学成就之一，随着组织配型技术、器官保存技术和外科手术方法的日趋成熟，高效免疫抑制剂被广泛应用，使得器官移植的应用范围日趋扩大，移植术已成为治疗多种终末期疾病的有效手段。

根据移植物来源及供、受者间遗传背景的差异，可将移植分为四种基本类型（图 18－1）：①自体移植（autologous transplantation）：移植物来源于宿主本身；②同系移植（syngeneic transplantation）：移植物来源于遗传基因与宿主完全相同的供者（如同系纯种动物或单卵双生个体）；③同种异基因或同种异型移植（allogeneic transplantation）：移植物来自同种、但遗传基因型有差异的另一个体；④异种移植（xenogeneic transplantation）：移植物来源于异种动物，如大猩猩器官移植到人。

根据移植物的形态结构不同，可将移植术分为器官移植、组织移植、细胞移植和基因移植（基因治疗）等。根据移植物在受者体内所种植部位不同，又可分为两类：①原位（orthotopic）移植，即将移植物种植至受者机体的正常解剖部位；②异位（heterotopic）移植，指将移植物种植至受者机体正常解剖部位以外的位置。

无论何种移植，只要移植物表达与受者不同的蛋白质或其他分子，移植物就可能被排斥（rejection）。目前，组织器官移植，主要是同种异体（同种异型）之间的移植，因此本章重点介绍同种异型移植排斥反应。

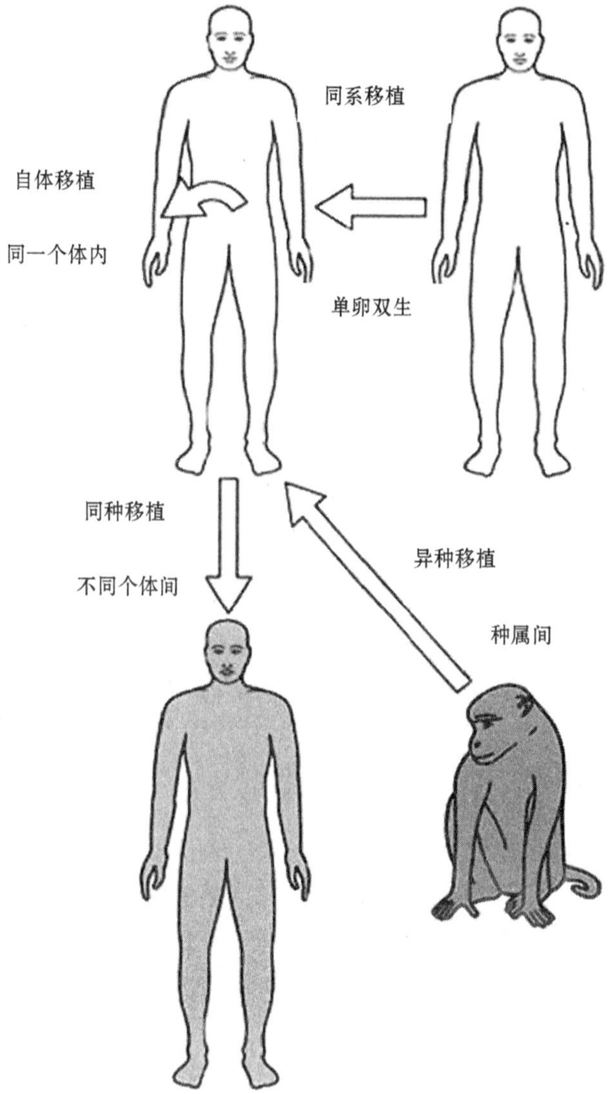

图 18－1 移植的四种基本类型

第一节 同种异型移植排斥反应的机制

同种异型移植是临床上最常见的移植类型。移植排斥反应本质上是受者免疫系统针对供者移植物产生的特异性免疫应答；在进行免疫组织移植时，还可能发生移植物抗宿主反应。T 细胞是识别同种异型抗原并介导移植排斥反应的关键细胞。

一、同种异型移植排斥反应的特点

机体针对同种异型抗原的排斥反应与针对普通抗原的免疫应答具有相同的特征，即区分“自己”与“非己”性、抗原特异性和免疫记忆性。

小鼠的皮肤移植实验表明：①自体移植和同种同基因移植不发生移植排斥，而同种异型移植必然发生移植排斥，表明移植排斥也具有识别“自己”和“非己”的特性；②对同种小鼠首次进行异型皮肤移植，于术后第 10 ~ 13 天出现排斥（即首次排斥），而应用同一供者皮肤对同一受者进行再次移植，则在术后第 6 ~ 8 天即出现排斥（即再次排斥），明显短于首次排斥发生的时间，表明移植排斥具有免疫记忆性；③应用与首次移植供者无关的供者（第三者）皮肤，对已经历首次移植排斥的受者进行移植，受者于术后仍于第 10 ~ 13 天（而非第 6 ~ 8 天）对该移植物产生排斥，表明移植排斥的免疫记忆为供者抗原特异性。

二、引发同种异型移植排斥反应的抗原

同一种属不同个体之间，等位基因差异而形成的多态性产物，即为同种异型抗原，包括主要组织相容性抗原（MHC 抗原）、次要组织相容性抗原（mHC 抗原）、ABO 血型抗原和组织特异性抗原等。供、受者间同种异型抗原的差异决定了移植物的免疫原性并介导排斥反应的发生。

1. 主要组织相容性抗原：通常把引起强烈排斥反应的抗原称为主要组织相容性抗原（MHC 抗原），它在排斥反应发生中起主要作用。MHC 抗原由 MHC 复合体编码，在人类称为 HLA 抗原。群体中 MHC 所具有的极为复杂的多态性决定了其成为同种异体移植中介导强烈排斥反应的最重要同种异型抗原。

2. 次要组织相容性抗原：引起较弱排斥反应的抗原称为次要组织相容抗原（mHC 抗原），包括与性别相关的 mHC 抗原（Y 染色体基因编码的产物）和由常染色体编码的 mHC 抗原，它们以 MHC 限制性方式被受者 T 细胞识别。单个 mHC 抗原诱导的排斥反应一般较弱而缓慢，但若多个 mHC 抗原不相符也会导致快速而强烈的排斥反应。因此，在 HLA 配型时如能兼顾 mHC 抗原，可望改善移植术的疗效。

3. 其他同种异型抗原：主要包括血型抗原、组织特异性抗原等。

（1）血型抗原：人 ABO 血型抗原广泛分布于红细胞、血管内皮细胞、肝、肾等组织细胞表面，其中血管内皮细胞所表达的 ABO 血型抗原在排斥反应中具有重要作用。宿主体内存在的针对特定血型抗原的抗体可与移植物血管内皮细胞表面的异型 ABO 血型抗原结合，通过激活补体而损伤血管内皮细胞，迅速摧毁移植物，导致超急性排斥反应。

（2）组织特异性抗原：指特异性表达于某一器官、组织或细胞表面的抗原。不同组织、器官所表达的组织特异性抗原的免疫原性各异，故相同的供、受者间进行不同组织器官移植，所发生的排斥反应程度亦各异，从强至弱依次为皮肤、肾、心、胰、肝。

三、同种异型排斥反应的识别机制

与普通抗原相比，同种异型抗原诱导机体产生的免疫应答具有如下特点：①体内被激活

的T细胞克隆数极高，从而引起强烈的免疫应答；②参与对同种异型抗原产生免疫应答的细胞，包括受者体内APC和淋巴细胞和供者移植物内APC和淋巴细胞（“过客白细胞”，passenger leukocyte），因此，对同种异型抗原的提呈和识别具有其特殊性。

长期以来，受者T细胞如何跨越MHC限制性而识别移植抗原，始终是困扰人们的难题。近年的研究进展初步对此提出了解释，即受者T细胞的TCR可通过直接识别和间接识别两条途径识别移植物组织细胞表面的同种异型MHC分子（图18－2）。

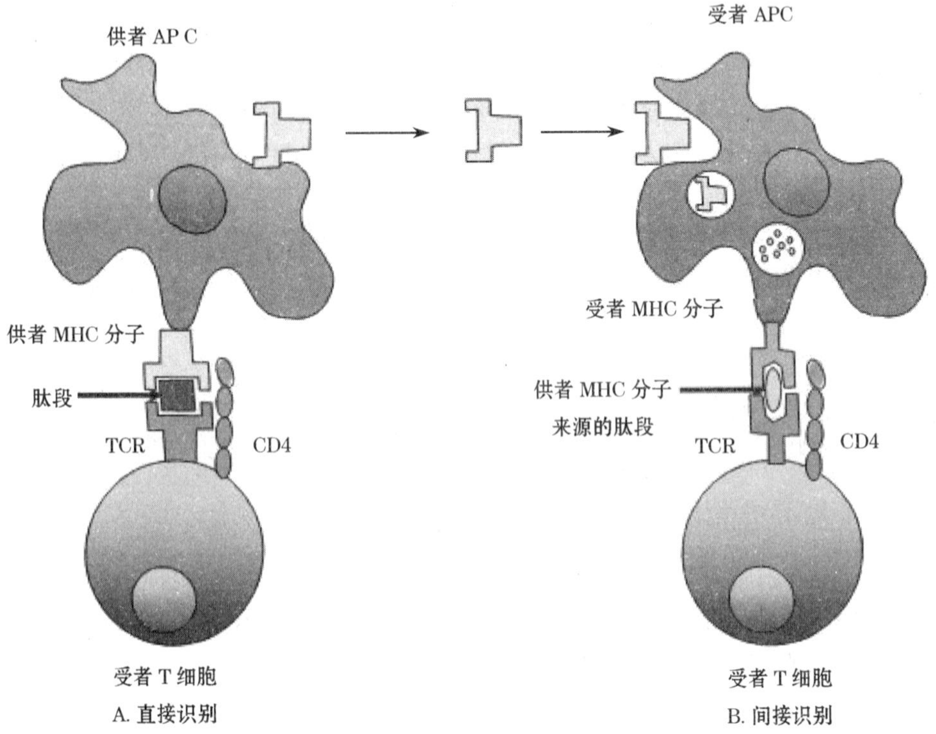

图18－2　直接识别和间接识别示意图

A. 直接识别：受者T细胞的TCR识别的是供者APC提呈的抗原肽－供者MHC分子复合物；
B. 受者T细胞的TCR识别的是受者APC提呈的供者MHC分子来源的抗原肽－受者MHC分子复合物

（一）直接识别（direct recognition）

指供者APC表面的抗原肽－同种异型MHC分子复合物供受者T细胞识别。即由移植物中的过客APC与受者T细胞接触，将其表达的自身抗原肽－同种异型MHC分子复合物提呈给受者T细胞的过程。直接识别是同种异型移植所特有的抗原提呈与识别方式，在急性排斥反应早期发挥重要作用。直接识别的机制至今尚未完全阐明。

（二）间接识别（indirect recognition）

指受者APC提呈同种异型抗原肽－MHC分子复合物给受者T细胞识别，是正常的免疫应答抗原提呈方式。在急性移植排斥反应的中晚期和慢性移植排斥反应中起重要作用。

四、同种异型排斥反应的效应机制

（一）特异性免疫应答效应

同种异型移植排斥反应主要由受者T细胞介导，并且以$CD4^+$T细胞作用更为重要。其实验依据为：①把某一品系小鼠皮肤移植至T细胞缺陷的裸鼠，不引发排斥反应，若给裸鼠注射$CD4^+$T细胞，可致急性皮肤移植排斥反应。单独注射未致敏的$CD8^+$T细胞则无此作用，若同时输注未致敏的$CD8^+$T细胞和少量$CD4^+$T细胞，则可发生急性皮肤移植排斥反应，单独输注已致敏的$CD8^+$T细胞（取自已发生排斥反应的个体），也可发生急性皮肤移植排斥反应。②用抗CD8单抗去除$CD8^+$T细胞，则对移植物存活无明显影响；用抗CD4单抗去除$CD4^+$T细胞，可使移植物存活显著延长至30天，而联合应用抗CD4和抗CD8单抗，可使移植物存活显著延长至60天。$CD4^+$T细胞是启动特异性免疫应答的关键细胞，在移植排斥反应中以受者的$CD4^+$Th细胞活化后，启动受者的细胞免疫应答和体液免疫应答为主。

1. 细胞免疫应答效应：在移植排斥反应中，主要以由Th1细胞介导迟发型超敏反应为主；$CD8^+$T细胞介导的特异性细胞毒反应也有参与。

2. 体液免疫应答效应：活化B细胞产生抗体，通过激活补体和ADCC效应参与移植排斥反应。但是，某些非细胞毒性抗体（如IgA），与移植物表面抗原结合，反而起到了封闭抗原，保护移植物作用。

（二）非特异性免疫应答效应

主要有：吞噬细胞对移植物的吞噬作用；补体激活后的组织细胞损伤作用；缺乏TCR多样性、不受MHC限制的NKT细胞、γδT细胞对移植物的杀伤作用；以及由于手术操作，激发的局部炎症反应等。

（三）非免疫因素

在组织器官移植手术过程中，诸多因素可以引起移植物损伤，导致针对移植物的炎症发生，直至移植物坏死。例如：①手术所致的机械损伤；②移植物摘取和植入过程中经历缺血和缺氧的组织损伤；③移植物植入并恢复血循环，经历缺血－再灌注产生大量氧自由基，损伤组织细胞；④移植后免疫抑制剂应用的副作用等。

第二节　同种异型移植排斥反应的类型

同种异型排斥反应包括两类：①宿主抗移植物反应（host versus graft reaction，HVGR），见于实质器官移植；②移植物抗宿主反应（graft versus host reaction，GVHR），主要见于骨髓、造血干细胞移植等。根据临床器官移植术后排斥反应发生的时间、强度、病理学特点及其机制，可分为超急性、急性及慢性排斥反应。

一、宿主抗移植物反应

（一）超急性排斥反应

超急性排斥反应（hyperacute rejection，HAR）指移植物与受者血管接通后数分钟至数小时内发生的不可逆性排斥反应。超急性排斥反应常见于移植术前反复多次输血、多次妊娠、长期血液透析或再次移植的个体。

超急性排斥反应发生机制是：受者体内预先存在针对供者同种异型抗原（如 HLA 抗原、ABO 血型抗原、血小板抗原等）的抗体。移植物与受者血管接通后，受者体内预存的抗体可随血流而迅速进入移植物，与其细胞（尤其是血管内皮细胞）表面相应抗原结合，通过激活补体系统而发挥如下效应：①形成膜攻击复合物，损伤移植物细胞；②直接触发凝血系统；③促使内皮细胞活化，通过分泌某些活性物质而启动凝血级联反应。最终导致血管通透性增高、中性粒细胞和血小板聚集、纤维蛋白沉积，引起出血、水肿、血管内凝血和血栓形成，造成移植器官急性坏死。

超急性排斥反应一旦启动即难以控制，免疫抑制药物的治疗效果不佳。

（二）急性排斥反应

急性排斥反应（acute rejection）是同种异型器官移植中最常见的排斥反应，一般在移植术后数天至两周左右出现，3 个月后反应逐渐减弱，但一年内常反复发生。病理特征为实质性细胞坏死，并伴有淋巴细胞和吞噬细胞浸润。在早期临床症状不明显时，通过合理应用免疫抑制药物，可有效控制急性排斥反应发展；当移植物功能明显减退、症状明显时，药物治疗通常难以逆转病情。

急性排斥反应发生的机制

1. 细胞免疫：急性排斥反应主要由细胞免疫效应所致。移植物血管与受者血流接通后，受者 $CD4^+$ T 细胞通过直接或间接途径识别同种异型组织抗原，在共刺激分子提供的第二信号参与下，$CD4^+$ T 细胞被激活并分化为 Th1 细胞，同种异型反应性 $CD8^+$ CTL 前体细胞被激活并转化为效应 $CD8^+$ CTL。

活化的 T 细胞在趋化因子作用下迁移至移植物局部，Th1 细胞通过分泌 IL-2、IFN-γ 和 TNF-α（α-β-γ）等炎性细胞因子，聚集单核-巨噬细胞等炎性细胞，导致迟发型超敏反应性炎症损伤；$CD8^+$ CTL 可直接杀伤移植物血管内皮细胞和实质细胞。

2. 体液免疫：体液免疫在急性排斥反应中发挥一定作用。急性排斥反应后期，机体产生的抗同种异型组织抗原的抗体可形成抗原-抗体复合物，通过激活补体而损害移植物血管，同时发挥 ADCC 和调理作用，介导或促进效应细胞对移植物细胞的杀伤和吞噬作用。

急性排斥反应临床表现主要取决于供/受者组织相容性程度、移植后免疫抑制方案的应用等。

（三）慢性排斥反应

慢性排斥反应（chronic rejection）亦称慢性移植物功能障碍（chronic allograft desfunction，CAD），多发生于移植术后数周、数月甚至数年，病程进展较缓慢，常呈隐匿性，病理特点是组织结构损伤、纤维增生和血管平滑肌细胞增生，导致移植器官功能进行性丧失。由于 CsA 等免疫抑制剂被广泛应用，使急性排斥反应得到有效控制，故慢性排斥反应已成为影响移植物长期存活的主要障碍。

慢性排斥反应发生机制尚不完全清楚，一般认为涉及免疫学和非免疫学因素。

1. 免疫学机制：反复发作的急性排斥反应可能是导致慢性排斥反应及组织损伤的重要原因。其机制可能为：①特异性抗体或效应细胞导致微血管内皮细胞损伤；②慢性 DTH 诱使吞噬细胞分泌平滑肌细胞生长因子，导致动脉血管平滑肌细胞增生、动脉硬化及血管壁炎性细胞浸润等。

2. 非免疫学机制：多种非免疫学因素参与慢性排斥反应发生。例如：移植后早期出现缺血－再灌注损伤；移植器官的去神经支配、血管损伤、术后给予免疫抑制药物的毒性作用；受者并发高脂血症、高血压和慢性巨细胞病毒感染等。

慢性排斥反应对免疫抑制剂不敏感。为延长移植物存活，可针对各种可能的影响因素进行干预，例如：术前缩短移植物的冷、热、缺血时间，减轻再灌注损伤；采取合理的免疫抑制措施，减少或减缓急性排斥反应发生；选用毒副作用较轻的新型免疫抑制药物等。

二、移植物抗宿主反应

移植物抗宿主反应（graft versus host reaction，GVHR）是由移植物中同种异型反应性淋巴细胞（主要是 T 细胞）识别宿主同种异型组织抗原而发生的一种排斥反应，其临床和病理特点为：患者出现皮肤、肝脏、肠道上皮细胞坏死，严重者可致命，且一旦发生，一般均难以逆转。存在于移植物中的（供者）淋巴细胞，可介导针对受者的排斥反应。引发 GVHR 的条件为：①供、受者组织相容性差，主要为 MHC 不相合；②移植物中含一定数量成熟淋巴细胞，尤其是 T 细胞；③受者免疫功能低下（被抑制或免疫缺陷），不能清除移植物中淋巴细胞。

GVHR 主要见于骨髓移植（bone marrowtranspIantatjon，BMT）及某些富含淋巴细胞的器官（如胸腺、小肠和肝）移植，免疫缺陷个体接受大量输血时也可能发生。

GVHR 发生的主要机制是：骨髓移植物中成熟 T 细胞识别宿主的同种异型组织抗原，增殖、分化为效应 T 细胞，这些激活的效应细胞随血循环游走至受者全身，对宿主组织、器官发动免疫攻击。

急性 GVHR 主要引起皮肤、肝脏和胃肠道等多器官上皮细胞坏死，临床表现为皮疹、黄疸和腹泻等，严重者皮肤和肠道黏膜剥落，由于受者抵抗力低下，易继发感染而致死亡。慢性 GVHR 可引起皮肤病、血小板减少、一个或多个器官纤维化和萎缩，导致器官功能进行性丧失。

在骨髓移植物中，供者来源的 T 细胞可对受者体内残存的白血病细胞发动攻击，此为移植物抗白血病反应（graft versus leukemia reaction，GVLR），对防止骨髓移植后白血病复发具有重要意义。GVLR 可被视为特殊类型的 GVHR，主要组织相容性以外的其他抗原（如次要组织相容性抗原、相对特异性的血细胞抗原、白血病特异性抗原及某些在白血病时表达增高的正常蛋白等）参与其发生。

各类排斥反应的效应机制详见表 18－1。

表 18－1　同种异型移植排斥的类型及其发生机制

排斥类型	发生机制	主要病理变化
宿主抗移植物反应		
超急性排斥	体内存在抗同种异型组织抗原（如 ABO 抗原或 HLA 抗原）的抗体，其与血管内皮细胞表面相应抗原结合，激活补体系统和凝血系统	内皮细胞坏死、血管内凝血、移植细胞急性坏死
急性细胞性排斥	$CD8^+$ CTL 细胞毒作用是主要的效应机制；另外，炎症性 $CD4^+$ T 细胞/巨噬细胞也可导致间质细胞损害	急性间质炎
急性体液性排斥	机体产生抗 MHC 分子抗体和抗内皮细胞表面分子的抗体，二者与相应抗原结合，通过激活补体而导致血管损害	急性血管炎
慢性排斥	急性排斥所致细胞坏死的延续和结果；炎症性 $CD4^+$ T 细胞/巨噬细胞介导慢性炎症；抗体或效应细胞介导反复多次的内皮细胞损害，致血管壁增厚和间质纤维化	急性排斥反应（中、晚期）慢性排斥反应
移植物抗宿主反应	移植物中被激活的 T 细胞随血循环游走至受者全身，对宿主组织或器官发动免疫攻击	皮肤、肝脏、肠道上皮细胞坏死

附：造血干细胞移植（hematopoietic stem cell transplantation，HSCT）

HSC 主要来源于骨髓、外周血和脐带血，其具有自我更新能力，可分化为不同谱系血细胞。1955 年 Thomas 首先开展骨髓移植，目前 HSCT 已被广泛用于治疗血液系统恶性疾病（如白血病、淋巴瘤）、遗传性血液病、某些经放疗或化疗的恶性实体肿瘤、先天性免疫缺陷和代谢失调等，以重建正常造血和免疫功能。

理论上，HSCT 可同时导致 HVGR 和 GVHR，但由于受者多伴严重免疫缺陷，故主要表现为 GVHR。GVHD 一旦发生，一般难以逆转，不仅导致移植失败，还可威胁受者生命。因此，移植术前须进行严格 HLA 配型，或预先清除移植物中成熟 T 细胞。

HLA 的遗传特点决定了筛选造血干细胞供者的策略：①HLA 具有高度多态性，故在无关个体中筛选出合适供者十分困难；②HLA 基因为单元型遗传，故在同胞兄弟姐妹中筛选出 HLA 全相合供者的几率最高。为此，国际上多个国家和地区已建立造血干细胞捐赠者资料库，在采集并分析大样本人群 HLA 型别的基础上，为筛选合适供者提供线索。截止至 2006 年 12 月，由中国红十字总会主持建立的中国造血干细胞捐赠者资料库（简称中华骨髓库）其入库资料已逾 50 万人份，并为数百名患者筛选出 HLA 相合的供者。

第三节　同种异型移植排斥反应的防治原则

防治同种异型移植排斥反应的基本原则是：①供者与受者的 HLA 尽可能相符，以降低移植物组织抗原的免疫原性；②抑制患者的免疫应答；③诱导受者对移植物建立特异性免疫耐受。

一、供者选择与组织配型

1. 红细胞抗原配型：供者和受者的红细胞抗原如ABO血型、Rh血型等必须完全匹配。

2. HLA配型：HLA分子是诱发同种异型排斥反应的主要抗原，故应尽可能选择与受者HLA型别相同或相近的供者。供、受者间HLA等位基因相合的数目越多，移植排斥反应越弱，移植物存活率越高。各HLA基因座在诱导排斥反应中的重要性依次为HLA－DR（DQ）、HLA－B和HLA－A。

3. 检测预存抗体：取受者血清与供者淋巴细胞作交叉细胞毒试验，检测受者体内是否预存抗供者同种异型抗原的抗体，以避免超急性排斥反应。

4. 淋巴细胞交叉反应：HLA配型不能完全检出某些同种抗原的差异，在进行骨髓移植时有必要做交叉配型，即将供者和受者淋巴细胞互为反应细胞，分别与经照射的受者或供者淋巴细胞进行单向混合淋巴细胞培养，任何一组反应过强，均提示供者选择不当。

二、移植物与受者的预处理

（一）移植物的预处理

移植物中的过客白细胞（APC和淋巴细胞）也是激发排斥反应的重要因素。因此，应尽量去除移植物中过客白细胞，以减轻排斥反应。

（二）受者的预处理

对受者机体的预处理主要应着眼于两个方面：第一，抑制受者机体的免疫应答，尽量减低移植排斥反应；第二，诱导受者对移植物的免疫耐受，使移植物长期不被排斥。后者才是真正克服移植排斥反应有效措施。如移植前应用免疫抑制剂、采用抗CD4/CD8抗体杀伤受者T细胞、在用免疫抑制剂的同时给受者输注供者血液等，抑制受者免疫应答或诱导免疫耐受（详见后述）。

三、免疫抑制剂的应用

应用免疫抑制药物预防和治疗移植排斥反应，已成为临床器官移植的常规疗法。由于同种异型移植排斥反应的启动，主要是由Th细胞介导，因此，临床使用的药物主要是抑制T细胞功能，其中包括抗代谢药物（如硫唑嘌呤、环磷酰胺等）、具有相对选择性的免疫抑制剂（如环孢菌素A、FK506等）和针对T细胞表面分子的抗体等。

1. 激素和抑制代谢药物：糖皮质激素的应用极为广泛，其具有抗炎作用，可降低移植物炎症反应，减轻排斥反应所致组织损伤。抗代谢药物可杀伤快速分化和增殖的细胞，可抑制受抗原刺激而增殖、分化的T细胞，但也对造血干细胞等具有毒性。常用的抑制代谢药物是硫唑嘌呤和环磷酰胺。

2. 抑制T细胞活化的药物：临床常用大环内酯类免疫抑制剂，如环孢素A（CsA）、FK506和lrapamycin（西罗莫司）等，尤以CsA应用最为广泛，疗效也较确切。该药来源于一种真菌代谢产物，其作用机制是：抑制T细胞内与TCR信号转导相关的钙调神经磷酸酶（calcineurin）活性，通过抑制胞浆转录因子NF－AT向胞核内移动，干扰IL－2基因转录，从而抑制T细胞增殖。另外，FTY720是一种新型免疫抑制剂，其毒副作用较小，且与CsA等具有协同作用。作用机制为：促进淋巴细胞凋亡；诱导淋巴细胞归巢；介导Thl/Th2细胞偏移。

3. 生物制剂：针对T细胞表面抗原的单克隆抗体可用于抑制T细胞活化及功能，如抗T细胞（CD3、CD4、CD8）单抗等，防治同种异型急性移植排斥反应。此外，抗IL－2受体（CD25）单抗、抗黏附分子（LFA－1、ICAM－1、VACM－1）单抗等均在动物模型和临床应用中取得较好效果。

免疫抑制剂的使用极大改善了临床器官移植术的预后，但多数患者均需终身给药，由此引发的问题是：①免疫抑制剂在抑制排斥反应的同时，可能继发致死性感染和肿瘤；②大剂量免疫抑制剂的应用所显现出来的严重毒副作用，使移植器官功能受损，并可能加重慢性排斥反应；③多数药物价格十分昂贵。此外，迄今的治疗方案均对慢性排斥无效。

四、诱导对移植物的免疫耐受

理论上，诱导针对移植物的免疫耐受是防治排斥反应的最佳方案。移植耐受（transplantation tolerance）指受者免疫系统对同种异型移植物的特异性无应答，但对其他抗原的应答保持正常。诱导受者产生移植耐受的机制十分复杂，涉及免疫清除、免疫失能、免疫抑制和免疫调节等。迄今已设计了诸多诱导移植耐受的方案，某些已在小动物移植模型（主要是鼠类）中显示其延长移植物存活的效应，但均尚未能在临床显示明显疗效。

依据免疫耐受形成原理，原则性地探讨诱导移植耐受有关的方法如下：

1. 中枢免疫器官处于发育阶段的T、B细胞，接受抗原刺激，可以诱导克隆流产或B细胞BCR重编，激发胸腺Tr细胞活化；外周T、B细胞功能被抑制时，接受抗原刺激，诱导克隆无能。可以探讨在预先或同时给予免疫抑制剂时，胸腺内注射供者的抗原物质，同时诱导对移植物的中枢耐受和外周耐受。

2. 大量经静脉给入抗原，可以诱导免疫耐受。移植前给受者经静脉输注供者HLA分子或模拟HLA多态区合成多肽或血细胞（带有HLA分子），并预先或同时给予免疫抑制剂，诱导对移植物的免疫耐受。

3. 经黏膜给入抗原，易诱导耐受分离（黏膜局部免疫应答，全身免疫耐受）。有临床报道，发现在两种不同遗传背景的夫妻间进行组织器官移植，却获得了如同单卵双生兄弟姐妹间组织器官移植相似的不排斥现象。这可能是由于夫妻间长期密切接触，尤其是在性交过程中，通过生殖器黏膜，彼此抗原刺激，诱导了免疫耐受所致。这为临床组织器官异体移植领域提供了新的思路和途径。

4. T、B细胞活化，必须经双信号刺激及相应信号转导途径转导活化信号，才能活化，如果仅有第一活化信号而缺乏第二活化信号（协同刺激分子信号），则诱导克隆无能，产生外周耐受。如动物实验用 CTLA - 4 - Ig 融合蛋白和抗 CD40L 单抗给予受者，可有效延长移植物的存活时间。其机制即是 CTLA - 4 - Ig 与 APC 表面的 B7 结合，抗 CD40L 单抗与 T 细胞的 CD40L 结合，分别阻断了 T 细胞获得第二活化信号，被移植物抗原刺激，诱导了克隆无能，产生外周耐受。

5. 阻断 DC 细胞成熟：DC 是 APC 中启动初次特异性免疫应答的关键细胞。未成熟 DC 具有很强的抗原摄取、加工处理和提呈能力，但低表达协同刺激分子，可以将抗原肽 - MHC 分子复合物提呈给 T 细胞，使其获得第一活化信号，但不能为 T 细胞提供协同刺激分子，使其得不到第二活化信号，则诱导克隆无能。当在给予抗原刺激的同时（或预先）应用阻断 DC 成熟的生物制剂，抑制 DC 成熟，则可能诱导相应的免疫耐受。

五、急性排斥的免疫学监测

急性排斥反应是同种移植的一大障碍。除单卵双生子和两个单元型完全相同的同胞兄弟姐妹间移植外，同种移植术后均有可能发生急性排斥反应。若能及早诊断并采取有效的抗排斥措施，将有利于保护移植物功能并延长移植物存活时间。

急性排斥反应的诊断除依据临床症状、组织活检及生化检测外，某些免疫学检测指标也可提供有意义的线索，例如：补体水平下降；溶菌酶含量升高；T 细胞数量增多；$CD4^+$/$CD8^+$T 细胞比值上升；某些细胞因子（如 TNF - α、IL - 1、IL - 4、IL - 6、IFN - γ 等）水平升高；某些可溶性细胞因子受体（如可溶性 IL - 2 受体）及黏附分子受体（如可溶性 ICAM - 1 受体）水平升高等，均可提示急性排斥反应的发生。

复习思考题

1. 同种异型移植排斥反应的本质是什么？
2. 简述同种异型移植排斥反应的类型及其效应机制。
3. 同种异型移植排斥的防治原则有哪些？

第十九章 肿瘤免疫

肿瘤免疫学（tumor immunology）是研究肿瘤的免疫原性，机体对肿瘤的免疫应答，机体免疫状态与肿瘤发生、发展的相互关系以及肿瘤的免疫学诊断、免疫学防治等的学科。20世纪50年代纯系小鼠的培育成功及随后的实验证实，化学致癌剂诱发小鼠肉瘤所表达的移植排斥抗原为肿瘤特异性抗原。20世纪60年代，体外实验证实肿瘤患者淋巴细胞、巨噬细胞和细胞毒性抗体等均具有抗肿瘤效应。20世纪70年代，单克隆抗体技术的问世，肿瘤免疫诊断和免疫治疗迅速发展；20世纪80年代以来，生物化学、细胞生物学及分子生物学理论与技术进一步推动着肿瘤免疫学发展。

至今，人们对肿瘤抗原的性质、肿瘤抗原提呈、肿瘤免疫应答的启动、抗肿瘤免疫效应及肿瘤逃逸的分子机制等有了更深入的了解。随着各种肿瘤抗原基因被相继发现并克隆成功、肿瘤干细胞的发现，肿瘤免疫学理论得到了极大丰富，同时肿瘤免疫诊断和免疫治疗等应用领域也取得了日新月异的发展。

第一节 肿瘤抗原

肿瘤抗原（tumor antigen）一般是指在肿瘤发生、发展过程中新出现或过度表达的抗原物质。肿瘤抗原能诱导机体产生抗肿瘤免疫应答，是肿瘤免疫诊断和免疫防治的分子基础。

一、肿瘤抗原产生的分子机制

肿瘤抗原产生的分子机制尚未完全清楚，可能为：①细胞癌变而表达的新蛋白分子；②基因突变或重排，致使正常蛋白质分子结构发生改变；③异常的细胞蛋白降解产物；④隐蔽的自身抗原表位暴露；⑤癌胚抗原或分化抗原的异常、异位表达；⑥多种膜分子的异常聚集等。

二、肿瘤抗原的分类及其特征

根据肿瘤抗原的免疫学、发生学类型，对肿瘤抗原进行如下分类。

（一）根据肿瘤抗原特异性分类

根据肿瘤抗原的特异性，可将肿瘤抗原分为肿瘤特异性抗原和肿瘤相关抗原。

1. 肿瘤特异性抗原（tumor specific antigen，TSA）：TSA指仅表达于某种肿瘤细胞表面而不存在于正常组织细胞的抗原。可通过纯系小鼠间所进行的肿瘤移植排斥而得到证实，故又称肿瘤特异性移植抗原（tumor specific transplantation antigen，TSTA）。

研究和发现TSA，对研究抗肿瘤免疫应答具有重要意义。肿瘤移植排斥实验的敏感性较低，只能检测出免疫原性较强、能引发抗瘤免疫、导致肿瘤排斥的肿瘤抗原，不能检出免疫原性较弱、虽能诱导抗瘤免疫但不足于导致肿瘤排斥的肿瘤抗原；人们也曾用肿瘤细胞免疫后制备抗体，用其抗体分析研究肿瘤细胞表面的抗原分子，以期发现更多的肿瘤抗原，但通过该法研究发现的TSA却很少，对肿瘤抗原分子特性了解的也不多。目前已知肿瘤抗原多是以抗原肽－MHC分子复合物形式存在于肿瘤细胞表面，而T细胞的TCR所识别的正是抗原肽－MHC分子复合物，提示人们可用肿瘤特异性T细胞去发现肿瘤抗原。

鉴于TSA主要以抗原肽－MHC分子复合物形式表达于肿瘤细胞表面并由CTL识别，人们用肿瘤特异性CTL结合分子生物学技术，在基因水平上成功地证实了TSA的存在，找到了TSA编码基因cDNA。比利时学者Boon通过提取人黑色素瘤患者肿瘤浸润淋巴细胞（tumor infiltrating lymphocyte，TIL）在体外与自身肿瘤细胞混合培养，诱导TIL活化、克隆扩增，取肿瘤细胞建立肿瘤细胞cDNA文库。选择肿瘤相关的cDNA，在体外转染患者自身正常细胞，再用扩增的TIL与转染细胞反应，筛选出了CTL识别的人黑色素瘤TSA（如MAGE、BAGE、MART、gp100）及其相关基因（图19－1）。目前已从多种肿瘤患者体内扩增出肿瘤抗原特异性CTL，并发现了多种人类肿瘤抗原。

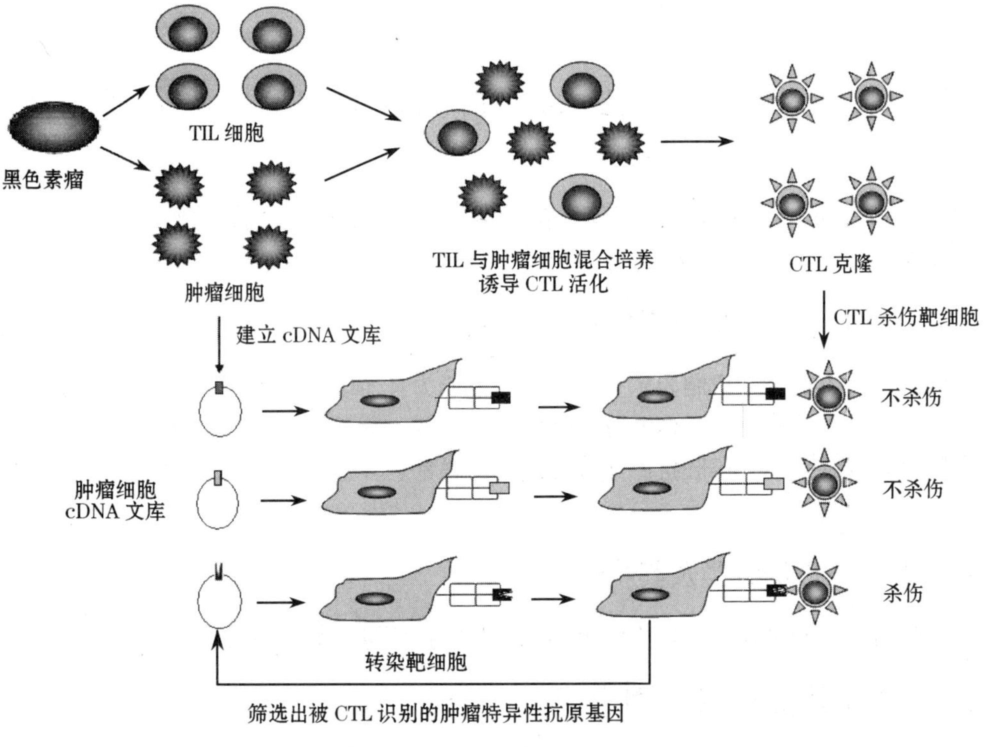

图19－1　人类肿瘤抗原的发现与鉴定

2. 肿瘤相关性抗原（tumor associated antigen，TAA）：TAA 指并非肿瘤细胞特有、正常组织或细胞也可微量表达的抗原物质，但在细胞癌变时其含量明显增高。如胚胎源性抗原、某些过度表达的分化抗原等多属此类抗原。

（二）根据肿瘤发生学的抗原分类

1. 理化因素诱生的肿瘤抗原：常见的化学致癌剂（甲基胆蒽、氨基偶氮染料、二乙基亚硝胺等）及物理致癌因素（如紫外线、X 线等），可引起基因突变而诱发肿瘤，并表达新抗原。此类抗原的特点是：特异性强、免疫原性弱、具有明显个体特异性。同一化学致癌剂或物理方法在不同个体甚至在同一个体不同部位进行刺激所诱发的肿瘤，其抗原特异性及免疫原性不同。为免疫学诊断或治疗带来困难。

另外，化学致癌剂及物理致癌因素、激活的潜伏致癌病毒所致肿瘤，肿瘤抗原则与病毒诱生的肿瘤抗原有相同特点。

2. 病毒诱生的肿瘤抗原：某些肿瘤的发生与病毒感染有关（表 19－1）。致癌病毒进入宿主细胞后，其基因可整合到宿主细胞基因组中诱导细胞恶性转化或激活细胞的癌基因导致细胞癌变。同一病毒所诱发的不同类型肿瘤，无论其组织来源或动物种类，均可表达相同的抗原，且免疫原性较强。此类肿瘤抗原虽由病毒基因所编码，但与病毒本身的抗原不一定相同，故也称为病毒相关的肿瘤抗原。

表 19－1　部分与人类肿瘤相关的病毒

肿瘤	病毒
人原发性肝癌	乙型肝炎病毒（HBV）、丙型肝炎病毒（HCV）
人宫颈癌	人乳头状瘤病毒（HPV）、单纯疱疹病毒（HSV）
人鼻咽癌	EB 病毒（EBV）
人 Burkitt 淋巴瘤	EB 病毒
人 T 细胞白血病	人嗜 T 细胞白血病病毒、Ⅰ型和Ⅱ型人 T 细胞白血病病毒

3. 自发性肿瘤抗原：自发性肿瘤是指发病机制尚未阐明的肿瘤，多数人类肿瘤属于此类。

（1）突变的基因产物：自发性肿瘤表面所表达肿瘤特异性抗原，大部分可能为突变基因的产物。某些自发性肿瘤类似于化学致癌物诱发的肿瘤，具有高度特异性，很少或几乎完全无交叉反应；某些自发肿瘤则类似于病毒诱发的肿瘤，具有共同抗原。

（2）异常表达的正常成分

1）分化抗原异常表达：分化抗原是指组织细胞在分化、发育过程中表达或消失的一类抗原，多为糖蛋白或糖脂。恶性肿瘤细胞通常停留在细胞发育的某个幼稚阶段，因此，肿瘤细胞可表达其他正常组织的分化抗原（如胃癌细胞可表达 ABO 血型抗原）。由于肿瘤细胞中所表达某些分化抗原的量比正常细胞高，且某些具有组织特异性，故对肿瘤诊断及确定其组织起源有一定意义。

2）过度表达的某些蛋白分子：癌变细胞可过度表达正常细胞的某些蛋白（如信号传导分子等）。其过度表达的信号转导分子可能具有抗凋亡作用，使肿瘤细胞长期存活。

3）独特型抗原：独特型是指存在于抗体、BCR 及 TCR 分子与抗原表位特异性结合部位。T 细胞白血病和慢性 B 细胞白血病的恶变细胞均来自单个细胞克隆的大量增殖。因此，在体内可出现大量表达相同 TCR 或 BCR 独特型表位的 T 细胞性白血病细胞或 B 细胞性白血病细胞，其可作为诊断标志和治疗的靶分子。

4. 胚胎抗原（fetal antigen）：胚胎抗原是胚胎组织产生的正常成分，在胚胎发育期常处于高水平，但在胚胎后期减少，尤其在出生后由于基因阻遏而逐渐消失或极微量表达。细胞癌变时，由于基因脱阻遏而重新大量表达。胚胎抗原可分为两类：①分泌性胚胎抗原，乃由肿瘤细胞所产生和释放，如肝癌细胞可产生甲胎蛋白（alpha - fetoprotein，AFP）；②膜结合型胚胎抗原，其疏松地结合于细胞膜表面，易脱落，如结肠癌细胞所产生的癌胚抗原（carcinoembryonic antigen，CEA）。胚胎抗原可作为肿瘤标记物而用于肿瘤诊断，也可作为免疫学治疗的靶分子。

附：肿瘤干细胞

肿瘤干细胞（tumor stem cell）是指肿瘤组织中极少一部分具有无限增殖潜能、可自我更新的肿瘤细胞，它们在肿瘤形成、生长、侵袭及转移中起决定性作用。其生物特征为：①无成体干细胞的自稳调控能力，导致无限制生长；②缺乏分化、成熟能力；③缺乏对信号转导途径进行自我更新的负反馈机制；④倾向于累积复制错误，而正常成体干细胞能防止复制错误的发展。

肿瘤干细胞的来源尚不完全清楚，可能由正常干细胞转化而来，或由已分化的子代细胞去分化而形成。目前，白血病、乳腺癌及神经胶质瘤等多种肿瘤中已证实存在肿瘤干细胞。

第二节　抗肿瘤免疫效应机制

由于肿瘤细胞的组织来源和产生方式不同，其免疫原性强弱各异，故机体抗肿瘤免疫应答亦呈现不同特点：若肿瘤的免疫原性强，特异性免疫发挥主要作用；若肿瘤的免疫原性弱，则固有免疫可能具有更重要意义。另外，机体抗肿瘤应答的产生及其强弱还与宿主免疫功能状况及其他因素相关。

一、抗肿瘤的固有免疫效应

1. 补体的溶细胞作用：肿瘤细胞能分泌 C 反应蛋白（C - reaction protein，CRP）等炎症介质，可以激活补体而溶解肿瘤细胞。

2. NK 细胞的杀瘤效应：NK 细胞是机体抗肿瘤的第一道防线，其杀瘤效应无需抗原预先致敏、无肿瘤特异性、无 MHC 限制性。

NK 细胞对肿瘤细胞的识别和激活机制：①肿瘤细胞表面 MHC - Ⅰ类分子表达低下或缺如，使 NK 细胞表面抑制性受体的识别受阻；②肿瘤细胞表面表达某些特定分子（如 MIC A/B 等），可与 NK 细胞表面激活性受体结合，使之激活并发挥杀瘤效应。

NK 细胞表面表达 Fc 受体，还可通过 ADCC 效应杀伤肿瘤细胞。

3. 巨噬细胞的杀瘤效应：巨噬细胞在机体抗肿瘤免疫中具有重要意义。已证实肿瘤组织周围若有明显巨噬细胞浸润者，肿瘤转移发生率低，预后较好；反之则较差。

巨噬细胞激活后才具有抗肿瘤活性。其效应具有选择性，即仅杀伤肿瘤源性细胞，而对正常组织细胞无作用。巨噬细胞抗瘤作用的机制为：①处理和提呈肿瘤抗原并激活T细胞，使之发挥特异性抗瘤免疫效应；②活化的巨噬细胞可产生、释放多种抗瘤效应分子，如溶酶体酶、氧化代谢产物（如NO）、具有细胞毒效应的细胞因子（如TNF-α等），从而直接杀伤肿瘤细胞；③巨噬细胞表面表达Fc受体，可通过ADCC效应杀伤肿瘤细胞；④活化的巨噬细胞可释放IL-2、IFN-γ、CSF等细胞因子，促进机体抗肿瘤免疫应答。

4. γδT细胞的杀瘤效应：γδT细胞与CTL相似，可直接杀伤肿瘤细胞，但不受MHC限制，且能杀伤对NK细胞不敏感的肿瘤细胞。其杀伤机制类似CTL及NK细胞。另外，γδT细胞还可分泌IL-2、IL-4、IL-5、GM-CSF和TNF-α等细胞因子，发挥抗肿瘤作用。

二、抗肿瘤的特异性免疫效应

肿瘤细胞表达与自身正常细胞不同的抗原分子，被APC识别并加工处理成肿瘤抗原肽-MHC分子复合物，提呈给Th0细胞，使其分化为Th1或Th2，分别启动细胞免疫应答和体液免疫应答。在抗瘤免疫应答中主要以细胞免疫应答为主。

1. 细胞免疫应答：活化的CTL细胞是机体抗肿瘤免疫的主要效应细胞。CTL细胞通过识别肿瘤细胞表面的肿瘤抗原肽-MHC-Ⅰ类分子复合物发挥抗瘤效应，其机制为：①释放穿孔素及颗粒酶，介导肿瘤细胞溶解或凋亡；②表达的FasL与瘤细胞表面Fas结合，介导细胞凋亡；③释放TNF、IFN-γ等细胞因子，直接或间接发挥抗瘤效应。活化的Th1细胞通过释放TNF、IFN-γ、IL-2等细胞因子，参与B细胞、巨噬细胞、NK细胞和CTL的活化，发挥抗瘤作用，同时介导迟发型超敏反应。

2. 体液免疫应答：抗肿瘤抗体与肿瘤细胞抗原结合后：①通过激活补体、免疫调理、ADCC等效应，产生抗肿瘤效应。②抗体封闭作用，抗体可通过封闭肿瘤细胞表面某些受体而影响肿瘤细胞的生物学行为，例如，抗肿瘤抗原抗体与瘤细胞表面抗原结合，抑制肿瘤细胞增殖；抗转铁蛋白抗体可封闭肿瘤细胞表面转铁蛋白受体，从而抑制肿瘤细胞生长。③干扰肿瘤细胞的黏附特性，抗体与肿瘤细胞表面抗原结合，可使肿瘤细胞黏附特性发生改变甚至丧失，从而抑制肿瘤细胞生长和转移。

某些情况下，抗肿瘤的特异性抗体与肿瘤细胞表面抗原结合，非但不能杀伤肿瘤细胞，反而通过覆盖肿瘤细胞表面抗原，使肿瘤细胞逃避免疫应答，促进肿瘤生长。把此类抗体称为增强抗体（enhancing antibody）。

第三节 肿瘤的免疫逃逸机制

尽管机体免疫系统能产生抗肿瘤免疫应答，但肿瘤仍能在体内进行性生长、转移，表明肿瘤细胞具有逃避免疫攻击的能力。近年来对肿瘤细胞逃避免疫攻击机制的研究获得初步认识。

一、缺乏激发机体免疫应答所必需的成分

1. 肿瘤抗原的免疫原性弱及抗原调变： 肿瘤细胞中突变基因所产生的肿瘤特异性抗原与正常细胞所表达蛋白的差异很小，故免疫原性弱，难以诱导机体产生有效的抗肿瘤免疫应答。某些肿瘤细胞虽能表达大量TAA，但多为胚胎期正常成分，机体对其存在着免疫耐受，同样不能有效激发机体免疫应答。此外，宿主对肿瘤抗原产生的免疫应答可能导致某些肿瘤抗原表位减少或丢失，从而逃逸免疫系统识别和杀伤，此现象称为“抗原调变”（antigen modulation）。

2. MHC 分子表达异常： 某些肿瘤细胞表面 MHC－Ⅰ类分子表达低下或缺失，导致抗原提呈功能低下，使 CTL 失去识别靶点，不能发挥杀伤作用。还有些肿瘤细胞可异常表达非经典 MHC－Ⅰ类分子，经 NK 细胞表面抑制性受体识别而启动抑制性信号，抑制 NK 细胞的杀伤活性。

3. 肿瘤细胞表面“抗原覆盖”或被“封闭”： “抗原覆盖”是指肿瘤细胞表面抗原可能被某些非特异性物质覆盖。许多上皮性肿瘤（如乳腺癌、膀胱癌、直肠癌和卵巢癌）细胞表面通过表达黏蛋白分子（如 MCU－1）并覆盖于肿瘤细胞表面，从而干扰宿主淋巴细胞识别、杀伤效应。

血清中存在的封闭性抗体（非细胞毒性抗体）和可溶性肿瘤抗原可作为封闭因子（blocking factor）：封闭性抗体与瘤细胞表面抗原结合，封闭瘤细胞表面抗原；可溶性肿瘤抗原与 T、B 细胞的抗原识别受体结合，使癌细胞逃脱机体免疫系统识别，逃避淋巴细胞攻击。

4. 肿瘤抗原加工、处理和提呈障碍： 有些肿瘤细胞不能将抗原肽－MHC－Ⅰ类分子复合物转运至其细胞膜表面；有些肿瘤细胞的抗原加工提呈相关分子（LMP－1、LMP－2、TAP－1、TAP－2 等）表达降低或缺失，最终导致肿瘤抗原加工、提呈功能发生障碍，致使肿瘤逃逸 CTL 的杀瘤作用。

二、肿瘤细胞“漏逸”

肿瘤细胞“漏逸”（sneaking through）是指肿瘤迅速生长，超越机体的抗肿瘤免疫效应，致使宿主不能有效地清除迅速生长的肿瘤细胞。

三、肿瘤抗原诱导免疫耐受

肿瘤细胞可以通过主动诱导 $CD4^{+}CD25^{+}$ Tr 和 $Cr-1^{+}CD11b^{+}$ 髓系源性抑制细胞（myeloid－derived suppressor cells，MDSC）活化，导致宿主对自身肿瘤的免疫耐受。

四、肿瘤细胞抗凋亡或诱导免疫细胞凋亡

某些肿瘤细胞往往高表达抗凋亡分子（如 Bcl－2——多种癌基因产物），并不表达或低表达 Fas 等凋亡分子，从而抵抗凋亡的诱导，逃避杀伤细胞（如 CTL、NK 细胞等）的杀瘤

效应。另外，某些肿瘤细胞可表达 FasL，与广泛表达 Fas 的免疫细胞结合，而诱导免疫细胞凋亡。

五、T 细胞活化有关的免疫相关分子或胞内信号转导分子异常

研究发现部分肿瘤浸润淋巴细胞（TIL）CD3 分子的 ζ 链缺失，导致 TIL 不能被活化，此与肿瘤的淋巴结转移及转移浸润程度密切相关。另外，某些信号转导分子（如 Src、Syk 家族的 PTK）表达降低，导致 TIL 的功能改变，如合成细胞因子能力下降等。

六、肿瘤细胞分泌免疫抑制性因子

某些肿瘤细胞可分泌 TGF－β、IL－10 等抑制性细胞因子，从而抑制机体以细胞免疫为主的抗肿瘤免疫应答及其效应。

上述这些免疫逃逸的机制并不是孤立存在的，同一肿瘤可有多种免疫逃逸方式，不同肿瘤以及肿瘤的不同分化阶段，其免疫逃逸的方式亦不相同。

第四节　肿瘤的免疫诊断和免疫治疗

一、肿瘤的免疫诊断

肿瘤的免疫诊断是指通过测定肿瘤标记物和其他免疫学指标，对肿瘤进行辅助诊断，或判断肿瘤患者的免疫功能状态及预后。肿瘤标记物通常包括 TSTA、TAA、TSA、激素、酶（同工酶）等。已在临床实践得到应用的有：检测 AFP 用于诊断原发性肝癌；检测 CEA 用于诊断某些消化道肿瘤；检测 CA199 用于诊断胰腺癌。

肿瘤标记物检测的临床意义：①早期诊断和发现肿瘤；②提示肿瘤发生部位和组织来源；③鉴别肿瘤恶性程度；④监测临床治疗效果；⑤监测肿瘤复发。

多种实验技术可用于肿瘤免疫诊断。ELISA 是最常被用于检测血液或其他体液中肿瘤标记物的技术，近年来，免疫组化、流式细胞技术等被用于检测肿瘤细胞表面标记物；原位杂交法、PCR 等技术已用于测定癌基因、抑癌基因、端粒酶及细胞因子基因，从基因水平诊断肿瘤。此外，应用抗肿瘤单克隆抗体与同位素结合物的体内示踪技术，有助于对肿瘤的早期和定位诊断。

二、肿瘤的免疫治疗

肿瘤免疫治疗的基本原理：借助免疫学理论和技术，提高肿瘤抗原的免疫原性，激发和增强机体抗肿瘤免疫应答；提高肿瘤对机体免疫效应的敏感性；在体内、外诱导肿瘤特异性效应细胞和分子，以最终清除肿瘤。迄今，免疫疗法仅能清除少量、播散的肿瘤细胞，一般被作为手术、化学药物、放射治疗的辅助疗法。

（一）肿瘤的主动免疫治疗

1. 非特异性主动免疫治疗：卡介苗（BCG）、短小棒状杆菌（PV）和左旋咪唑等为具有佐剂作用的免疫调节剂，可非特异性刺激机体免疫系统，强化抗肿瘤免疫效应。也可局部或全身给予IL－2、IL－12和IL－5等细胞因子，促进免疫细胞活化，增强其抗肿瘤免疫效应。

2. 特异性主动免疫治疗：应用肿瘤抗原或模拟肿瘤抗原刺激机体免疫系统，激发或增强机体抗肿瘤的特异性免疫应答，阻止肿瘤生长、扩散和复发。此策略称为肿瘤特异性主动免疫治疗（specific active immunotherapy，SAIT），常通过体内注入肿瘤疫苗而实现。

（1）细胞性疫苗：包括灭活的肿瘤细胞疫苗、病毒处理的肿瘤细胞疫苗（异构苗）、基因修饰的肿瘤细胞疫苗、DC－肿瘤细胞嵌合体疫苗、肿瘤抗原肽或基因修饰的DC瘤苗等。

（2）亚细胞疫苗：指从肿瘤细胞或经基因修饰的肿瘤细胞裂解物中提取的肿瘤细胞成分所制备的肿瘤疫苗。如Ⅰ、Ⅱ期临床研究已显示，黑素瘤细胞裂解物有一定抗瘤疗效。

（3）分子疫苗：包括肿瘤多肽疫苗、肿瘤相关病毒疫苗、抗独特型抗体瘤苗、癌基因产物疫苗等。

（4）基因疫苗：将编码肿瘤抗原或相关分子的基因构建重组的真核表达质粒注入体内，可表达肿瘤抗原或相关分子，从而诱发机体抗肿瘤免疫应答。

（5）肿瘤敏感病毒感染肿瘤细胞：将对肿瘤细胞敏感的病毒株，接种于肿瘤患者，使病毒特异性感染肿瘤细胞。这样可以使肿瘤细胞表达病毒编码抗原分子，激发机体抗病毒免疫应答，从而杀伤肿瘤细胞。

（二）肿瘤的被动免疫治疗

将化疗药物、毒素、核素等细胞毒性物质与抗肿瘤的单克隆抗体（mAb）偶联，以mAb为载体将细胞毒性物质携带至肿瘤灶而发挥杀瘤作用。肿瘤细胞上的肿瘤抗原、独特型表位、某些细胞因子受体及CD分子等均可作为靶标。该疗法包括抗体导向的化学疗法、免疫毒素导向疗法、抗体导向酶解前体药物疗法、免疫超抗原疗法、双特异性抗体、基因工程抗体－毒素（或酶、细胞因子）融合蛋白等。

（三）过继免疫治疗

将经体外诱导激活和扩增的抗瘤效应细胞输注给患者，提高其抗肿瘤免疫力，以达到治疗和预防复发的目的。所用效应细胞可来自自身或他人，主要为外周血单个核细胞及从切除的瘤组织或癌性胸腹水中所分离并经激活的淋巴细胞。激活剂包括细胞因子（常用IL－2）、抗CD3单抗、肿瘤抗原多肽等。

（四）细胞因子治疗

应用细胞因子可直接杀伤肿瘤细胞，或通过免疫调节功能而间接发挥抗瘤作用。应用的方法包括：①直接给患者注射细胞因子；②将抗肿瘤药物、生物毒素或放射性核素与细胞因子偶联，细胞因子作为导向分子，将效应分子引导至表达相应细胞因子受体的肿瘤局部；③将细胞因子基因直接导入肿瘤细胞。

三、肿瘤的基因治疗

应用适当载体将相关基因导入肿瘤细胞或效应细胞内，借助外源基因及其产物的效应，抑制肿瘤细胞生长或直接杀伤肿瘤。

1. 基因转染技术：①将肿瘤抗原的基因导入机体，提高肿瘤抗原免疫原性；②将细胞因子、共刺激分子基因导入 APC 中，然后回输给患者，增强 APC 对肿瘤抗原的提呈作用；③将肿瘤化疗药物前体酶基因定向导入肿瘤细胞，使其表达产物能在肿瘤局部将无毒的化疗药物前体转化为有毒性的抗瘤药物，这样化疗药物仅对肿瘤细胞产生毒性；④将化疗药耐药基因导入造血干细胞，提高后者对化疗药物的耐药性，避免因化疗而损伤机体免疫功能和造血功能。

2. 反义技术：导入与肿瘤发生、发展密切相关的基因序列的反义序列，使之与靶基因（肿瘤基因）序列互补结合，从而阻止其转录或翻译，达到治疗肿瘤的目的。

3. 核酶技术：核酶是一类具有酶特性的 RNA，通过核酶选择性裂解并破坏肿瘤基因的 mRNA，从而阻断该基因表达。

复习思考题

1. 试述肿瘤抗原的分类及各类肿瘤抗原的主要特点。
2. 机体抗肿瘤的免疫机制包括哪些？
3. 肿瘤如何逃避机体免疫系统的攻击？
4. 简述肿瘤的免疫学诊断和治疗原则。

第七篇

免疫学与中医药研究

本篇内容简介

随着免疫学理论和技术的飞速发展，免疫学应用的范围日益扩大。它不仅在医学领域得到了广泛的应用，而且也推动了生命科学的发展。尤其是免疫学检测技术已经逐渐渗透到了很多研究和应用领域。在中医药理论研究方面，将在中药质量标准、中药作用机制和中医证候本质等中医药理论三大基础研究方面，发挥巨大的推动作用。

本篇内容包括：

1. 中药抗原及其抗体的制备：中药材主要包括植物类药、动物类药、微生物类药和矿物类药等，并大多数需要经过干燥、炮制、制剂工艺等过程，才能用于临床。因此，中药成分抗原的制备有其特殊性。

2. 生物芯片与高通量筛选：生物芯片包括蛋白芯片、抗体芯片、基因芯片和细胞芯片等。主要用于检测细胞基因谱表达活性、细胞表面分子表达及活性物质释放、细胞与细胞相互作用、药物作用的细胞效应及其靶标定位；也是检测、分离和鉴定混合化合物中各成分含量的重要实验方法。高通量筛选是对大量检测信息进行系统整理和分析，并作出结论的筛选方法。

3. 用抗原抗体反应技术建立中药质量标准：用中药成分作抗原，制备抗中药成分抗体，通过抗原抗体反应检测技术定性、定量检测中药成分，并可通过构建针对中药材成分或针对中成药成分的抗体芯片，建立鉴定中药材品质和控制中成药质量的质量标准。

4. 生物芯片技术与中药作用机制的研究：用蛋白芯片和细胞芯片，通过高通量筛选技术研究中药成分作用的靶标定位；用活细胞芯片、基因芯片和抗体芯片，通过高通量筛选技术研究中药成分对细胞或机体作用的效应；通过基因芯片和抗体芯片检测机体的功能状态。

5. 中药和针灸对免疫系统的作用：中药对免疫系统的作用，受机体功能状态、药材所含成分、中药剂量及其配伍等多方面因素的影响。针灸通过神经－内分泌－免疫网络对免疫系统发挥调节作用。

6. 中药与超敏反应：中药成分进入机体，可以诱发超敏反应；中药又是治疗超敏反应的重要措施。

第二十章 中药抗原及其抗体制备

抗原抗体反应技术是研究中药成分组成、检测中药成分含量、建立中药质量标准、鉴定中药品质、提取分离纯化中药成分甚至研究中药作用机制的重要手段。中药材主要包括植物类药、动物类药、微生物类药和矿物类药等，并大多数需要经过干燥、炮制、制剂工艺等过程才能用于临床。这些制作过程均容易导致中药成分（尤其是大分子蛋白）变性；中药小分子成分又多属于半抗原，缺乏免疫原性，因此，中药成分抗原的制备有其特殊性。本章主要讨论中药抗原及其抗体的制备方法。

中药成分作为抗原，根据其免疫原性可分为两大类：①可直接刺激机体产生抗体的大分子抗原（如蛋白质、多糖等）；②必须与载体连接后才具免疫原性的小分子半抗原。

第一节　中药大分子抗原及其抗体的制备

植物类、动物类、微生物类等中药中的大分子成分如蛋白质、多糖等，一般具有良好的免疫原性。矿物药类因主要成分为无机物，有机物含量甚微，故多缺乏抗原性。

一、中药大分子抗原的制备和纯化

中药大分子成分（蛋白质、糖蛋白、脂蛋白、多糖等）多为良好的可溶性抗原。这些成分既可以是体液成分，也可以是组织、细胞结构成分（膜蛋白抗原、细胞浆抗原和细胞核及核膜抗原等）。对于存在于组织、细胞的大分子成分，需要先将组织细胞破碎后提取、纯化；即使是体液抗原成分，因抗原组分复杂，免疫前也需进行适当的分离纯化。

（一）组织细胞的破碎

1. 冷热交替法：从动物细胞、微生物中提取蛋白质及核酸时可用此法。将材料置于90℃水浴内数分钟，再迅速置入冰浴冷却，如此反复，即可使大部分细胞破碎。

2. 反复冻融法：将组织细胞材料置于 -20℃ ~ -15℃冻结，再缓缓解冻，如此反复数次，即可使大部分细胞破碎。

3. 超声破碎法：微生物和组织细胞多用此法。处理效果与样品浓度和使用频率有关。一般组织细胞皆易破碎；细菌，尤其是真菌的厚膜孢子则较难打破。超声波所使用的频率从1 ~ 20kHz 不等。操作应间歇进行，因长时间超声会产热，易导致抗原破坏。一次超声 1 ~ 2分钟，总时间为 10 ~ 15 分钟。

4. 自溶法：利用组织和微生物的自身酶系，在一定的 pH 和温度下，使其细胞裂解。自溶时常需加入少量防腐剂，如甲苯或氯仿等，但 NaN_3 不宜使用，因其能抑制酶的活力。

5. 溶菌酶处理法：在碱性条件下（pH8.0），溶菌酶可专一破坏细菌细胞壁，适用于多种微生物。除溶菌酶外，蜗牛酶、纤维素酶等也可用于消化细菌和组织细胞。

6. 高速组织捣碎机法：操作时，将组织加生理盐水（约1/2）装入捣碎机筒内，高速（约1000r/min）间断捣碎，每次30～60秒，时间过长会产热。

7. 粉碎、研磨法：主要用于韧性较大组织，如植物类组织等。用粉碎机、玻璃匀浆器或乳钵研磨组织。主要经过旋转、压挤将组织破碎。有时需要在研磨时加入淘洗过的海砂加强磨碎效果。

（二）抗原的提取

1. 水溶液提取法：大部分蛋白质可溶于水、稀盐、稀酸或稀碱，其中稀盐缓冲液对蛋白质的稳定性好、溶解度大，是提取蛋白质常用溶剂。一般多用0.02～0.05mol/L磷酸盐缓冲液或碳酸盐缓冲液、0.15mol/L氯化钠溶液提取。为了保持蛋白质的生物活性，提取液的pH值应在接近蛋白质等电点两侧（酸性蛋白在偏碱一侧，碱性蛋白在偏酸一侧），并在4℃以下进行。

2. 有机溶剂提取法：少数与脂类结合的蛋白质，可溶于乙醇、丙酮等有机溶剂，如用70%～80%乙醇提取麸蛋白；用60%～70%酸性乙醇提取胰岛素；用丁醇提取与脂类结合较牢固的蛋白质和酶类。

3. 水提醇沉法：中药材通常以饮片或制粉后，经水煎制成制剂。中药大分子成分（蛋白质或多糖）溶于水而多不溶于乙醇。可以通过水煎煮沸制成水提液后，逐渐加入乙醇至不再析出沉淀（即蛋白质或多糖等大分子）为止，过滤提取中药大分子抗原。上清液则含中药小分子半抗原。

4. 醇提水沉法：亲脂性中药大分子，溶于乙醇等有机溶剂。用乙醇等提取中药成分后，再逐渐加入水至看不到沉淀物析出为止，可提取中药亲脂性大分子成分。上清液则含中药小分子半抗原。

5. 膜蛋白的提取：根据膜蛋白与细胞膜结合的紧密情况，膜蛋白分为膜周蛋白（peripheral membrane protein）和膜本蛋白（integral membrane protein）两类。前者位于细胞膜内外两侧，与膜疏松结合，用有机溶剂，改变pH或盐浓度即可抽提；后者存在于膜脂质双层中，横跨或部分穿过膜脂质双层，必须加入增溶剂（如去污剂）破坏膜脂质双层，才能将其与膜分离。

去污剂（detergent）是一类既有疏水性又有亲水性的兼性有机化合物，分为离子型和非离子型两大类。一般来说，离子型去污剂较易破坏蛋白质－蛋白质之间的相互作用，常用十二烷基硫酸钠（SDS）和胆盐衍生物，如脱氧胆酸钠；非离子型去污剂能较好地保留蛋白质原有结构和功能，常用noniodet P－40（NP－40）和triton X－100等，近年来研究膜蛋白，使用表面活性剂的稀溶液提取时，较喜欢用非离子型表面活性剂，但该法不易用透析法去除去污剂。

（三）抗原的分离与纯化

1. 超速离心和梯度密度离心法：超速离心是分离亚细胞及蛋白质大分子的有效手段，往往是分离纯化的第一次过筛。

超速离心法又分差速离心和梯度离心。差速离心系指低速与高速离心交替进行，用于分离大小差别较大的颗粒。梯度密度离心是一种区带分离法，通过梯度密度离心来分离比重大于液体的颗粒，而比重较小的颗粒仍漂浮在液体中。通常待分离悬液中的颗粒比本液体重，要使之上浮，必须加入第三种成分，使其密度连续或不连续地升高，形成所谓梯度。第三种成分多用甘油、蔗糖、氯化铯或氯化铷等。在梯度柱的范围所表现的密度与待分离颗粒的密度大致相等时，则经过较长时间离心可得到分离。这种方法称为密度离心或梯度离心。

用超速离心或梯度离心分离和纯化抗原，只是一种根据抗原的比重特点分离的方法，除个别成分外，极难将某一抗原成分分离出来。目前仅用于少部分大分子抗原，如 IgM、C1q、甲状腺球蛋白等，以及一些比重较轻的抗原物质如载脂蛋白 A、B 等纯化。对于大量的中、小分子量蛋白质，多不适宜用超速及梯度密度离心作为纯化手段。

2. 选择性沉淀法：是采用各种沉淀剂或改变某些条件促使抗原成分沉淀，从而达到纯化的目的。

（1）核酸去除法：从微生物或细胞提取蛋白质抗原时，其中常含有大量核酸成分。除去核酸可用提取沉淀剂，如氯化锰、硫酸鱼精蛋白或链霉素等。核糖核酸降解法较为简便，用 DNA 或 RNA 酶与提取液共同作用 30～60 分钟（4℃），即可有效地除去核酸成分。

（2）盐析沉淀法：这是最古老而又经典的蛋白质纯化分离技术。由于有方法简便、有效、不损害抗原活性等优点，至今仍被广泛应用。①抗原的粗筛与浓缩：用不同饱和度的硫酸铵或硫酸钠可将一个复杂的组织液分成若干组分，也可收集某一饱和度的盐析沉淀物作为进一步纯化的粗筛物。最常用的盐析剂是 33%～50% 饱和度的硫酸铵，如用 35%～40% 饱和度硫酸铵提取丙种球蛋白。盐析沉淀法还可以浓缩抗原，在液体中含量较少的抗原，如尿中的游离轻链及离子交换层析洗脱液中的抗原，可通过加入硫酸铵，将其沉淀下来，以利进一步纯化。②脱盐：盐析沉淀后，需脱盐才能获得较纯的蛋白质和酶类，常用透析袋将盐分透析除去。

（3）有机溶剂沉淀法：有机溶剂能降低溶液的介电常数，从而增加蛋白质分子上不同电荷的引力，导致溶解度降低。另外，有机溶剂与水作用，能破坏蛋白质的水化膜，故蛋白质在一定浓度的有机溶剂中被沉淀析出，使用的有机溶剂多为乙醇和丙酮。注意：①高浓度的有机溶剂易引起蛋白质变性、失活，在加入有机溶剂时应迅速搅拌均匀，以免局部浓度过高；②有机溶剂沉淀分离后，尽快用水或缓冲液溶解，尽早降低有机溶剂浓度；③操作时 pH 值应控制在蛋白质等电点附近；④操作必须在低温下进行。

（4）水溶性非离子型聚合物沉淀法：常用的聚合物为聚乙二醇（PEG）及硫酸葡聚糖。水溶性聚合物沉淀蛋白质的机制尚不清楚，大致有如下解释：①聚合物与蛋白质形成共沉物；②聚合物与蛋白质之间发生水的重分配；③聚合物与蛋白质形成复合物。此法受许多因素影响，主要是 pH、离子强度、蛋白质浓度和 PEG 的分子量等。分子量为 2000～6000 的

PEG 皆适宜于做蛋白沉淀用。如若使用得当，效果甚为满意。一般认为，PEG 浓度在 3% ~ 4% 时沉淀免疫复合物，6% ~7% 可沉淀 IgM，8% ~12% 可沉淀 IgG，12% ~15% 可沉淀其他球蛋白，25% 可沉淀白蛋白。最突出的应用是用 3% ~4% 的 PEG 沉淀免疫复合物，未结合的抗原和抗体留在溶液中。

3. 凝胶过滤和离子交换层析：凝胶过滤又名分子筛层析，利用微孔凝胶，将不同分子量的成分分离。离子交换层析是利用一些带离子基团的纤维素或凝胶，吸附交换带相反电荷的蛋白质抗原，将蛋白质抗原按带电荷不同或量的差异分成不同的组分。这两种层析如能共同应用或者反复应用其中的一种，皆可将某一蛋白质从一复杂的组分中纯化出来。

4. 亲和层析：上面介绍的分离提纯方法主要是依赖抗原的物理和化学特性，如分子量、携带电荷等，经过纯化后只能取得相同性质的物质，在免疫原性上是否为同种物质还不能肯定。亲和层析是利用生物大分子的生物学特异性，即生物分子间所具有的专一性亲和力而设计的层析技术。例如抗原与抗体、酶与酶抑制剂（或配体）、酶蛋白与辅酶、受体与配体等之间特异性结合。如果将其一方固定在不溶性载体上，则可从溶液中特异性地分离、提纯另一方。此法的优点是迅速，有时仅一步即可达到纯化的目的。

（1）亲和层析支持物的选择：须符合以下要求：①非特异性吸附低；②液体通过时流速要快；③在各种 pH 和高浓度盐溶液中稳定；④必须有合适的、丰富的化学基团，并能有效地与蛋白质或其他化合物结合；⑤带有丰富的微孔，以增加结合容量。符合这些条件的支持物有琼脂糖、聚丙烯酰胺和多孔玻璃球，其中常用的是琼脂糖珠（Sepharose 2B、4B、6B）。

（2）配体的选择：所谓配体系指具有亲和性的双方，作为免疫亲和层析专指抗原与抗体。良好的配体必须具备以下 3 个条件：①抗原或抗体必须呈单一特异性，抗原或抗体的纯化效果决定于固相中配体的纯度；②抗原与抗体之间必须有较强的亲和力，这种亲和力取决于抗原的表位性质和数量及其抗体的动物来源和免疫时间，如马抗血清，免疫时间较短时，所获的抗体亲和力较低。但是，亲和力太强也不好，因为在解离抗原抗体时所需要的条件强烈，可能造成蛋白质变性。例如用低 pH（1.5 ~2.5）或高盐（如 6mol/L 盐酸胍）可使部分抗原或抗体活性降低或丧失；③配体必须有一个适当的化学基团，这个基团不参与配体与大分子的特异结合，但可用来连接支持物，并且这种连接不能影响配体与大分子结合的亲和性。

（3）抗原或抗体与支持物的连接：将抗原或抗体结合到支持物上的方法目前有 20 多种，但可归结为结合法、物理吸附法、交联法和网络法四类。

最常用的是 Separose 4B（支持物）结合法。其基本步骤是：先活化支持物上的功能基团，然后将抗原或抗体连接到这些活化的基团上。应注意的是：①用来发生交联的化学反应必须足够温和，不至于使抗原或抗体遭到破坏；②交联后，要彻底清洗支持物，以除去未交联的物质；③Separose 4B 支持物与溴化氰在 pH11 时，溴化氰与支持物上的羟基反应形成氨基甲酸酯活性基团（加入溴化氰的量取决于支持物的量和意图产生氨基甲酸酯活性基团的量，加入溴化氰的量越高则产生的活性基团就越多），交联时首先要注意加入抗原或抗体的浓度，通常在交联反应混合物中的交联蛋白质浓度应是亲和分离浓度的 20 ~30 倍；④支持

酸 - S 甘油半胱氨酰 - 丝氨酰基丝氨酸（tripalmitoyl - S - glycerylcysternyl - seryl - serine）等。多聚赖氨酸分子量可高达十几万到几十万，是个良好的载体。这些多聚物含有 D - 丙氨酸结构，和半抗原结合后，不需要佐剂参与，即可在体内缓慢降解，可诱发动物对半抗原产生高滴度、高亲和力、高特异性的抗体。还有人用聚乙烯吡咯烷酮（PVP）、羧甲基纤维素等大分子聚合物或活性炭等颗粒与半抗原结合，加入弗氏佐剂诱发动物产生抗体。

（二）半抗原与蛋白连接基团的选择

在小分子半抗原与载体连接时，应该注意半抗原与蛋白连接的基团的选择。

1. 尽量避开小分子的特征性基团：小分子具有多种反应基团如氨基、羧基、醛基等，这些基团常常既是与蛋白分子交联的结合基团，又是区别于相近分子的特异性抗原表位所在。因此，当这些基团与蛋白大分子结合后，免疫动物所得到的抗体，往往失去其专属特异性。如大黄酸与大黄酚等具有相近的结构（见图 20 - 1），若制备抗大黄酸抗体，不应选择羧基与偶联剂反应，而应选择酚羟基作为结合点，保留大黄酸的特征结构，才有可能获得抗大黄酸的特异性抗体。

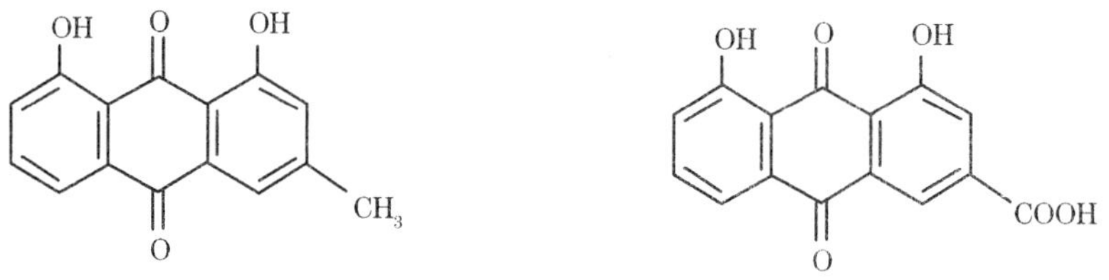

图 20 - 1　大黄酚与大黄酸结构比较

2. 尽量在小分子半抗原与载体蛋白之间保留一定空间：在小分子与载体蛋白之间加入一个连接空间臂，也能改善所得抗体的特异性。在制备人工抗原时，小分子半抗原往往不是直接与载体相接，而是通过一个“桥”（偶联剂）与载体蛋白交联。这样一个桥结构可以防止大分子载体蛋白对半抗原的屏蔽作用，避免小分子与载体结合时被包埋在卷曲凹陷的大分子结构中。因此，一定长度的桥结构的介入，有利于刺激产生特异性抗体。

（三）半抗原与载体的连接方法

小分子半抗原与载体的连接方法有多种，一般需要偶联剂的参与，偶联剂的选择应依据半抗原的结构和性质，要求所用的交联方法不明显改变半抗原的结构，保留半抗原的特有表位，并且保留的半抗原表位还应尽可能地远离偶联键。从而尽量保持半抗原的特征性结构。

半抗原与载体的连接需要半抗原有活性基团，比如氨基（$-NH_2$）、羧基（ - COOH）、巯基（ - SH）、糖基或醛基等。常用的偶联方法有戊二醛法、碳化二亚胺法（EDC）等。这些偶联方法使半抗原与载体在羧基、氨基等基团部位发生结合。

1. 含有氨基、羧基、巯基、糖基或醛基半抗原的连接法

（1）戊二醛偶联法：针对含氨基半抗原的偶联法。戊二醛是双功能偶联剂，它的两个醛基可以分别与半抗原及蛋白载体上的氨基结合，从而将半抗原与载体连接起来。

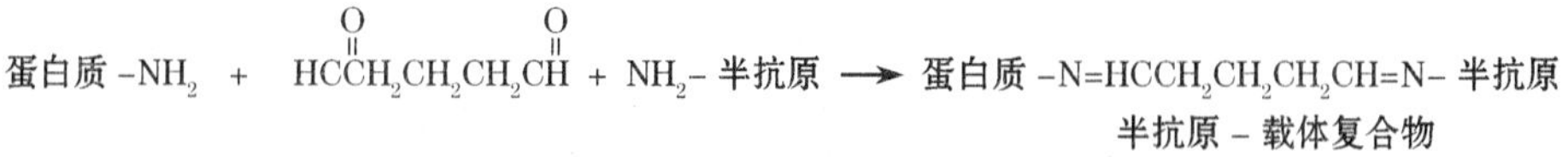

戊二醛偶联法是最温和的偶联反应之一，可在4℃～40℃，pH6.8～8.0的缓冲溶液中进行，要求缓冲组分中不得含有氨基化合物。

实例：磺胺对甲氧嘧啶（SMD）与BSA半抗原－载体复合物的制备：将100 mg SMD溶于15ml二氧六环，在搅拌下缓慢加入到BSA溶液（200 mg BSA溶于25ml 0.1mol/L pH7.2的PBS）中，再慢慢滴入0.20ml 25%戊二醛，搅拌反应4小时，将产物装入透析袋中在4℃下用PBS（pH7.2）透析三天，每天更换两次PBS，即得SMD－BSA偶联产物，冻干后－20℃保存。

（2）碳化二亚胺法：针对含氨基或羧基半抗原的偶联法。碳化二亚胺是一种化学性质很活泼的双功能试剂，其偶联反应可在氨基或羧基部位发生。分别与蛋白载体上羧基或氨基连接。常用的水溶性碳化二亚胺，化学名为1－乙基－3－（3－二甲氨基）－碳化二亚胺盐酸盐（EDC·HCL）。反应如下：

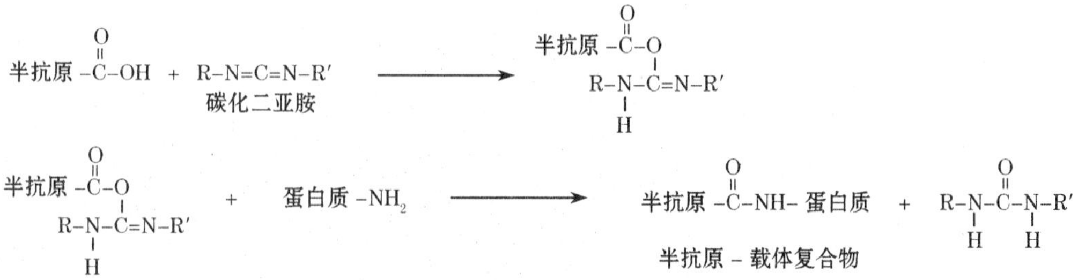

本反应条件温和，即使在0℃，也能于中性条件下进行。但是，碳化二亚胺的缩合反应没有选择性，易在蛋白分子间发生自身聚合反应，使产物多样化，若先将半抗原与EDC充分反应，待半抗原上的羧基或氨基活化后，再加入蛋白载体，则可以减少蛋白分子自身交联。

实例：甘草酸二铵（DG）与BSA半抗原－载体复合物的制备：将50mg DG溶于2ml 0.01mol/L　PBS（pH7.2）中；20mg EDC溶于1ml 0.01mol/L PBS（pH7.4）中。将EDC溶液在磁力搅拌器搅拌下逐滴加入DG溶液中，室温反应4小时。再在磁力搅拌器搅拌下逐滴加入BSA溶液（30mg BSA溶于pH7.42ml 0.01mol /L PBS）中，于4℃搅拌过夜。最后置4℃将偶联产物透析数天，每天更换两次液体，偶联产物4℃保存备用。

（3）氯甲酸异丁酯法：该法又称为混合酸酐法，是针对含羧基半抗原的偶联法。利用半抗原上羧基和载体蛋白氨基以肽链相连接，方法简便。其反应如下：

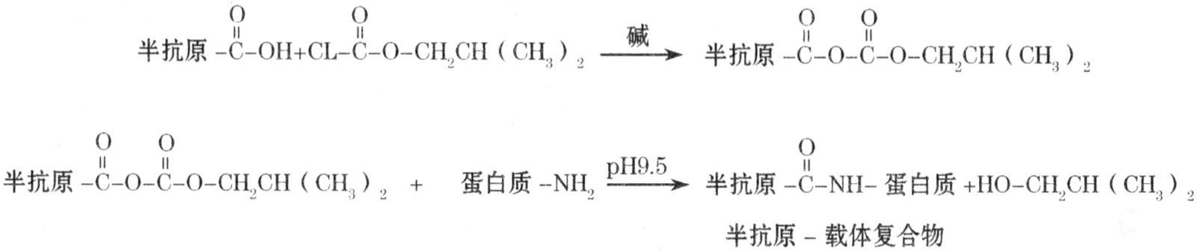

实例：氯霉素半琥珀酸酯（CAP · HS）与 BSA 半抗原－载体复合物的制备：①取 CAP · HS38mg 溶于 2ml 的 N,N－二甲基甲酰胺（DMF）中，置 4℃冰箱中预冷 10 分钟，加入三丁胺 20μl，于 4℃磁力搅拌混合，再加入氯甲酸异丁酯 16μl，于 10℃搅拌 1 小时，即得甲液。②取 BSA 80mg 溶于 2ml 双蒸水中，于 4℃溶解 10 分钟，在冰浴中边搅拌边用 1mol/L NaOH 调 pH 到 8.0，得乙液。③将乙液滴加到甲液中，于 4℃搅拌反应 4 小时。反应液用 0.2mol/L PBS（pH7.20）透析 3 天，并多次换液即得，冷冻干燥保存。

（4）过碘酸盐氧化法：针对含糖基的半抗原，如苷类。本法是以过碘酸钠（$NaIO_4$）先将苷分子中的糖氧化成醛基，然后再与蛋白质上的氨基相结合。醛基可直接与蛋白分子中的氨基形成 Schiff 氏碱，制备载体－中药成分抗原。由于含有醛基的半抗原，醛基往往是该分子的特征性结构，这种直接连接可能破坏半抗原的特征性表位，不是太理想的连接方法。但是在庞大的中药化合物家族中，苷类占了很大的比重，可以用过碘酸盐氧化法，将苷中糖基的邻二醇结构氧化为醛基，直接与蛋白分子中的氨基形成 Schiff 氏碱，制备半抗原－载体复合物。

因用这种方法制备的人工抗原含半缩醛结构，酸性条件下极易水解，故反应应在弱碱性条件下进行。反应如下：

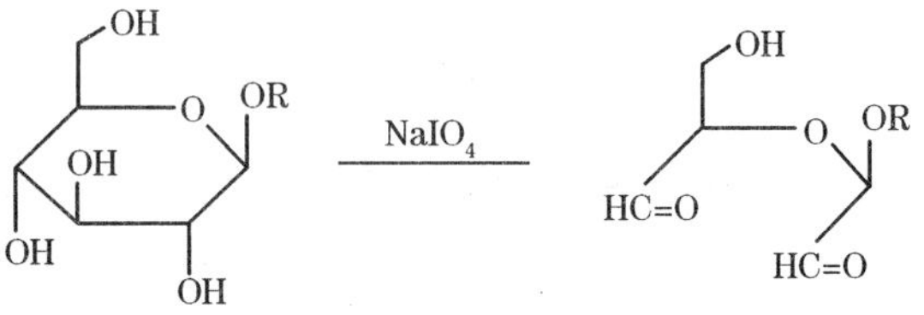

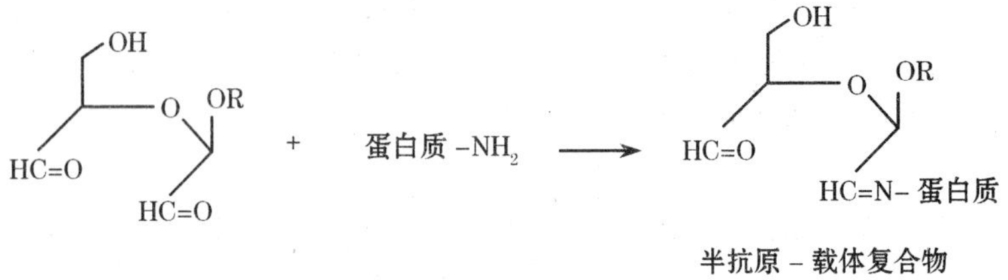

为防止产物自身发生羟醛缩合反应，常用硼氢化钠还原。

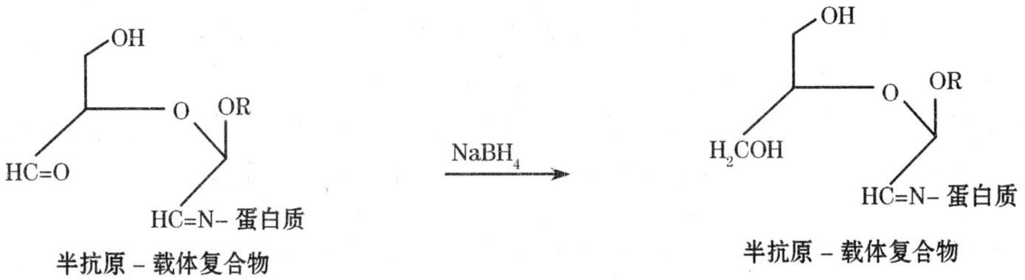

实例：芍药苷（PF）与人血清白蛋白（HAS）半抗原－载体复合物的制备：将 PF 甲醇溶液（PF 10mg 溶于 0.8ml 甲醇内）逐滴加入 0.4mmol/L $NaIO_4$溶液内，搅拌 1 小时，再将 HAS（HAS14mg 溶于 pH9.6 50mmol/L 碳酸缓冲液）慢慢加入上述反应液中，以 1mol/L 的

Na_2CO_3调整反应混合液至 pH9.0，室温下搅拌 6 小时，用水透析 3 天，即得 PF－HSA 复合物，冷冻干燥保存。

（5）间－马来酰亚胺基苯甲酸－N－羟基琥珀酰亚胺酯（MBS）连接法：适于含巯基（－SH）的半抗原。MBS 是目前已知最好的异双功能偶联剂，在中性环境下，可以将巯基与氨基交联。首先将蛋白载体与 MBS 连接，形成连接产物，如 MBS－KLH，再与含巯基的半抗原交联，如含巯基的合成肽。但所含的必须是游离的巯基，二硫键不宜用此法连接。

2. 不含有氨基、羧基、巯基、糖基或醛基半抗原的连接法：对不含以上活性基团的半抗原，需要对其结构加以改造，使其转变为带有氨基或羧基的半抗原衍生物，再进行偶联反应，制备半抗原－载体复合物。常用方法有下列几种。

（1）琥珀酸酐法：针对带有羟基（醇羟基或酚羟基）的半抗原。琥珀酸酐是琥珀酸的脱水产物，遇水又可恢复。如果将带有羟基的半抗原和琥珀酸酐在无水吡啶或二氧六环等溶剂中反应，就可得到带有羧基的半抗原－琥珀酸衍生物，反应如下：

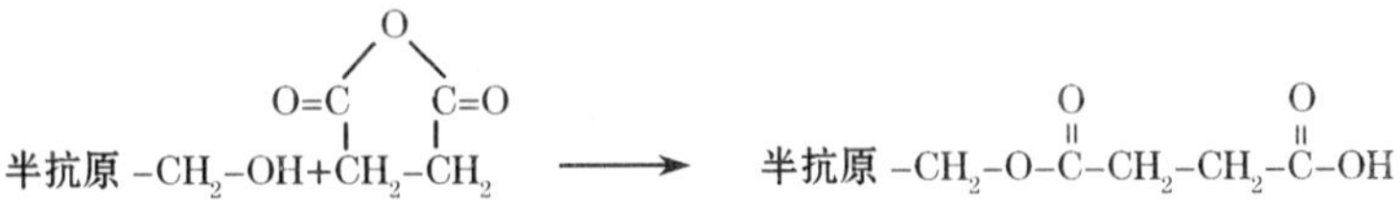

实例：己烯雌酚（DES）－琥珀酸的合成：取 76mg 琥珀酸酐加于 5ml 二氧六环中，搅拌溶解后，加入 133mg DES，溶解后再加入 0.25ml 三乙胺，于 30℃搅拌 1 小时。此时即得己烯雌酚（DES）－琥珀酸，一般无需分离，即可进行下一步与 BSA 的连接反应。

（2）重氮化对氨基苯甲酸法：针对带有酚羟基的半抗原。先将对氨基苯甲酸和亚硝酸钠反应，得重氮盐，重氮盐再作用于带有酚基的半抗原，即获得带有羧基的半抗原衍生物。反应式如下：

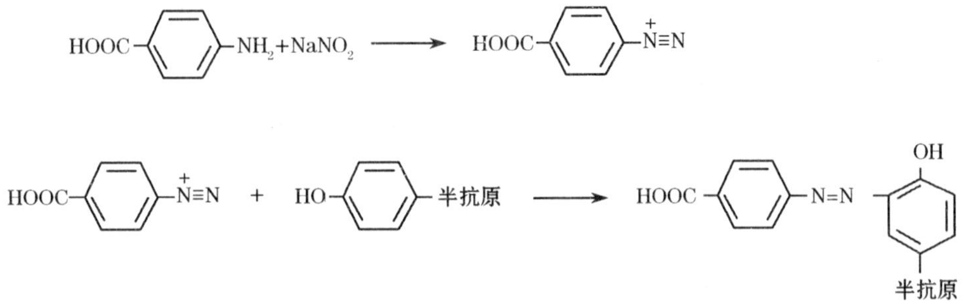

因重氮盐不稳定，需临时制备，反应一般在冰水浴中进行。第二步反应发生在酚羟基的邻对位。

（3）一氯醋酸钠法（一氯乙酸钠法）：可将带有酚羟基的半抗原变成带有羧基的半抗原衍生物。反应式如下：

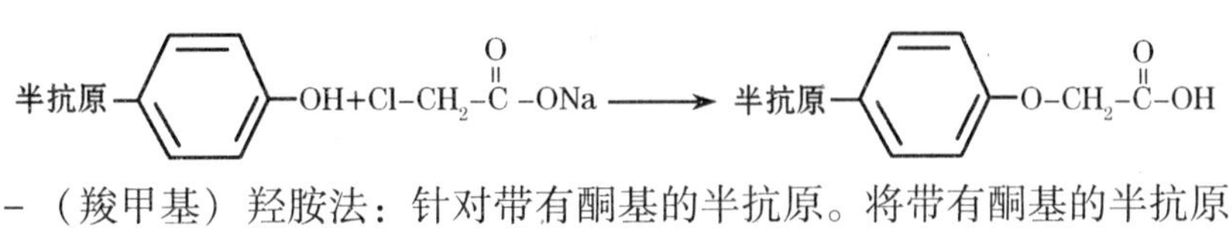

（4）O－（羧甲基）羟胺法：针对带有酮基的半抗原。将带有酮基的半抗原与 O－（羧

甲基）羟胺反应，可使其转变为带有羧基的半抗原衍生物。反应式如下：

$$\text{半抗原}-\overset{\text{R}}{\overset{|}{\text{C}}}=\text{O}+\text{H}_2\text{N}-\text{O}-\text{CH}_2\text{COOH}\longrightarrow\text{半抗原}-\overset{\text{R}}{\overset{|}{\text{C}}}=\text{N}-\text{O}-\text{CH}_2-\text{COOH}$$

上述四种方法分别将带有醇羟基、酚羟基及酮基的半抗原转变为带有羧基的半抗原衍生物，这些衍生物再进行偶联反应，如通过碳化二亚胺或氯甲酸异丁酯法，与相应载体连接即制得半抗原－载体复合物。

另外，对含有硝基的半抗原，可以通过还原反应将硝基还原为氨基，再通过戊二醛或碳化二亚胺法与蛋白相连。

半抗原与载体连接的方法，在一般实验室皆可完成。但反应条件应严格控制，以防半抗原失活或载体严重变性；又因半抗原与载体的连接方法不同，制备的半抗原－载体复合物不同，诱发动物产生抗体的效果或特异性也有差异。因此，实际工作中应多尝试几种方法。

（四）半抗原与载体蛋白结合比的测定与计算

半抗原结合到载体上的数目，直接关系到抗体制备的数量与质量。过去认为，连接到蛋白质分子上半抗原的数目越多越好，但试验证明，过多的半抗原并不一定能得到预期的结果，过多或过少均可能降低诱发产生抗体的能力。有报道指出，半抗原－载体复合物的结合比在 10～40：1 之间可用作免疫原。半抗原－载体复合物中的结合比，可通过反应物的配料比、反应介质的 pH、反应时间和温度等来调节。具体数目可以通过分子量测定或对比紫外光谱检测来进行计算。

1. 质谱法：用基质辅助激光解吸电离－飞行时间－质谱（MALDI－TOF－MS）技术测定半抗原－载体复合物的分子量（M），通过已知半抗原（半抗原衍生物）和载体分子量（M）计算结合比。计算公式如下：

$$\text{半抗原结合比}=\frac{M_{\text{半抗原－载体复合物}}-M_{\text{载体}}}{M_{\text{半抗原或半抗原衍生物}}} \qquad \text{（公式－1）}$$

因为在半抗原与载体连接反应过程中，有些反应（如过碘酸盐氧化法、氯甲酸异丁酯法、碳化二亚胺法等）制备的半抗原－载体复合物，是半抗原与载体直接相连，分子量接近两者之和，计算时 $M_{\text{半抗原或半抗原衍生物}}$应选半抗原的分子量；而有些反应（如戊二醛偶联法、MBS 连接法以及不含有活性基团的半抗原须经结构改造制成半抗原衍生物后再连接法等）制备的半抗原－载体（实际为半抗原衍生物－载体）复合物，计算时 $M_{\text{半抗原或半抗原衍生物}}$应选半抗原衍生物的分子量。

例：用过碘酸盐氧化法制备芍药苷（PF）－人血清白蛋白（HAS）复合物，是把 PF 的糖基氧化成醛基后，直接与蛋白质的氨基连接，因此应选 PF 分子量作分母。经 MALDI－TOF－MS 测定获得的 MS 谱图在 36475.4 和 72190.6 处各有一个谱峰，分别为 PF－HSA 的质子化分子 $[M+H]^{+}$ 和 $[M+H]^{2+}$ 的峰值。选择 72190.6 为 PF－HAS 复合物的分子量，依据 PF 和 HSA 的已知分子量分别为 480 和 66 472。带入公式求出 PF－HSA 的结合比为 11.91。

2. 紫外分光光度法：用于半抗原有紫外吸收的情况。

扫描载体、半抗原（或半抗原衍生物）、偶联复合物的紫外吸收图谱，选择一个三者共有的吸收波长，分别测定载体、半抗原（或半抗原衍生物）、偶联复合物在此波长下的吸光度（A），将复合物在此波长下的 A 值近似看成载体及半抗原的 A 值之和。再依公式 -2 分别计算出三种成分各自的百分吸光系数（E）。E 是指在一定波长时，溶液百分浓度为 1%（g/100ml），液层厚度为 1cm 时的吸光度。

$$E = \frac{A}{C \times L} \qquad \text{（公式 -2）}$$

C：溶液百分浓度（g/100ml）L：测定时液层厚度（cm）

计算出载体、半抗原（或半抗原衍生物）、复合物各自的百分吸光系数 E 值后，再运用各自的分子量，依公式 -3 近似估算出每摩尔载体上所偶联半抗原的摩尔数（即半抗原的结合比）。在这里需要说明的是：载体、半抗原（或半抗原衍生物）均是已知分子量（M），而偶联复合物因不知连接的半抗原（或半抗原衍生物）数是多少，所以第一次计算，可直接用载体的分子量代替，估算出近似结合比后，用估算出的近似结合比乘以半抗原（或半抗原衍生物）的分子量加上载体分子量作为偶联复合物的分子量，再用公式 -4 计算。这样运用逐渐回归计算法，每次计算出的结果，将会逐渐接近实际的结合比。一般情况下，如果半抗原（或半抗原衍生物）的分子量较小（如在百位范围之内），将第一次计算的结合比，代入公式 -4 再计算一次，即可得到接近于实际结合比；如果半抗原（或半抗原衍生物）的分子量较大，最好反复回归几次，最终将会估算出接近实际的半抗原结合比。

$$\text{半抗原结合比} = \frac{M_{\text{载体}} \times E_{\text{复合物}} - M_{\text{载体}} \times E_{\text{载体}}}{M_{\text{半抗原（或其衍生物）}} \times E_{\text{半抗原（或其衍生物）}}} \qquad \text{（公式 -3）}$$

$$\text{半抗原结合比} = \frac{(M_{\text{载体}} + M_{\text{半抗原（或其衍生物）}} \times \text{估算给合比}) \times E_{\text{复合物}} - M_{\text{载体}} \times E_{\text{载体}}}{M_{\text{半抗原（或其衍生物）}} \times E_{\text{半抗原衍生物}}} \qquad \text{（公式 -4）}$$

另外还有分别测定载体蛋白含量和半抗原某特定元素或官能团含量来计算其结合比即化学法及标记抗原示踪法等。

二、中药小分子抗原的抗体制备

（一）中药成分标准品与载体连接作抗原制备抗体

根据中药成分标准品的结构特征，选择与载体的连接方法，制备载体 - 中药成分抗原，免疫动物制备抗中药成分抗体。应该指出：由于很多小分子之间，除了有其专属性结构外，还存在着一些相同结构（即共同表位），因此，用其制备的抗体不一定就是针对专属性结构的抗体，也可能是针对多种成分共同结合的交叉抗体。

（二）中药混合小分子系统连接法的混合型抗原制备抗体

用水提醇沉法或醇提水沉等法提取中药小分子混合物。分别用上述戊二醛偶联法、MBS 连接法、EDCI 法及过碘酸盐氧化法等反应，制备不同的半抗原 - 载体复合物，通过透析分离，除掉未连接的小分子物质，即可分别获得混合型半抗原 - 载体复合物。如用过碘酸盐氧化法得到中药中各种苷类－载体混合物（其可视为一个化合物库）。用其免疫动物制备多克隆抗血清或单克隆抗体。

用这些抗体（单克隆抗体）分别与该中药材和相关药材成分反应，找出仅与该药材成分发生特异性反应的单抗，作为鉴定该药材的特定抗体。还可用不同的单抗分离纯化相应抗原成分，鉴定抗原结构。用这种混合半抗原－载体免疫法，还可以发现药材中某些尚未认知的新成分。

复习思考题

1. 为什么制备中药大分子抗原时，选择的条件最好与最终测定该抗原时相同或相似？
2. 中药小分子半抗原与载体连接，在选择连接的基团时应注意哪些事项？

第二十一章　生物芯片与高通量筛选

生物芯片包括蛋白芯片、基因芯片和细胞芯片等。主要用于细胞基因谱表达活性、细胞表面分子表达及活性物质释放、细胞与细胞相互作用、药物作用细胞效应及其作用靶标定位的检测研究；也是检测和鉴定混合物（如中药成分）中各成分含量的重要实验方法。因此，生物芯片技术是鉴定中药成分组成、含量，研究探讨中药作用机制、中医辨证施治本质的重要手段。

高通量筛选（high throughput screening，HTS）是对大量检测信息（如生物芯片的检测信息）进行系统整理和分析，并作出结论的筛选方法。

第一节　蛋白芯片

蛋白芯片（protein chip）技术是根据蛋白可与特定分子发生特异性结合（如抗体与抗原、受体与配体等）原理，将特异性蛋白分子按预先设计的微阵列固定于载体支持物表面，进行大量、快速、特异、定性或定量检测相应分子的实验方法。

一、蛋白芯片的分类

制备蛋白芯片，可以用重组蛋白、抗体提取天然蛋白和抗体。

1. 重组蛋白芯片：选择编码蛋白的已知 cDNA 片断，利用基因重组技术制备重组蛋白，制成蛋白芯片。重组蛋白的Ⅰ级结构与天然蛋白一致，但由于蛋白合成后，Ⅲ级结构的形成会受微环境因素的影响，所以重组蛋白的Ⅲ级结构，可能会因与体内天然蛋白结构有所差异而影响测定结果。

2. 抗体提取蛋白芯片：用已知特异性抗体提取体内天然蛋白，制成蛋白芯片。这种天然蛋白芯片，蛋白质结构与体内蛋白基本一致，可能使测定结果更为准确。

3. 抗体芯片：抗人类各种蛋白单克隆抗体库的逐渐完善，具备了建立检测人类蛋白的抗体芯片条件。用已知抗体从分子水平检测体内活性蛋白表达和含量，对于了解细胞乃至机体水平的功能具有重要意义。

二、蛋白芯片技术基本步骤

1. 蛋白芯片的制备：按预先设计的微阵列（图 21－1）将蛋白质固定于合适的载体上，要求固定后蛋白应基本保持原有空间结构。用于固定蛋白的载体包括：憎水型、亲水型、阳离子或阴离子交换型、金属离子型、潜活性分子等。如聚偏氟乙烯（PVDF）膜，可以与蛋白非特异性结合，将蛋白固定于 PVDF 膜上后，再用无关蛋白进行封膜即成。

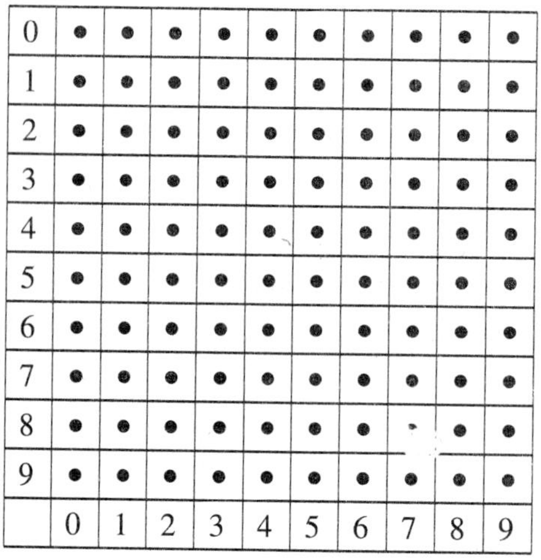

图 21－1　抗体芯片微阵列设计

2. 样品检测：将待检样品与蛋白芯片反应，样品中特异成分与芯片中蛋白发生特异性结合而被固定，再用缓冲液洗去未结合的成分。然后采用高敏感检测法，定性或定量检测特异性结合成分的含量。

3. 检测方法：可用于检测的方法很多，如免疫荧光技术、免疫酶标技术、放射免疫测定、免疫金标技术、化学发光免疫分析等。

（1）用标记物标记配体进行检测：配体是指能与蛋白芯片发生特异性结合的物质（如受体与配体、抗体与抗原等）。如用抗体芯片检测被检抗原时，则用放射性核素等标记针对芯片中抗体的各种已知抗原，按一定比例制成标记抗原混合液，作为诊断试剂。在抗体芯片与被检样品反应后，加入诊断试剂，再经洗涤，通过检测芯片微阵中各点的放射活性，即可敏感、特异、定量标定被检样品中相应抗原物质的含量。被检样品中的抗原含量与放射活性呈反比，即放射活性越强，则该位点检测的相应抗原含量就越低。反之则含量就越高。

（2）化学显色法进行检测：很多被检成分（如中药蒽醌类、黄酮类成分等）本身为有色物质或经化学显色反应后显色（如生物碱类用碘化铋钾喷雾显橘红色）。如用抗中药成分抗体制成的抗体芯片，检测中药中相应成分时，中药有色成分与抗体结合直接显色，无色成分用化学显色反应显色。依据显色程度，判定成分含量。显色程度与成分含量呈正比。

第二节　基因芯片

基因芯片（gene chip）目前已从实验室走向工业化，直接得益于探针固相原位合成技术与照相平板印刷技术的有机结合以及激光共聚焦显微技术的引入。目前世界上已有十多家公司专门从事基因芯片的研究和开发工作，且已有较为成型的产品和设备问世。人类基因组计划的完成、基因重组技术的成熟，已经具备了建立人类靶基因芯片条件。人类靶基因芯片可用于检测人类机体生理活动、病理状态、治疗效应等的基因谱变化及其编码分子的表达。借此可从基因、蛋白分子水平研究探讨中药作用机制和中医证候的本质。

一、基因芯片的概念

基因芯片（又称 DNA 芯片）是以基因连锁、限制性长度的多态性及连锁不平衡等基因定位方法为基础，以同源 DNA 分子杂交为基本工作原理而设计的检测方法。具体方法是：按预先设计的微阵列、将已知 cDNA 序列固定于载体支持物上，加入待检样品（用荧光素等标记样品中 cDNA 作探针），通过检测微阵列每个位点探针分子的杂交信号强度，即可检测样品 cDNA 含量或获得序列信息。

二、基因芯片技术的基本要点

基因芯片技术包含三个基本要点：生物学问题的提出和基因微阵列构建；样品的制备和杂交反应；杂交图谱的检测和数据处理。

（一）基因芯片的制备

首先要根据实际情况设计微阵列，然后将已知 cDNA 固定于支持物上制成基因芯片。目前已有多种方法可以将 cDNA 固定到固相支持物（如经特殊处理的玻璃片、硅片、聚丙烯膜、硝酸纤维素膜、尼龙膜等）上。这些方法总体上可分为两种，即原位合成（in situ synthesis）法和合成点样法。

1. 原位合成法：主要为光引导聚合技术（light - driected synthesis）。它不仅可用于寡聚核苷酸的合成，也可用于合成寡肽分子。光引导聚合技术是照相平板印刷技术（photolithography）与传统的核酸、多肽固相合成技术相结合的产物。固相合成技术是当前多肽、核酸人工合成中普遍使用的方法，技术成熟且已实现自动化。为合成高密度核酸（或短肽）阵列，制备基因序列芯片提供了一条快捷途径。

除了光引导原位合成技术外，有的公司如美国 Incyte Pharmaceuticals 等使用压电打印法（piezoelectric printing）进行原位合成。其装置与普通的彩色喷墨打印机相似，所用技术也是常规的固相合成方法。做法是将墨盒中的墨汁分别用 4 种碱基合成试剂所替代，支持物经过包被后，通过计算机控制喷墨打印机将特定种类的试剂喷洒到载体的预定区域上，制成基因序列芯片。该法可以合成出长度为 40 ~ 50 个碱基的 cDNA 探针，每步产率也较前述方法为高，可达到 99% 以上。

尽管如此，通常原位合成方法仍然比较复杂，除了在基因芯片研究合成方面享有盛誉的 Affymetrex 等公司使用该技术合成 cDNA 外，一般大多使用合成点样法。

2. 合成点样法：基因序列合成工作用传统的 DNA 或多肽固相合成仪完成，只是合成后用特殊的自动化微量点样装置将其涂布于硝酸纤维膜、尼龙膜或玻片等载体支持物上，制成基因芯片。支持物应事先进行特定处理，例如包被带正电荷的多聚赖氨酸或氨基硅烷。现在已有比较成型的点样装置出售，如美国 Biodot 公司的点膜产品以及 Cartesian Technologies 公司的 PixSys NQ/PA 系列产品。前者产生的点阵密度可以达到 $400/cm^2$，后者则可达到 $2500/cm^2$。

另外，可以选择特定的 cDNA，通过 PCR 扩增，然后再点样在载体支持物上，制成基因芯片。如依据人类靶基因谱，制成人类靶基因芯片。

（二）待检样品的制备和杂交反应

1. 待检样品的制备

（1）DNA 样本的制备：细胞中 DNA 的分离是在去污剂存在下用蛋白酶 K 消化细胞，随后用酚抽提而得到，并能用电泳、高效液相层析等技术进行分离纯化。

（2）mRNA 样本的制备：各种生物细胞中均含有 mRNA 和 rRNA，但 mRNA 的比例并不大，比如一个典型的哺乳动物细胞约含 10^{-5} μg RNA，其中 80% ~85% 为 rRNA（主要是 28S、18S 和 5S 三种类型），其余 15% ~20% 主要由各种类型的低分子量 RNA 组成（如 tRNA、核内小分子 RNA 等），这些 RNA 分子具有比较确定的核苷酸序列和分子量，并能用电泳、高效液相层析等技术进行分离纯化。但分离过程要注意控制 RNA 酶的活性。

（3）cDNA 样本的制备：检测细胞的基因谱活性表达，可以通过检测特异性 mRNA 含量来进行。提取细胞 mRNA，再逆转录为 cDNA。

2. 杂交反应：根据碱基互补配对原则，可利用已制备好的基因芯片对样品进行检测。检测是否有杂交反应的方法包括：使用溴化乙锭溶液直接检测已杂交的 DNA 片段和标记待检测样品后间接检测杂交反应等。

（三）杂交图谱的检测和数据处理

显色和分析测定方法主要为荧光法，其重复性较好，不足的是灵敏度较低。目前正在发展的方法有质谱法、化学发光法、光导纤维法等。以荧光法为例，当前主要的检测手段是激光区聚焦显微扫描技术，以便于对于高密度探针阵列每个位点的荧光强度进行定量分析。

第三节　细胞芯片

细胞芯片是指依预先设计的阵列，将不同的细胞株以活细胞悬液形式加入到 96 孔培养板（或更多孔培养板）中或将不同的细胞株包被于载体支持物（一般细胞失活）上，制成的活细胞芯片或死细胞芯片。主要用于检测细胞基因谱表达活性、细胞表面分子表达、细胞分泌活性物质测定、细胞与细胞之间的相互作用、药物作用的细胞效应以及药物作用的细胞靶标定位等。

1. 活细胞芯片：依预先设计的阵列，将不同的细胞株以活细胞悬液形式加入到 96 孔培养板（或更多孔培养板）中而制成。主要用于活细胞效应测定。如将某一药物成分，加入活细胞芯片中，再通过基因芯片检测不同细胞的基因谱表达活性变化；使用抗体芯片检测不同细胞的表面表达蛋白或分泌蛋白变化，从而确定药物对细胞的作用效应。

2. 死细胞芯片：依预先设计的阵列，将不同的细胞株包被于载体支持物（一般细胞失活）上而制成。主要用于检测药物作用于细胞的靶标定位。

生物芯片检测技术，具有巨大的检测信息量，用人工方法异常繁琐，甚至无法完成，因此必须引入高通量筛选技术。

第四节　高通量筛选

高通量筛选（high throughput screening，HTS）主要由自动化操作系统、高灵敏度的检测系统、高特异性分子或细胞体外筛选模型、被筛样品管理库（即样品库）、数据采集传输处理分析系统等五个部分组成。另外，还可以通过化合物结构与生物活性相关性分析系统，分析生物活性分子或药物的生物活性。

1. 自动化操作系统：主要是指计算机控制的实验室自动化工作系统，又称实验室机器人。该系统可以代替人工进行自动加样、稀释、转移、洗脱、混合、温育、检测等操作，实现实验过程程序化，减少人为误差，使结果更准确、可靠。

2. 高灵敏度的检测系统：该系统是为了适应 HTS 而出现的检测仪器和检测方法，现在用于 HTS 检测的仪器已可以进行可见光、紫外光、荧光比色，同位素放射活性测定和生物发光、化学发光等多方面的测定。目前比较新的技术有：时间分辨荧光分析（TRF）、时间分辨荧光能量传递分析方法（TRET）等。这些高灵敏检测方法的出现，使精确检测几十微升甚至几微升的样品实验成为可能。

3. 高特异性体外筛选模型：用于 HTS 的模型包括：蛋白芯片（包括抗体芯片）、基因芯片和细胞芯片等。主要研究药物作用靶标、细胞效应甚至机体效应等。

4. 被筛样品管理库（即样品库）：HTS 的重要特征之一，是筛选样品的数量巨大，如机体内存在的巨大量生物分子、中药中巨大量的化学分子等。这些巨大量的某些分子物质之间，存在着结构或生物活性的相似性，因此需要建立归类样品管理库，并用计算机进行样品库的科学管理。这样不仅可以使样品的应用程序化，而且可以对样品进行多方面的管理和分析，如查询样品、对样品进行编号、样品资料的查阅等。

5. 数据采集传输处理系统：该系统是 HTS 的最后一道程序，主要由计算机来完成。由于在 HTS 中，每天可以产生大量数据，有时数千、数万甚至十余万或更多，这些数据可以由检测系统自动进行采集和记录。数据处理系统不仅能够对数据进行分析处理，而且可以根据要求，输出筛选报告。

6. 化合物结构与生物活性相关性分析系统：对于机体最基础的分子网络效应和中药多靶点复杂作用机制，尤其对分子之间的协同、相加、拮抗等相互作用的分析，化合物结构与生物活性相关性分析系统是不可缺少的。化合物结构与生物活性分析表明：具有相同作用原理并呈现相同或相近生物活性的不同化合物，必然存在着结构上的共同点。因此，我们可以把具有这一共同点的化合物归为一簇。事实上对机体内生物活性分子已经进行了归簇分类，如抗体、细胞因子、黏附分子等就是生物体内的化合物簇；如果把簇的概念引入筛选中药这一庞大化合物群的生物活性，可以加快中药作用机制的研究。

复习思考题

1. 生物芯片包括哪些？各有什么实验意义？
2. 试述使用生物芯片和高通量筛选技术进行中医药理论研究的方法。

第二十二章

抗原抗体检测技术建立中药质量标准

药品的质量标准是一个国家或地区对药品的质量和检测方法所作的技术规定，是药品生产、供应、使用以及管理部门共同遵循的法律依据，是药品现代化生产和质量管理的重要组成部分。中药的质量标准包括：中药药材质量标准和中成药质量标准。药材质量标准主要是对药材真伪和品质的质控标准；中成药质量标准主要是对组成复方各中药品种和含量的质控标准。

中药这种以复杂的化学成分群入药、共同作用达到治疗目的的方式，已逐渐被国际社会所公认。但缺乏能得到国际公认的质控方法体系，首先在中成药生产环节对入药的中药材品质疏于随时监控，导致各生产批次产品质量不稳定；其次是对于由多味中药组成的复方制剂，仅选少数几味中药代表成分作为该成品的质量标准，难于真正起到控制中成药质量的作用。这是中药难以进入国际主流医药市场的主要原因之一。

现行中药质量标准的建立，基本上是采用建立中药中某一（或某些）成分定性或/和定量分析的模式。分析工作者首先根据目前天然药物化学的发展方向，选定其中的"有效成分"、"活性成分"或"指标成分"，然后借鉴化学药品和国外植物药的质量控制方法和手段，建立该中药相应的鉴别和含量测定的质量标准。如用理化法的色谱法（如薄层色谱法、柱色谱法、气相色谱法、高效液相色谱法、超临界流体色谱法、毛细管电泳法）、光谱法（紫外光谱法、红外光谱法、核磁共振法）和生物学的DNA分子诊断技术。理化法是我国目前的常规检测方法。

鉴于中药所含化学成分非常复杂，包括赖以防治疾病的有效成分、辅助成分及无效成分。一般来讲，中药的药效不是来自单一的活性成分，而是多种活性成分共同作用的结果。因此，人们又建立了能反映控制多种成分的指纹图谱检测法，如色谱指纹图谱、光谱指纹图谱、DNA指纹图谱等，WHO也承认了草药制剂的色谱指纹图谱标准。

综合上述的理化法和DNA检测法，均须对被检标本预先进行初步的提取分离。众所周知，不同成分的提取分离方法不同，即便是同一成分在不同制剂中的分离方法也不能完全通用，分离过程异常繁琐，就是使用高效液相等方法确定分离条件也相当艰巨。因此制定每种制剂的质量标准都需要从头摸索，耗费很大的人力、物力、财力。

与上述方法比较，抗原抗体反应检测技术的突出优点是：①同一抗原成分无论在任何环境中（即中药的某一成分在任何制剂中），无需提取分离均可直接检测；②免疫检测技术具有高度敏感性和特异性。因此，用免疫学技术检测中药成分，不仅可以达到上述理化法和DNA检测法的单成分定性、定量和多成分指纹图谱检测之目的，而且无需对被检标本进行提取分离。

第一节　中药质量标准的抗原抗体检测方法

可用于检测抗原抗体反应的方法很多，一般均可用于监控中药材或中成药质量。在这里主要探讨几种简便、快速、准确的实用方法，如胶体金试纸条定性或半定量检测法、Western 印迹法、ELISA 定量测定法或制成抗体芯片等。

一、胶体金试纸条定性、半定量测定法

这种方法具快速、敏感、特异等优点。将定量胶体金标记的中药成分特异性抗体，吸入玻璃纤维管内，冷冻干燥。其上端连接硬质吸水滤纸，将已固定有 C1q 的 NC 膜 3～4 条分距离装于滤纸上，用双面胶纸或其他黏性胶将其固定于塑料纸板上，纵向剪切成 4mm 宽条即成。检测时将其下端浸入待检药液内数秒，由于虹吸作用，药液被吸入玻璃纤维管内，其中的抗原与抗体结合形成抗原抗体复合物，上行至 NC 膜处与 C1q 结合而聚集，胶体金显色。未结合抗原的抗体不与 C1q 结合则不被聚集，故不显色。用不同含量的标准抗原液体，进行检测，标定胶体金显色的条数。根据待检药液显色的条数，即可半定量检测相应成分含量。本法的技术关键是必须祛除或灭活反应系统中的 C1q 成分。

二、Western 印迹法

Western 印迹法是一种检测大分子量抗原常用的方法。经过改进也用于小分子半抗原检测。

1. Western 印迹法检测大分子抗原：用放射性核素等标记已知中药抗原作诊断试剂。将已知抗中药抗体印迹到 PVDF 膜上，与待检药液反应后，再加入标记抗原诊断试剂，经洗涤，通过检测 PVDF 膜上抗体位点的放射活性，即可敏感、特异、定量标定被检药液中相应抗原含量。被检样品抗原含量与放射活性呈反比，即放射活性越强，则该位点检测的相应抗原含量就越低。反之则含量就越高。

2. 改良 Western 印迹法：用于鉴定小分子半抗原。

方法 1：先用硅胶薄层色谱法等分散中药小分子成分，并印迹到 PVDF 膜上，在 PVDF 膜上与蛋白（非免疫时用的蛋白如 HSA）载体连接，形成半抗原－HSA 复合物印迹带，封膜后，与抗体反应，加荧光素（或同位素）标记二抗，水洗，通过检测荧光（或放射活性）鉴定抗体的特异苷性。

以检测人参皂苷 Rb1 为例，介绍小分子半抗原的 Western 印迹法。Fukuda N 等，用硅胶薄层色谱法分离人参皂苷后，印迹到 PVDF 膜上，此膜经高碘酸钠溶液处理后，再用 BSA 处理，使其在 PVDF 膜上形成人参皂苷－BSA 结合物印迹带，抗 Rb1 单克隆抗体染色后进行检测。实验结果表明：该法对不同的人参皂苷有不同的敏感性，其中 Rb1 的敏感性最高，可检测的最低浓度为 360Pmol。而且与糖基取代基团也有重要关系，糖基在 C－3 位对染色是必要的，而在 C－6 位则会阻碍染色，且无糖基的化合物则根本不能被检测。说明这种新

的 Western 印迹法需要化合物中有糖基的存在。

方法2：将已知特异性单克隆抗体印迹到 PVDF 膜上，封膜后，与待检药液反应。中药中有色成分的抗原与抗体结合直接显色，无色成分用显色反应显色（如生物碱类用碘化铋钾喷雾显橘红色）。定量检测中药相应成分含量。

三、ELISA 定量检测法

ELISA 法是具有高度敏感性和特异性的检测方法，可以检测到 μg/ml、ng/ml 甚至 pg/ml 水平。将已知抗中药抗体，分别包被于 96 孔板（或更多孔板）上，加入待检液体，采用 ELISA 法定量测定（如补体法、抗原竞争法等），定量检测中药成分。

四、抗体芯片检测法

抗体芯片检测法，是用于定性、定量检测中药多指标成分的方法。用抗中药材各种成分的单克隆抗体制成中药材品质检测抗体芯片或中成药质量检测抗体芯片，监控中药质量。

1. Western 印迹抗体芯片检测法：用放射性核素等标记针对芯片中抗体的各种已知抗原，按一定比例制成标记抗原混合液，作为诊断试剂。将制备的已知多种抗中药成分的单克隆抗体分区加到 PVDF 膜上，制成抗体芯片，与待检药液反应后，加入诊断试剂，经洗涤，通过检测芯片微阵中各点的放射活性，即可敏感、特异、定量标定被检样品中相应抗原物质的含量。被检样品中的抗原含量与放射活性呈反比，即放射活性越强，则该位点检测的相应抗原含量就越低。反之则含量就越高。或者中药有色成分与芯片中抗体结合，直接显色；中药无色成分，通过特定显色反应显色。依据显色程度定性、定量检测中药多指标成分。

2. ELISA 抗体芯片系统检测法：将制备的已知多种抗中药成分单克隆抗体分别包被于塑料孔板的各孔上，制成抗体芯片。通过 ELISA 检测法，定性、定量检测中药多指标成分。

第二节 中药材品质的质量检测

一、抗药材蛋白或多糖抗体鉴别药材真伪

不同药材，由于遗传背景的不同，其蛋白和多糖存在着种属特异性，这种种属特异性不因药材产地、生长时间、栽培方法、药用部位的不同而改变。因此，可以用抗某药材蛋白或多糖特异性抗体，通过抗原抗体反应定性或定量鉴别药材的真伪。如抗虎血清蛋白抗体，经交叉反应和对照实验证实，只与虎骨蛋白发生反应，不能与同科动物如狮、豹、猞猁、原猫等的骨质蛋白反应。抗鹿血清蛋白抗体，能与不同种鹿的胎组织发生反应，而不与牛、羊的胎组织反应，可用于鉴别药材的真伪。

二、抗药材小分子成分抗体鉴定药材品质

同一药材会因产地、生长时间、栽培方法、药用部位的不同存在着质量差异。影响药材

质量的成分主要与产生药效作用的小分子物质有关。因此可以用特定的抗中药小分子成分抗体，通过抗原抗体反应定量实验，鉴别药材品质的优劣。

Fukuda N 等，利用抗 Rb1 单抗 Western 印迹法测定人参皂苷。实验结果还表明，该法对不同的人参皂苷有不同的敏感性，其中 Rbl 的敏感性最高，可检测的最低浓度为 360Pmol。Nah J J 等，用抗人参皂苷 Rf 单克隆抗体，通过酶免疫分析法（ELA）定量检测 Rf，此抗体不受血浆基质和其他人参成分的干扰，其检测的浓度极限在各种人参提取物中为 20pg，在大鼠血浆中为 34pg，实验结果表明，抗 Rf 单克隆抗体可以用来测定人参粗提物及体液中 Rf 的含量。Shan S J 等，用抗甘草皂苷（GC）单克隆抗体 Western 印迹法，检测甘草次酸含量。较其他检测法更敏感，且特异性高。此法不仅可用于检测甘草药材中甘草次酸的含量，还可用来研究甘草植物器官中 GC 的分布及细胞学定位；快速简便地检测药物和动物血浆样品中 GC 及相关化合物的浓度；还可作为复方中检测甘草的质量标准。

第三节　中成药质量标准的检测

中成药主要是由多味中药组成的复方制剂，质量标准主要是检测组成复方的各个中药品种和含量。当我们建立了能够鉴定大多数药材及其所含成分的特异性抗体库后，就可以建立检测方剂中每个或大多数中药成分的质量标准，使中成药的质量控制体系更为完善。

控制中成药质量有两个重要环节，一是药品生产环节的药材品质质控和生产工艺条件的控制；二是中成药成品的质控。只有保证了生产环节的严格把关，才能生产出质量稳定的合格产品。生产环节的质量监控，有时间的要求，需要简单、快捷、准确的检测方法，而抗原抗体反应技术，如胶体金试纸条法、ELISA 测定法或中药材品质检测抗体芯片等比较符合这一要求。因此，抗原抗体检测法不仅能控制药材品质和成品质量，而且还可以随时监控生产过程中的半成品质量。

中成药制剂的剂型种类：①依其给药途径可分为：注射液体剂、粉针剂、口服液体剂、片剂、膜剂、栓剂、气雾剂、滴丸剂、胶囊剂、微囊剂、经皮给药剂和靶向给药制剂等；②按其提取工艺可分为：水煎剂，研粉剂、水丸剂、蜜丸剂、水提醇沉剂、醇提水沉剂、水蒸气蒸馏剂和超临界流体萃取剂等；③按分散系统可分为：真溶液型、胶体溶液型、乳浊液型和混悬液型等。

用抗原抗体反应技术检测中药成分的方法，主要与制剂中是否含有中药大分子（包括蛋白和多糖）抗原以及经提取工艺流程后中药成分是否变性和变性后的状态有关。

1. 含有中药蛋白和多糖抗原的制剂（如水煎剂、研粉制剂、水丸、蜜丸等）：可以用抗单味中药蛋白或多糖特异性抗体定量检测该药材在复方中的含量，如用抗天花粉蛋白抗血清，检测中药复方中天花粉的含量。

2. 去除中药大分子成分制剂（如水提醇沉剂、醇提水沉剂、超临界流体萃取剂等）：可以用抗单味中药专属性小分子特异性抗体定量检测该药材在复方中的含量，如前述用抗甘草皂苷单克隆抗体，作为中药复方中检测甘草药材和甘草次酸含量的标准。

随着中药作用机制和证候本质的阐明，可以将中药“药效成分组”抗体和“毒性（或药效拮抗）成分组”抗体制成特定中成药的抗体芯片，建立中成药的“药效成分组”含量和“毒性（或药效拮抗）成分组”控制量的质量检测系统，作为监控中成药质量标准。

复习思考题

1. 为什么说用抗中药材大分子（如蛋白或多糖）抗体来鉴定中药材的真伪？用抗中药材小分子成分抗体来鉴定药材品质？

2. 在中药复方制剂质量检测时，何种情况下可以选择抗某药材大分子抗体检测其在复方中的含量？何种情况下不能选用？

3. 讨论建立中药材抗体芯片和中成药抗体芯片的方法及其意义。

第二十三章 生物芯片技术与中药作用机制研究

药物作用于机体的途径，主要是药物有效成分与细胞表面分子结合或进入细胞，影响细胞活性，通过细胞基因谱和活性分子表达活性（包括细胞表面分子表达、分泌分子表达），对器官、系统乃至机体功能发挥作用。因此，可以应用人类蛋白芯片和细胞芯片，研究确定中药成分作用的靶标；并用靶标分子提取、分离相应的中药药效成分；再用中药药效成分作用于带有靶标分子的细胞或相关机体，通过基因芯片和抗体芯片检测细胞基因谱表达活性、细胞表面分子和分泌分子表达活性或机体活性分子含量等。从中药有效成分作用的靶标，及其对细胞、器官、系统乃至机体不同层面的功能状态影响，研究中药作用机制。还可以直接用中药复方治疗相应证候患者，采用基因芯片、抗体芯片技术，检测治疗前后的基因谱表达活性、活性分子表达变化，即可得出中药复方对相应证候作用的综合效应机制。

生物芯片的大量检测信息，必须通过高通量技术才可能完成。高通量筛选（high throughput screening，HTS）系统是大规模、自动化的加样和检测分析系统。其基本特点是对大量样品的筛选，这种筛选方式符合发现创新药物和研究药物作用复杂机制的基本要求。因此，HTS 也就成为发现新药、开发创新药物、研究药物作用机制的主要方法之一。

第一节　生物芯片系统中药材料的制备

中药复杂成分对机体的作用，可能存在有以下几种情况：①能被吸收入体的成分和不被吸收的成分，一般不被吸收的成分多为无作用成分，但有些可在局部（如在胃肠道等）发挥作用；②吸收入体的成分，又有中药本身成分、口服后经肠道菌群分解后成分或经机体代谢系统发生转化后成分；③就其产生作用而言，有能产生作用成分和不能产生作用成分；④根据产生作用的效果，又有药效成分、药效拮抗成分和毒性成分等。因此，在体外进行的 HTS 中药作用机制研究中，仅用直接的中药制剂材料是不够的，还必须使用血清药物材料或尿液药物材料来共同完成。

1. 中药制剂材料：直接用中药制剂材料作为加样材料。

2. 血清药物材料：是通过动物灌胃给药或注射给药后，提取血清而制备的血清药物成分。这种血清药物材料基本上符合在体内发挥药效作用的成分条件。但是血清药物材料由于同时含有动物血清甚至动物体内的各种生物活性成分，必然在 HTS 分析中产生干扰，可能出现动物血清活性成分作用的假阳性或假阴性结果（尤其在细胞模型实验中）。因此，在实验中应根据研究目的设计制备血清药物材料的方法，为了减少干扰信号的来源，在必须严格设定空白血清对照组的同时，还必须设立药材成分组，甚至还必须在 HTS 筛选后，选择阳性组，用与其结合的蛋白特异性分离、纯化药材成分或血清药物成分。并对其进行结构鉴定，找出药材有效活性成分（包括药材成分、经肠道正常菌群分解代谢或经体内代谢后的药物有效活性成分）。

3. 尿液药物材料：由于体内药物成分多以原型经尿排出，可以通过收集给药后的尿液，制备尿液药物材料。尿液中所含的动物体内生物活性成分较少，可以大大地减少血清药物材料带来的血清成分的干扰，也是比较理想的实验材料。但是有些有效成分可能已被分解，也会出现假阴性或假阳性结果。

第二节　中药作用机制的研究方法

一、中药成分作用靶标定位

中药是由多种分子构成的混合体系，对机体的作用基本不可能仅通过单靶点和单一途径来完成，而可能存在着多靶点和多途径参与机体机能的调节。因此，需要从多靶点和多途径进行研究。从目前化学合成药物的作用机制来看，所有化合物药物所涉及的重要药物分子靶标的数目约为500个，其中，细胞膜受体约占靶标总数的45%，酶占28%，激素和因子类占10%，离子通道占5%，核受体占2%，其他占10%。这些药物靶标几乎都是蛋白质，这些靶点均应作为中药研究对象。

中药成分的靶标定位，可分为分子靶标定位和细胞靶标定位，它们主要通过生物芯片筛选方法来实现。

（一）分子靶标定位筛选

药物作用的分子靶标，绝大多数是蛋白质。因此，可以用蛋白芯片筛选中药成分的作用靶标。制备蛋白芯片，可以用重组蛋白，也可以用已知抗体特异性提取分离天然蛋白。

（二）细胞靶标定位筛选

某些药效成分（如矿物类药、微量元素等）的作用靶标不是蛋白质，而是通过某种途径影响某些特定细胞功能。因此仅用蛋白芯片作靶标定位筛选是不够的，还必须通过细胞芯片来直接筛选作用于靶标细胞的中药成分。即选择某些中药成分（如矿物类药、微量元素等）加入到体外培养的活性细胞芯片中，通过检测对细胞活性的影响，确定该成分对不同细胞靶标的作用。

二、中药作用效应研究

在通过生物芯片的HTS研究中药成分作用靶标的基础上，还必须研究中药成分与靶标结合后，对细胞和机体产生的综合效应，最终阐明中药作用机制。

中药对机体作用产生的综合生物学效应，可能存在着以下机制：①单成分对单靶标或多靶标作用；②多成分对同一靶标作用产生的相同或相近效应；③多成分对多靶标的协同、相加或拮抗作用；④中药成分作用于细胞产生效应后，由效应细胞对其他细胞产生连锁效应；⑤中药成分作用于细胞产生效应后，再通过细胞效应与中药成分构成的网络效应对机体产生综合作用等。

（一）中药作用的细胞效应研究

细胞的功能变化，主要包括基因谱表达与活化、表面分子表达和分泌分子表达变化来实现。因此，中药对细胞作用的效应，可以通过用基因芯片检测细胞基因谱表达活性；用抗体芯片检测细胞表面分子和分泌分子的表达变化来完成。

用蛋白芯片或细胞芯片进行 HTS，确定中药成分作用靶标之后，用靶标蛋白特异性提取、分离相应中药单成分。再将纯化的中药成分（设空白对照）加入到含有相应靶标分子的体外培养细胞株中，经过一定时间抚育后，研究中药成分对细胞的作用效应。考虑到中药作用于细胞存在着上述多种机制的可能，分别进行如下实验检测：

1. 单纯中药成分的细胞效应

（1）中药单成分的细胞效应：将与靶标蛋白结合的中药单成分，加入到含有靶标蛋白的体外培养细胞株中，进行体外培养细胞干预实验（见图 23－1）。培养终止后，通过用基因芯片测定细胞基因谱表达活性，用抗体芯片测定细胞表面蛋白表达和细胞分泌蛋白含量。经与空白对照结果的比较分析，即可得出中药单成分对细胞作用的效应。

1）细胞表面蛋白检测法：将中药成分作用后的细胞包被于 96 孔板（或更多孔板）上，分别加入已知的抗人体蛋白抗体，采用免疫荧光技术、免疫酶联技术或免疫放射技术等，检测细胞表面的蛋白表达及其含量。

2）细胞分泌蛋白检测法：取中药成分作用后培养细胞上清液，加入到由抗人体蛋白抗体制成的抗体芯片中，检测细胞分泌蛋白含量。

3）细胞表达蛋白（胞内和膜蛋白）检测法：将细胞粉碎，取上清液加入到由抗人体蛋白抗体制成的抗体芯片中，检测细胞表达蛋白含量。

4）细胞基因谱表达检测法：将细胞粉碎，提取 mRNA，再逆转录为 cDNA。用荧光素标记后，加入到人类靶基因 cDNA 制成基因谱芯片中，使待测 cDNA 与基因芯片中相应人类靶基因 cDNA 杂交，通过 HTS 法，检测中药成分对细胞基因表达的上调或下调作用，并推测出其编码蛋白表达的高低。

（2）中药多成分的细胞效应：取与靶标蛋白结合的中药多成分混合液，选择表达相应靶标分子的细胞，进行体外培养细胞干预实验（见图 23－1）。研究各成分与同一细胞上相应靶标结合后，对细胞产生的综合效应。通过与各自单成分对细胞效应的比较，便可作出共同作用的相加、协同或拮抗效应结论。

2. 中药成分作用于细胞后产生的联合效应

（1）中药成分作用于细胞再由细胞产生连锁效应检测法：取中药成分作用后的体外培养细胞上清液，加入到细胞芯片中，再采用基因芯片和抗体芯片检测细胞基因谱表达和蛋白含量变化（参见图 23－1）。与空白对照比较，便可得出中药成分作用于细胞后，通过细胞分泌活性因子对其他细胞产生的连锁效应。

（2）中药成分与细胞活性成分联合，产生网络效应的检测法：取中药成分作用后的体外培养细胞上清液与中药成分混合，加入到细胞芯片中，再采用基因芯片和抗体芯片检测细胞基因谱表达或蛋白含量变化（参见图 23－1）。与空白对照、单中药成分对照、单细胞培养上清液对照进行比较分析，便可得出中药成分作用于细胞后，再通过中药成分和细胞分泌活性因子联合作用，对其他细胞产生的网络效应。

这里需要指出的是：中药复方制剂治疗的相应证候，属于病态机体，除了从患者相应证候的体内，提取血细胞或组织细胞，制备细胞芯片或细胞模型外，多数的细胞模型或细胞芯片都不是证候病态时的细胞。可能因某些中药成分对证候病态细胞与正常细胞的作用机制存在着差异，而影响效果。因此，要真正阐明中药复方作用机制，还必须进行中药作用于机体证候模型的实验。

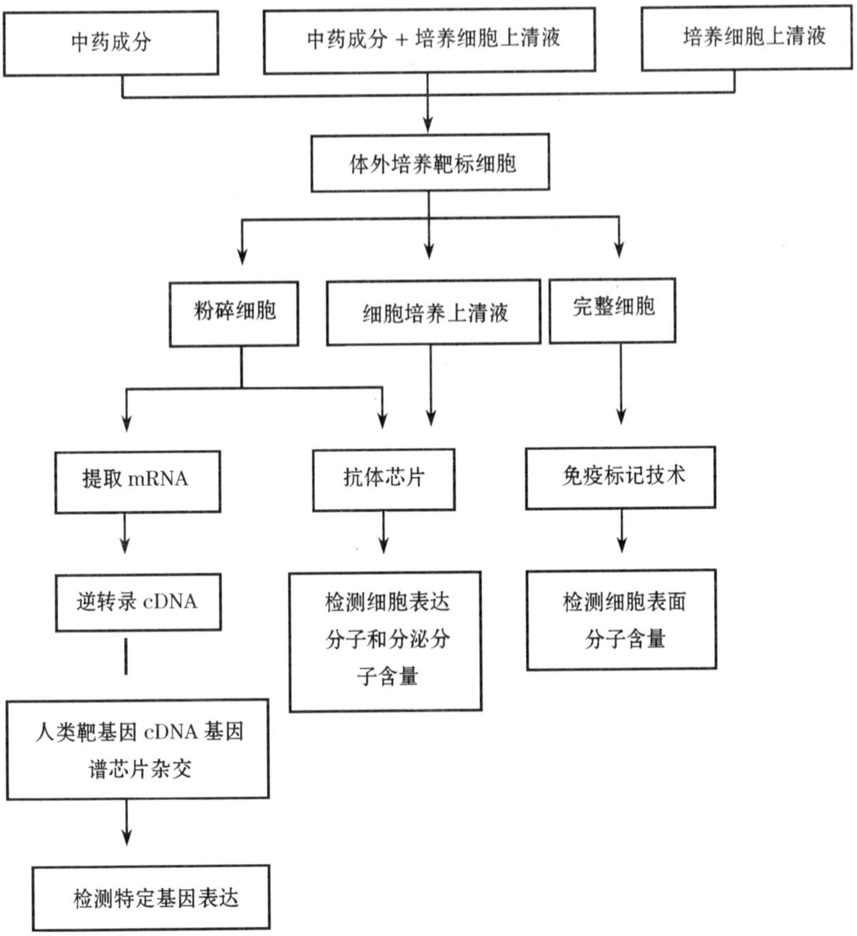

图 23－1　中药作用于细胞模型的研究方法

（二）中药作用的机体效应研究

机体功能状态，可以通过检测激素水平及其靶细胞相应受体表达，神经递质释放水平及其靶细胞相应受体表达，细胞因子或细胞活性分子水平及其靶细胞相应受体表达，细胞与细胞直接相互作用的黏附分子表达等；并可应用基因芯片和抗体芯片检测细胞的机能状态。在机体功能检测上，尤其应注意影响机体整体功能状态的神经、内分泌功能及其能反映机体综合状态的血清成分和血细胞功能的检测。

在通过 HTS 研究中药成分作用靶点、对细胞作用机制的基础上，再通过中药单味药、联合配伍药或复方制剂对机体证候模型的治疗前后比较研究，即可阐明中药作用机制和中药药效学理论。

为了验证这些可能机制，可以依据 HTS 筛选的分子靶标与细胞靶标定位和作用细胞效应结果，设计机体实验。选择单成分或有相关联合效应的多成分或者中药全成分进行证候模型干预实验（见图 23－2）。

1. 中药单成分对机体模型的作用：通过靶标定位的 HTS，用靶标蛋白分离、提取中药中的各种单成分。分别用各单成分，如图 23－2 进行机体模型干预实验。研究各种单成分对机体的作用效应。

2. 中药多成分对机体模型的作用：将产生作用的各种单成分混合后，如图 23－2 进行机体模型干预实验。研究中药多成分对机体的综合效应。这基本上代表了中药成分对机体的作用机制。

3. 中药全成分对机体模型的作用：选择中药制剂材料、血清药物材料或尿液药物材料，如图 23－2 进行机体模型干预实验。将其实验结果与中药多成分对机体模型的作用结果进行比较，研究确定中药制剂中尚不明确作用机制的成分对已知有效成分作用带来的干扰。

从靶标定位、细胞效应机制和机体综合效应结果的不同层次，做出中药成分作用路线图，阐明中药作用机制和中药药效学理论。

第三节　中药作用机制的研究思路

一、单味药及其常用配伍中药作用机制的研究

选择道地药材的药用部位或经炮制后制成特定制剂形式，取其中药制剂材料成分、血清药物成分或尿液药物成分。通过生物芯片和 HTS 技术研究其作用靶标和作用效应。①确定其作用的分子靶标或细胞靶标。②再利用靶标分子提取、分离和纯化相应成分，并进行结构鉴定，确定发挥作用的成分。③依据作用的靶标分子选择体外培养细胞，用中药作用的细胞效应研究法分别研究单成分对单靶标或多靶标作用；多成分对同一靶标作用，产生同一效应；多成分对多靶标的协同、相加或拮抗作用；中药成分作用于细胞产生效应后由效应细胞对其他细胞产生连锁效应；中药成分作用于细胞产生效应后，再通过细胞效应与中药成分构

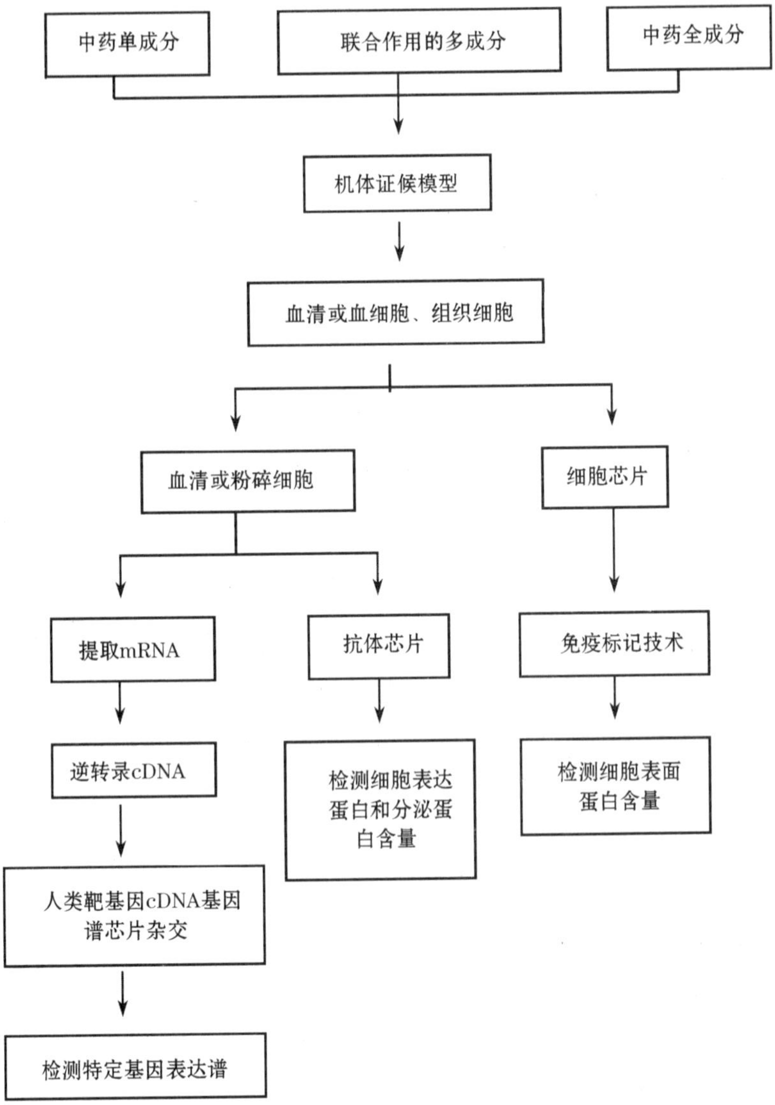

图 23－2　中药作用于机体证候模型研究方法

成的网络效应等；④在通过 HTS 研究中药成分作用靶点、对细胞作用效应机制的基础上，再通过中药中发挥作用的单成分、多成分以及中药全成分制剂对机体模型（最好是证候模型）治疗前后比较研究，即可阐明中药作用机制和中药药效学理论。

这里需要指出的是：每味中药除了其主要的治疗功能外，多兼有其他作用，如麻黄以发汗解表为主要功能，同时还能宣肺平喘，并通过宣肺气、下输膀胱而达到宣肺利尿之功。因此，这些作用既可能是某一成分作用于同一靶标分子，而对不同细胞产生的细胞效应，也可能是不同成分，分别作用于不同靶标分子而产生的不同效应，其中可能包括多成分的相加、协同或拮抗效应。

临床上常常为两味或两味以上中药配伍应用。在研究单味药作用机制的基础上，再研究联合配伍用药的作用机制，通过各单味药与配伍用药作用结果的比较分析，即可阐明配伍后的相须、相使、相畏，甚至相杀、相恶、相反机制。

二、分类中药作用机制的研究

依中药的四气、五味、归经和升降浮沉，将中药分为解表药、清热药、散寒药、化湿药、泻下药、理气药、活血药、补气药、补血药、补阳药和滋阴药等。属于同类的不同中药之间必然存在着作用效应相同性或相近性，同时又存在着各自作用机制的不同特点。

在单味药作用机制被阐明，并且了解了各相应证候的分子水平、细胞水平和机体水平反应机制（这种机制可能是多层次、多因素的综合效应）之后，通过综合比较分析，便可阐明同类中药通过各种途径而达到相同或相似作用效果，以及同类中不同中药的不同作用机制特点。这对指导临床选择用药具有重要意义。

三、中药复方作用机制的研究

中药复方是治疗“证候”的物质。中药复方作用机制的研究，尤其是经典复方作用机制的研究，也是探讨中医证候本质的重要手段之一。

中药复方作用机制的研究方法，与单味药作用机制的研究方法和步骤大同小异。①确定中药复方各有效成分作用的分子靶标或细胞靶标定位；②用靶标分子提取、分离和纯化相应成分，并进行结构鉴定，确定发挥作用的成分；③依据作用的靶标分子和靶标细胞选择体外培养细胞，研究中药单成分和多成分对细胞的效应；④分别用单成分、多成分、复方制剂材料（包括中药制剂材料、血清药物材料或尿液药物材料）进行机体证候模型实验。通过中药中发挥作用的单成分、多成分以及中药全成分制剂对机体证候模型治疗前后比较研究，即可阐明中药复方作用机制和药效学理论。

随着中药作用机制的阐明，尤其是各成分作用靶标的定位及其对细胞的效应。并通过用靶标蛋白特异性提取、分离、纯化相应中药成分，经过结构鉴定，即可明确中药制剂中产生作用的“作用成分组”和不产生作用的“无作用成分组”。并可明确“作用成分组”的药效成分、药效拮抗成分和毒性成分。在制剂时提取与治疗相关的有效成分，去除药效拮抗成分、毒性成分和无作用成分，不仅可以提高疗效、减少副作用，而且还可以大大地缩小制剂剂量。

随着中药经典复方作用机制的阐明，从中药经典复方有效成分作用靶标定位、细胞效应和机体效应的不同层面，推断其治疗相应证候时机体所处的功能状态，从而探讨中医证候之临床表现的形成机制，探讨中医证候本质。例如四物汤与血虚证、四君子汤与气虚证、六味地黄丸与肾阴虚证、肾气丸与肾阳虚证等。

复习思考题

1. 在高通量筛选过程中，为什么说仅用中药制剂材料是不够的，尚需应用血清药物材料或尿液药物材料？

2. 通过高通量筛选中药成分的分子靶标定位，对中药作用机制研究的意义何在？

3. 在研究中药成分对细胞的作用时，为什么分别选择中药单成分、中药多成分、中药全成分作用于细胞后的细胞分泌成分（培养上清）、中药成分和与其作用于细胞后的细胞分泌成分混合，研究中药对细胞的作用效应？其意义分别是什么？

4. 讨论中药成分靶标定位－细胞效应－机体效应Ⅲ级水平的结果，在中药作用机制研究中的意义。

第二十四章 中药和针灸对免疫系统的作用

中医有关免疫学的思想早在2000多年前就已经形成，如《内经》有关“正气存内，邪不可干”、“邪之所凑，其气必虚”、“风雨寒热，不得虚，邪不能独伤人”的论述，以及中医“扶正以驱邪”的理论，都非常明确地提出了人体有抵御外邪、排除异己、保卫自己的能力，免疫一词则始见于明朝《免疫类方》。

当机体受到某些内外致病因素的侵袭，致使脏腑、经络等的生理功能活动发生异常，气血阴阳平衡协调关系受到破坏而出现各种临床症状时，人体便处于疾病状态。发病的内因有：正气虚弱、脏腑失调、气血违和及七情内伤等，外因主要指六淫之邪和疫疠之气，其中正气虚弱是最重要的。可见正气是维系人体正常生命活动、抗御外邪及防治疾病的基本物质。它的强盛与否关系着人体生命活动及疾病的转归。从这个意义上说，中医学的正气包括了现代医学的人体免疫功能，而在提高机体免疫功能、防治疾病的过程中中医药有着很好的调节作用。

第一节 中药对免疫系统的作用

中药对免疫系统的作用，受机体功能状态、药材所含成分、中药剂量及其配伍等多方面因素的影响，许多中药在不同的情况下，可起到促进或抑制机体免疫功能的作用，这是由中药独特而复杂的药性和药效决定的，也是中医辨证论治观点的具体体现。

祛风湿类中药普遍具有免疫抑制作用；活血化瘀类中药大多具有免疫抑制作用，中药复方如六味地黄汤和磐石汤加桃仁、红花、三棱、莪术等活血破血药，能抑制肾移植排斥反应，收到较好的疗效，用活血化瘀中药（当归、赤芍、桃仁、红花、丹参等）比不用或单用环孢霉素A（CsA），对大鼠心脏移植后心血管的免疫病理损害为轻；清热类中药普遍具有增强机体天然免疫反应，抑制特异性免疫反应的作用。免疫药理研究揭示了大多数清热药在体内并没有达到有效的抑菌浓度而在临床上却能有效控制感染和炎症的机理，这与此类药物具有免疫调节作用，促进机体抗感染免疫，同时抑制病理性的免疫亢进密切相关；补益类中药大多具有促进、抑制以及双向免疫调节作用，其作用与机体所处的免疫状态、药物浓度等因素密切相关，即通过机体自稳调节机制，调节免疫应答。中药含有多种活性成分，它们可能相互协调或抑制，其免疫调节功效是多种成分的综合效应。此外，中药本身所包含的多种成分可能是通过作用的机体功能状态不同而呈现调节性作用。

中药对免疫系统的作用见表24－1；中药分类成分对免疫系统的作用见表24－2。

表 24－1 中药对免疫系统的作用

中药	对免疫系统的作用
抗风湿药：	祛风湿类中药普遍具有免疫抑制作用
雷公藤	是中药免疫抑制作用最强的药物之一。雷公藤多苷对 T 细胞产生 IL－2 和 IL－2 受体表达及活化的 T 细胞对 IL－2 的反应性均有抑制作用。雷公藤总苷可抑制 T 细胞增殖和 B 细胞对脂多糖（LPS）的反应，抑制脾细胞产生 IL－2，并通过诱导 Ts 细胞活化等途径对细胞免疫应答和体液免疫应答发挥抑制作用
五加皮	水提醇沉注射液能抑制小鼠腹腔巨噬细胞的免疫反应能力；南五加多糖能增强天然免疫反应和抗病毒能力，并促进小鼠细胞免疫应答和体液免疫应答
粉防己	选择性地抑制 T 细胞依赖的免疫应答，可抑制抗体的形成，其免疫抑制作用可能与其 Ca^{2+} 拮抗作用有关
活血化瘀药：	活血化瘀类中药大多具有免疫抑制作用
牡丹皮	通过多途径抑制天然和适应性免疫反应。丹皮酚可以减轻 3－硝基氯苯所致的迟发性超敏反应，降低脾细胞溶血素抗体水平，体内外均可以抑制丝裂原诱导的小鼠脾细胞增殖
红花	红花总黄素能降低血清溶菌酶含量，抑制腹腔 MΦ 和血液吞噬细胞的吞噬功能，从而抑制天然免疫应答；还能抑制 PHA 和 SPA 诱导的人血 T、B 细胞转化；体外抑制小鼠脾细胞 IL－2 的产生及其活性
赤芍	水提物和 70% 醇提物均能明显抑制小鼠活性 T 细胞，减轻脾脏的重量；抑制鸡红细胞激发的迟发型超敏反应
清热药：	清热类中药普遍具有增强机体天然免疫应答，抑制特异性免疫应答的作用。并有双向调节免疫的作用
夏枯草	对免疫系统有一定抑制作用。注射动物可引起胸腺、脾脏明显萎缩
垂盆草	氰基葡萄糖苷能显著抑制小鼠的细胞免疫，并抑制 T 细胞介导的移植物抗宿主反应
青蒿	青蒿琥酯在体内外均能诱导 Ts 细胞活性，抑制 IL－1 活性，从而发挥免疫抑制作用
黄芩	黄芩苷元能抑制人外周血单核细胞的慢抗原特异性 IL－2 反应，从而抑制特异性免疫反应
苦参	苦参碱及氧化苦参碱均具有免疫抑制作用。氧化苦参碱能有效抑制小鼠腹腔肥大细胞释放组胺；能使人扁桃体淋巴细胞和小鼠脾淋巴细胞胞浆游离钙水平增高，从而关闭 T 细胞的膜通道，使 T 细胞不能被激活或其能力下降，而产生免疫抑制效应
大青叶	水煎剂可以增加小鼠腹腔 MΦ 的吞噬作用
板蓝根	板蓝根多糖能显著增加小鼠脾脏的重量、白细胞和淋巴细胞的数量，并能拮抗氢化可的松所致的免疫功能低下
鱼腥草	煎剂能提高非特异性免疫功能，促进外周血白细胞的吞噬能力，小鼠肌肉注射鱼腥草素可明显提高其腹腔 MΦ 的吞噬能力，拮抗环磷酰胺所致的白细胞减少
穿心莲	能提高白细胞对异物的吞噬能力，其水溶性成分及其琥珀酸半酯能抑制迟发性超敏反应
白花蛇舌草	能提高白细胞对异物的吞噬能力，促进单核巨噬细胞系统的吞噬活性，增强天然免疫反应。水提物可减少初次免疫小鼠脾细胞中花结的增生数，对特异性免疫反应前期有抑制作用
天花粉	天花粉蛋白具有免疫抑制和促进两方面作用。免疫促进：可使小鼠脾脏白髓部分增殖，生发中心扩大，IgM B 细胞及 IgG 浆细胞的数量增多，巨噬细胞分布区扩大等；免疫抑制：显著抑制血清凝集素抗体滴度和 ConA、PHA 诱发的淋巴细胞转化
金银花	金银花液能提高白细胞对异物的吞噬能力，促进天然免疫反应。其水煎液 250mg/ml 能显著降低豚鼠 T 淋巴细胞转化，有一定抑制特异性免疫的作用

（续表）

中药	对免疫系统的作用
补益药：	补益类中药通过机体自稳调节机制，发挥对免疫系统的作用。大多具有促进、抑制以及双向免疫调节作用
黄芪	体外试验表明，黄芪低浓度可明显促进 NK 细胞活性，高浓度（0.5～50μg/mL）时作用不显著；促进脾虚证、T 细胞功能低下小鼠的 IL－2 的产生；对病毒性心肌炎患者 NK 细胞活性和 IFN－α、γ 有明显增强作用，增强病毒性心肌炎患者的天然免疫
人参	适宜浓度的人参总皂苷，体内体外试验均可以增强小鼠 Th、NK 细胞活性及诱生 IFN－γ 和 IL－2，从而增强天然免疫和特异性免疫应答
仙灵脾	能显著增强慢性肾功能不全患者外周血淋巴细胞产生 IL－2 的能力，能提高其低下的细胞免疫功能
冬虫夏草	体外试验：虫草提取物能抑制免疫反应，选择性地增强 Ts，对免疫应答负反馈调节。人工发酵的冬虫夏草非大分子提取物 G57 能抑制 IL－2 的产生和靶细胞对 IL－2 的增殖反应，抑制细胞免疫反应。用于角膜移植中，能明显降低移植排斥反应，强化激素的效果。虫草提取物还能明显增强免疫反应。虫草、虫草菌浸剂可明显增加小鼠脾重，拮抗环磷酰胺引起的脾重减轻，提高单核－巨噬细胞系统的吞噬、抗原提呈、分泌功能。其水煮醇提物能提高正常和白血病患者 T 淋巴细胞和 NK 细胞活性，且呈剂量依赖性。
灵芝	对免疫的双方向作用与其化学成分的复杂性有关。从灵芝实体中分离的去蛋白灵芝多糖能明显增强小鼠脾细胞的功能，促进 ConA 诱导的脾细胞增殖和 IL－2 诱生，部分拮抗 CTX、环孢素等引起的免疫抑制，产生免疫增强作用；薄盖灵芝的醇提物可降低胸腺指数，抑制淋巴细胞 DNA 合成和 T、B 细胞增殖；灵芝孢子粉提取物能抑制小鼠 DTH，并抑制其对 SRBC 的初次抗体应答能力，降低对鸡红细胞应答的小鼠循环抗体水平，产生免疫抑制作用
茯苓	对接触性皮肤过敏及移植排斥反应均有一定的抑制作用。对 IL－2 的产生均呈剂量依赖性的抑制作用。茯苓素对 ConA、PHA 及 LPS 诱导的 T 淋巴细胞转化均有剂量相关的抑制作用。体外对 SRBC 抗体的产生表现出高浓度抑制、低浓度促进的双向作用

表 24－2　中药分类成分对免疫系统的作用

成分分类	对免疫系统的作用
多糖类	多具有促进免疫的作用。如香菇多糖、人参多糖、黄芪多糖、海藻多糖等
有机酸类	对免疫功能有一定促进作用的有：马兜铃酸，甘草酸，甘草次酸，女贞子的齐敦果酸、桂皮酸，川芎、当归中的阿魏酸，白花蛇舌草及景天三七中的羟基桂皮酸等，山茱萸中的熊果酸，徐常卿中的丹皮酸等
苷类	苷类免疫药理作用较为复杂，分别有促进、抑制和双向调节作用。如人参皂苷能加速抗体产生，促进淋巴细胞转化，增加网状内皮系统功能，从而增强免疫功能；雷公藤总苷能抑制细胞免疫和体液免疫。白芍苷类具有浓度依赖性免疫双向调节作用，即低浓度促进、高浓度抑制免疫功能的作用
生物碱类	具有促进、抑制和双向调节作用。苦参碱、氧化苦参碱对小鼠非特异性免疫功能有抑制作用；由苦参为主组成的苦黄注射液有促进细胞免疫的作用，小檗碱、喜树碱、三尖杉碱、长春新碱等均有双向免疫调节作用
挥发油类	大蒜子油、连翘子油、莪术油、丁香烯等多具有免疫促进作用

第二节　针灸对免疫系统的影响

一、针灸与免疫系统的关系

免疫系统是由骨髓干细胞分化成的各种细胞系统，以及补体、急性期蛋白、细胞因子系统等相互密切结合而形成的自主系统，而且还与神经系统、内分泌系统相互关联而对机体发挥调节作用。针灸刺激可通过多种途径对免疫系统发挥调节作用。①针灸作为对局部的适度刺激，可使血管通透性增强、肥大细胞和血小板活性增强、产生 IL－6 等细胞因子，引起与炎症部分类似但又不相同的反应；②针灸通过支配淋巴器官的神经系统向血中动员并调节淋巴细胞，适度针灸刺激可引起血中淋巴细胞的动态变化；③针灸对淋巴细胞功能有调节作用，使细胞对分裂原反应性增高或低下、抗体产生增强或抑制、迟发型超敏反应增强或抑制等看似矛盾的研究结果，这可能与针灸作用的机体功能状态有关，也正是中医辨证施治的精髓体现。

针灸对正常机体免疫功能的影响见表 24－3。

表 24－3　　**针灸对正常机体免疫功能的影响**

反应项目	刺激方式	作用
免疫急性反应	灸	增加血管通透性、增加血小板反应
	针刺	介导 IL－6 产生
外周血淋巴细胞变化	针刺	T 细胞亚群、NK 细胞的变化
淋巴细胞反应	针	促进抗体的产生
	电针	抑制抗体产生、抑制迟发型超敏反应
	灸	增加迟发型超敏反应

二、针灸对免疫系统的作用机制

1. 通过细胞因子对免疫系统产生调节作用：皮肤受炎性刺激时，会从成纤维细胞、血管内皮细胞、巨噬细胞、肥大细胞等产生粒细胞－巨噬细胞集落刺激因子（GM－CSF）、巨噬细胞集落刺激因子（M－CSF）、IL－1、IL－6、TNF－α 等细胞因子和趋化因子，引起炎症反应。针灸刺激作为适度的炎性刺激，能诱发产生机体免疫细胞产生细胞因子：人或小鼠的机体在针刺前体内不能检出 IL－6，但针刺后血清中均能检出 IL－6，但未检出 IFN－γ 和 TFN－α。针灸通过一时性诱发产生某些细胞因子，激活机体的初级防御系统而产生效果。如果持续产生炎性细胞因子（IL－1、TNF－α、IFN－γ 等）则并非机体的防御效应，而是引起慢性炎症反应。

2. 通过神经活性物质对免疫系统产生调节作用：分布于皮肤的神经纤维中存在乙酰胆碱（Ach）、去甲肾上腺素（NA）、降钙素基因相关蛋白（CGRP）、神经肽 Y（NPY）、生长抑素（SOM）、P 物质（SP）、血管活性肠肽（VIP）等神经活性物质（见表 24－4）。

CGRP、SOM、SP 等是从游离神经末梢及神经节释放出来的。给皮肤、黏膜施以热刺激、机械性刺激或化学性刺激时，神经纤维受到刺激。在脊髓后根神经节细胞体合成的 SP、CGRP 等，通过轴索反射，逆行性转运被局部神经支配区域的神经递质释放。免疫组化研究证实：电针刺激大鼠前肢掌部，从感觉神经末梢释放出 SP 和 CGRP。在皮肤发挥抗原提呈作用的郎罕细胞和角质细胞、皮肤中的 T 细胞（包括特殊的 γδ 型）及结缔组织中的肥大细胞等产生的因子，能调动和激活血中白细胞发挥重要作用。在皮肤局部防御系统中，SP 的作用是激活局部反应系统。SP 在扩张血管的同时，还促进皮肤内的肥大细胞、抗原提呈细胞及游走性白细胞的活化，针灸的作用之一是通过一时性促进 SP 等神经活性物质的释放，从而激活局部组织的固有防御系统。

机体免疫器官受自主神经支配。NA、CGRP、NPY、SP 等多种分子存在于胸腺或脾脏，当血管壁及实质内的淋巴细胞分化增殖时，可以找出其神经节或神经末梢。针灸刺激或应激使淋巴器官释放神经活性物质而激活淋巴细胞。针灸刺激还能促进 T 细胞和 NK 细胞向血中移行，提示针灸刺激可能通过自主神经尤其是交感神经，调节淋巴细胞的活性，调节免疫细胞向循环系统的移动。

表 24－4　针灸刺激机体释放的神经活性物质对免疫系统的作用

神经活性物质	对免疫系统的作用
β－内啡肽	抗体产生增强，IFN－γ 的诱导增强，细胞增殖增强，NK 细胞活性增强，中性粒细胞和单核细胞的趋化性下降
亮氨酸－脑啡肽	抗体产生反应下降
蛋氨酸－脑啡肽	IFN－γ 的诱导增强，NK 细胞活性增强，单核细胞的趋化性增强。
血管活性肠肽	T、B 细胞增殖下降，NK 细胞活性下降，淋巴细胞间移行性下降
P 物质（sp）	T 细胞增殖增强，巨噬细胞吞噬能力增强，多核白细胞趋化性增强，肥大细胞和嗜碱粒细胞脱颗粒增强
加压素	诱导 Th 细胞分泌 IFN－γ 增加
催产素	IL－2 样作用增强
去甲肾上腺素	细胞增殖、分化下降

3. 针灸刺激促使中枢系统抑制应激所致的免疫抑制反应：机体产生应激反应时，通过交感神经使其支配的各器官分泌 NA，激活下丘脑－垂体－肾上腺轴，由垂体释放出 ACTH（促肾上腺皮质激素）和内啡肽，由肾上腺释放糖皮质激素。这些物质能抑制免疫细胞，尤其是 T 细胞和巨噬细胞。

复习思考题

1. 某些中药对机体免疫系统功能具有双向调节作用，其可能机制是什么？
2. 试述针灸对机体免疫系统功能产生作用的可能机制。

第二十五章　中药与超敏反应

在某些情况下，中药作为外源性异物，进入机体像其他抗原刺激一样可以引发超敏反应，尤其是中药制剂几乎都含有多种复杂成分，可能比西药的纯成分更易引发。另外，中药作为治疗药物还可以治疗和预防超敏反应。

第一节　中药致敏引起超敏反应

近几年来，随着人们保健意识的增强，应用中药治疗各种疾病日趋普遍，中药剂型也不断增多。因此，中药引起过敏反应的报道日见增多，有的甚至危及生命。

一、中药引起超敏反应的因素

中药引起超敏反应与化学药物或生物制品所引起的超敏反应相似。中药中的小分子成分或其代谢产物可作为半抗原与体内蛋白质结合成为完全抗原，大分子成分可直接作抗原引起超敏反应。超敏反应在中药注射剂应用中最常见，占中药总不良反应的48.78%，远远高于其他不良反应，应引起高度重视。中药引起超敏反应主要与中药制剂的致敏物质及患者的过敏性体质关系密切。

1. 中药制剂中的致敏物质：中药注射剂中含有蛋白、淀粉、鞣质、色素、黏液、树脂、挥发油等致敏成分，一旦入血，就可刺激机体产生抗体或致敏淋巴细胞，当再次接触该抗原即发生过敏反应。

绿原酸和异绿原酸不仅具有抗菌抗病毒作用，且具有致敏原作用，引起超敏反应，是引起过敏反应的主要原因之一。绿原酸和异绿原酸作为半抗原物质，经一定反应与蛋白质上的氨基结合后而具有致敏活性，这已通过制备绿原酸与人类血清蛋白的结合物得到证实。绿原酸是植物次生代谢产物，在植物中广泛分布，从厥类植物到高等双子叶植物均有报道，且其极性较大，水溶性尚可，因而在注射剂中，虽然绿原酸可能不是活性成分，但工艺中有可能未将其除去。中药制剂中普遍含有绿原酸，在清热解毒类的中药制剂处方中，含绿原酸的药材有：金银花、忍冬藤、鱼腥草、茵陈、栀子等。

2. 体质因素：中药的超敏反应中有许多是患者为过敏性体质，如IgE含量过高等。这些患者即使在正常剂量或小于正常剂量的情况下亦可发生严重超敏反应。

3. 其他：中药注射剂引发超敏反应，还可能与下列因素有关：中成药剂型、制备过程中混杂的微量不纯成分，贮存日久污染变质，使用过程中与其他药物配伍致不溶性微粒增加，以及制剂中的添加剂、增溶剂、稳定剂等杂质，均可能引起超敏反应的发生。

二、引起超敏反应的中药

可能引发超敏反应的中药有：山豆根、雄黄、蜂乳、白僵蚕、板蓝根、水蛭、红参、番泻叶、辛夷、苍耳子、冰片、石膏、鸦胆子、三七、天花粉、蜈蚣、乳香、没药、雷公藤等。有很多中药复方制剂也可诱发超敏反应。

中药引起的超敏反应，表现各有不同。如头皮处使用皂刺煎服液全身出现大片风疹；甘草附子汤加味汤中的乳香引起腹泻稀水便；口服酒制三七后出现腹背瘙痒，躯干四肢散在紫癜及紫癜水泡；服用蚕砂煎剂出现双手掌瘙痒、发红，继之面部肿胀，全身皮肤奇痒难忍，并出现荨麻疹、喉头水肿；服用有佩兰的方剂后出现上眼睑、面部及双手背部浮肿，细小皮疹，瘙痒伴热感；含肉桂和没药等成分的女金胶囊可引起全身瘙痒，出现红色丘疹，并伴恶心，停药后症状消失。内服乳香、没药制剂引发迟发型超敏反应，出现周身发热，全身发痒，继而出现全身丘疹，以四肢、躯干为多，或出现红肿、斑块，奇痒难忍；外用乳香、没药制剂为接触性超敏反应，在用药部位或接触部位，以及身体其他暴露部位出现发热、发痒，继而出现丘疹或红肿、斑块、奇痒等症状。

第二节　中药复方治疗超敏反应

长久以来，西药一直在超敏反应性疾病的预防和治疗中占据主导地位，但其无法避免的副作用，一直困扰着广大患者和临床医师。传统的抗过敏西药尽管具有显效快、作用强等一系列优点，但是其较大的毒副作用，却限制了有关药物的临床应用。如：治疗Ⅰ型超敏反应的药物中，抗组胺药物可导致头晕、口干和嗜睡；抗肾上腺素类药物多有心悸、头疼、血压升高等副反应；色苷酸二钠也可引起口干、咽痒、气急等不适；糖皮质激素类药物所引起的骨质疏松、诱发加重感染、反跳现象等毒副反应等。而免疫疗法则变应原较难确定，而且标准难于一致，起效慢，疗程长，不宜坚持，难以治愈。长期的临床实践和大量实验研究结果证实，许多单味中药及中药复方，某些中药的有效部位和中药单体成分在预防和治疗超敏反应性疾病中有较好的效果。

一、中药对Ⅰ型超敏反应性疾病的治疗

Ⅰ型超敏反应为速发型超敏反应，主要由 IgE 抗体介导。由变应原刺激的特应性机体产生 IgE 并与肥大细胞和嗜碱性粒细胞结合使机体致敏，再次接触相同变应原时，变应原与上述细胞表面的 IgE 结合，使之激活释放和新合成组胺、白三烯、前列腺素、激肽酶、血小板活化因子（PAF）等生物活性介质，引起毛细血管扩张、通透性增加，平滑肌收缩和腺体分泌增多等一系列病理变化。因此，抑制 IgE 产生、抑制生物活性介质释放、拮抗生物活性介质作用、稳定肥大细胞和嗜碱性粒细胞膜，是防治Ⅰ型超敏反应性疾病的关键步骤，也是众多抗过敏中药作用的主要环节。治疗Ⅰ型超敏反应的中药或制剂（举例）见表 25－1。

表 25－1　　治疗Ⅰ型超敏反应的中药或制剂（举例）

中药	治疗Ⅰ型超敏反应的作用及其机制
熊胆、辛夷	明显抑制白蛋白攻击所致致敏豚鼠离体回肠的收缩，对致敏豚鼠回肠的组胺反应也有明显的对抗作用
防风、刺蒺藜	二者的混和煎剂对外源性组胺和右旋糖酐诱导的内源性组胺动物瘙痒模型均有显著的止痒作用，能明显抑制组胺引起的毛细血管通透性增高，能不同程度地抑制二甲基亚砜所致的豚鼠耳肿胀。在抗卵清蛋白（OVA）诱发的豚鼠过敏性休克中，其中防风单用效果最好，与刺蒺藜合煎剂或单用刺蒺藜则效果不明显。防风还可以明显延长豚鼠致喘潜伏期
防风、苍耳子	水煎剂均能显著抑制 DNP－BSA 致敏小鼠的 IgE 产生，延迟和减轻卵蛋白致敏豚鼠的Ⅰ型超敏反应。其中防风对 IgG 和 IgM 抗体的产生以及细胞免疫功能都有显著的增强作用，苍耳子对体液免疫作用不明显，但对细胞免疫却有抑制作用
息敏胶囊	对 OVA 致敏的大鼠被动皮肤过敏反应有抑制作用，可通过减少 OVA 特异性 IgE 的产生发挥抗过敏性鼻炎作用，并且可使 OVA 诱发的豚鼠变应性鼻炎症状及鼻黏膜病理变化减轻，血清 IgE 和鼻黏膜中的组胺含量下降
复方辛夷口服液	可延长 OVA 引发的豚鼠哮喘潜伏期，显著减少致敏豚鼠的肺溢流量；对致敏豚鼠支气管平滑肌有显著的松弛作用，能显著对抗致敏豚鼠受卵蛋白攻击时气管平滑肌的收缩
祛风清肺口服液	对天花粉致敏大鼠皮肤 PCA 有抑制作用，能抑制 PCA 反应引起的血管通透性增加与炎症渗出，也能抑制致敏大鼠腹腔肥大细胞释放组胺。
循经敷贴方	显著延长哮喘豚鼠诱喘潜伏期，上调哮喘豚鼠肺组织 β 受体含量
藿香正气水	治疗Ⅰ型超敏反应性疾病，临床验证疗效尚佳。实验表明，藿香正气水可抑制大鼠 PCA，其作用机制主要是稳定肥大细胞膜，阻止其脱颗粒
小青龙汤	提取物加入克雷伯氏液，不仅可以松弛致敏肺组织，还可松弛未致敏的肺组织
麻黄细辛附子汤	可抑制嗜碱性粒细胞的组胺释放，抑制花生四烯酸（AA）串联的酯氧酶活性，并有轻度清除剂作用和抗氧化作用。
麻杏石甘汤	可明显抑制大鼠腹腔肥大细胞脱颗粒及致敏小鼠肠管释放组胺，同时也可保护抗原攻击下肠管中的肥大细胞。
麦门冬汤	对肥大细胞和嗜碱性粒细胞及组胺具有抑制作用，并呈剂量依赖性，其药效可与色苷酸二钠相匹敌
生脉注射液	与糖皮质激素类、葡萄糖酸钙、氯化钙等在改善靶器官功能状态、减轻充血和毛细血管通透性方面作用类似，其作用能改善微循环，对抗毛细血管通透性增高，因而具有非特异性抗炎作用，并能提高人体内源性糖皮质激素的抗过敏作用

二、中药对Ⅲ型超敏反应性疾病的治疗

Ⅲ型超敏反应又称免疫复合物型超敏反应或血管炎型超敏反应，其发生主要由于 IgG、IgM 抗体与相应抗原形成的免疫复合物，在某些条件下未被及时清除，高浓度地沉积于毛细血管基底膜上，激活补体，吸引中性粒细胞，聚集活化血小板，造成血管及其周围组织的炎

症损伤。临床上常见的疾病主要是类风湿性关节炎（RA）、系统性红斑狼疮（SLE）等一系列难治性结缔组织病，由于其治疗困难，传统西药毒副反应较大。有关中药治疗研究，多年来一直是临床医学和药理学界的重点攻关研究课题。

根据Ⅲ型超敏反应的发生机制，抑制过量免疫复合物的形成，清除体内大量存在的免疫复合物，应当是中药治疗Ⅲ型超敏反应性疾病的主要环节。此外，抑制补体活化，抑制白细胞、血小板聚集和活化等炎症过程，对血管活性胺等生物活性物质释放的抑制和拮抗，也是中药防治Ⅲ型超敏反应性疾病的主要机制。

木瓜苷具有免疫抑制作用，可抑制胶原关节炎（CIA）。降低由丝裂原所致的小鼠B和T淋巴细胞过度增殖，降低血清中抗Ⅱ型胶原抗体水平，降低大鼠佐剂关节炎（AA）关节滑膜细胞和LPS刺激所致的腹腔巨噬细胞分泌IL－1及TNF－α；抑制由丝裂原所致的CIA小鼠T淋巴细胞释放IL－2和腹腔巨噬细胞生成IL－1，发挥抑制细胞因子产生的作用；降低CIA小鼠关节组织中PGE_2含量，表现出抑制炎症介质生成的作用。可见，木瓜苷对RA的治疗作用亦是通过免疫抑制、抑制细胞因子产生、抑制炎症介质生成等诸方而实现。

甘露消毒丹可直接降低血清免疫复合物含量和血清总补体活性，在临床上可用于治疗与免疫复合物有关的疾病。但甘露消毒丹对血清特异型IgG抗体的形成并无抑制作用，说明其作用不是对免疫复合物形成的抑制，而是加速了循环血中免疫复合物的清除。

中药复方狼疮方2号可以降低SLE升高的脾指数，升高降低的胸腺指数；中药组能显著抑制TNF－α，上调IL－2水平，抑制IL－6的降低作用。周燕斌等发现中药狼疮方具有与泼尼松类似的免疫抑制作用，可有效减轻狼疮样小鼠的高丙种球蛋白血症和减少淋巴细胞亚群的变化。研究者发现，中药茂加真武汤和中药狼疮定均能提高SLE患者外周血淋巴细胞的Fas基因表达阳性率，增强其对淋巴细胞凋亡的调控作用。服用清热化瘀滋阴中药后bcl－2mRNA的表达明显低于用药前，表明清热化瘀滋阴法可能通过下调患者外周血淋巴细胞bcl－2mRNA的表达发挥对SLE的治疗作用。

雷公藤提取物雷公藤甲素，可通过调节机体$CD4^+/CD8^+$的平衡纠正RA异常的免疫功能，从而达到治疗RA的目的；还可通过抑制IL－2的合成与分泌，抑制由IL－2介导的免疫增强作用。青藤碱可抑制IL－2膜受体表达，增加IL－6的产生，但对IL－2的分泌无影响。提示青藤碱可调节淋巴细胞产生细胞因子，抑制IL－2膜受体的表达可能是治疗RA的机制之一。从细胞因子基因调控研究青藤碱抗炎抗风湿作用机制，发现青藤碱能通过下调人外周血单个核细胞IL－1β、IL－8mRNA表达发挥对RA的治疗作用。

桂枝芍药知母汤能够明显抑制醋酸所致小鼠扭体反应，抑制大鼠棉球肉芽肿组织增生，降低小鼠腹腔毛细血管通透性，显著抑制AA大鼠原发性及继发性关节炎，可明显降低AA大鼠非致炎侧炎性关节液中PGE2的含量，同时还显著抑制炎症反应时白细胞的游走。

三、中药对Ⅳ型超敏反应性疾病的治疗

临床上的抗胞内寄生菌等传染性超敏反应、接触性皮炎、移植排斥反应和许多自身免疫性疾病都与Ⅳ型超敏反应有关。下列中药对Ⅳ型超敏反应性疾病有较好疗效。

消风散颗粒（由山防风、荆芥、苍术、当归等多味祛风中药组成）可对抗2，4－二硝

基氟苯（DNFB）诱导的小鼠迟发型超敏反应，能减少淋巴因子的释放，抑制小鼠耳肿及胸腺、脾脏指数增高，并降低致敏后豚鼠血清中异常增高的白细胞介素-2水平，有效对抗右旋糖酐诱发的小鼠皮肤瘙痒反应。

消疹宁（由生地黄、麻黄、白鲜皮、防风、苦参等13味中药组成）能明显抑制PCA反应，但其作用弱于息斯敏。对致敏大鼠肥大细胞释放组胺有明显抑制，对组胺引起的毛细血管通透性增加、水肿均有明显抑制作用，其中对二甲苯耳水肿、蛋清足肿胀的抑制作用稍强于息斯敏。

祛风止痒口服液（由赤芍、地龙、白芍、甘草等组成）均能明显抑制ACD豚鼠耳肿胀，降低ACD豚鼠血清IL-2、IL-6及粒-巨噬细胞集落刺激因子（GM-CSF）水平。

复习思考题

1. 中药注射剂容易引起超敏反应的主要原因是什么?
2. 治疗不同类型超敏反应的中药及其复方作用的主要机制是什么?

附录 1 细胞因子及其主要产生细胞和功能

白细胞介素

名称	主要产生的细胞	主要功能
IL－1	巨噬细胞，单核细胞，树突状细胞，上皮细胞	参与 T 细胞、NK 细胞和巨噬细胞活化，诱导急性期反应蛋白和发热
IL－2	活化 T 细胞（主要是 Th1）	刺激 T 细胞的生长和分化，激活 NK 细胞和巨噬细胞，促进 CTL 功能
IL－3	T 细胞	刺激骨髓造血干/祖细胞发育分化，参与早期造血
IL－4	Th2 细胞，嗜碱性粒细胞，NKT 细胞	刺激 B 细胞增殖，参与 Th2 细胞分化，促进嗜酸性粒细胞、嗜碱性粒细胞和肥大细胞发育，促进 IgE 生成
IL－5	Th2 细胞，肥大细胞	参与 B 细胞分化和嗜酸性粒细胞的生成，促进 IgA 的生成
IL－6	单核细胞，巨噬细胞，Th2 细胞，内皮细胞，成纤维细胞	刺激 T、B 细胞生长和分化，促进 CTL 功能，诱导急性期反应蛋白
IL－7	骨髓和胸腺的基质细胞	参与早期造血，支持 B、T 和 NK 细胞存活和发育
IL－9	T 细胞	刺激活化 T 细胞生长，促进肥大细胞增殖，刺激造血
IL－10	Th2 细胞，单核细胞，肥大细胞	抑制活化的单核细胞产生细胞因子，抑制 Th1 细胞因子的产生，促进 B 细胞增殖
IL－11	骨髓和胸腺的基质细胞	参与早期造血和巨核细胞分化
IL－12	树突状细胞，巨噬细胞，B 细胞	激活 NK 细胞，诱导 Th1 细胞分化
IL－13	T 细胞（主要为 Th2 细胞）	刺激 B 细胞的生长和分化，促进 IgE 生成，抑制 Th1 细胞活性，抑制巨噬细胞产生炎性细胞因子
IL－14	T 细胞	调控 B 细胞的增殖及记忆 B 细胞的产生和维持
IL－15	单核细胞、巨噬细胞、树突状细胞、基质细胞	刺激 T 细胞生长，促进 NK 细胞分化
IL－16	T 细胞、肥大细胞、嗜酸性粒细胞	趋化 $CD4^+$ T 细胞、单核细胞、嗜酸性粒细胞
IL－17	Th17	诱导多种细胞炎性细胞因子、趋化因子和 G－CSF、GM－CSF 产生
IL－18	巨噬细胞	激活 NK 细胞和 T 细胞，诱生 IFN－γ，参与 Th1 分化
IL－19	单核细胞，巨噬细胞，活化 T 细胞	刺激 Th2 细胞因子的生成
IL－20	T 细胞，NK 细胞，角朊细胞，单核细胞	调节角朊细胞的增殖和分化

（续表）

名称	主要产生的细胞	主要功能
IL－21	Th细胞（主要是Th2细胞）	刺激NK细胞和CTL的增殖，抑制IFN－γ诱导的Th1细胞分化
IL－22	Th1细胞	诱生急性期反应蛋白
IL－23	树突状细胞，吞噬细胞	维持Th17亚群的存活和扩增，促进APC抗原提呈能力
IL－24	黑色素瘤，巨噬细胞，Th2	促进肿瘤细胞凋亡
IL－25	Th2细胞	诱生IL－4、IL－5和IL－13
IL－26	T细胞，NK细胞	参加黏膜免疫和皮肤炎症，促进角朊细胞产生IL－10和IL－8
IL－27	树突状细胞，吞噬细胞	协同IL－2和/或IL－12促进初始$CD4^+$ T细胞和NK细胞IFN－γ的产生；协同IL－12诱导Th1分化
IL－28	T细胞	抗病毒
IL－29	树突状细胞	抗微生物
IL－30	巨噬细胞	调节B淋巴细胞和T淋巴细胞的活性
IL－31	活化的Th2细胞	促进造血干细胞存活，参与皮肤的炎症
IL－32	T细胞，NK细胞，上皮细胞	刺激单核－巨噬细胞产生TNF－α、IL－8和CXCL2
IL－33	多种细胞	诱导Th2应答，刺激肥大细胞
IL－35	调节性T细胞（Treg）	促进Treg分化，抑制Th17

集落刺激因子

名称	主要产生的细胞	主要功能
GM－CSF	巨噬细胞，T细胞	刺激髓样单核细胞特别是树突状细胞的生长和分化，激活巨噬细胞
G－CSF	成纤维细胞，单核细胞，巨噬细胞	刺激中性粒细胞的发育和分化，激活中性粒细胞
M－CSF	单个核吞噬细胞，内皮细胞，T细胞，成纤维细胞	刺激骨髓单核细胞前体细胞的分化成熟，激活单核－巨噬细胞
EPO	肾间质细胞，枯否细胞	刺激红细胞前体细胞的分化成熟
TPO	肝，肾，平滑肌细胞	刺激骨髓巨核细胞的分化成熟
SCF	基质细胞，成纤维细胞，内皮细胞，胚胎组织细胞	促进造血干细胞和祖细胞分化，促进肥大细胞存活、增殖和分化

干扰素

名称	主要产生的细胞	主要功能
IFN－α	浆细胞样树突状细胞，淋巴细胞，单核－巨噬细胞	抗病毒，免疫调节，促进MHC分子的表达
IFN－β	成纤维细胞	抗病毒，抗细胞增殖，免疫调节，促进MHC分子的表达
IFN－γ	活化T细胞，NK细胞	抗病毒，促进MHC分子的表达和抗原提呈，抑制Th1细胞分化，抑制Th2细胞分化，促进CTL功能

（续表）

肿瘤坏死因子家族及其他细胞因子

名称	主要产生的细胞	主要功能
TNF－α	巨噬细胞，NK 细胞，T 细胞	杀伤靶细胞和促进细胞凋亡，参与局部炎症和内皮细胞活化
Lta	T 细胞，B 细胞	参与杀伤靶细胞和内皮细胞活化
CD40L	T 细胞，肥大细胞	B 细胞活化，调节 Ig 类别转换
FasL	T 细胞	诱导凋亡
TNF－β	软骨细胞，单核细胞 T 细胞等多种细胞	调节 Treg 和 Th17 细胞的分化，抑制大多数免疫细胞的增殖、分化和细胞因子的产生，促进损伤组织的修复，促进 IgA 分泌
VEGF	肿瘤细胞等多种细胞	促进血管和淋巴管的生成，参与胚胎发育、创伤愈合
FGF	多种细胞	促进多种细胞增殖，有利于慢性软组织溃疡的愈合
EGF	多种细胞	促进上皮细胞、成纤维细胞和内皮细胞的增殖

趋化性细胞因子

英文缩写名称	中文名称	主要产生的细胞	趋化的靶细胞
CXCL1，2，3/GRO－α，－β，－γ	生长相关癌基因－α，－β，－γ	单核细胞，中性粒细胞，内皮细胞	中性粒细胞
CXCL4/PF－4	血小板因子－4	血小板	成纤维细胞，参与肿瘤血管生成
CXCL5/ENA－78	78 氨基酸上皮细胞来源的中性粒细胞活化剂	上皮细胞，成纤维细胞，内皮细胞，单核细胞	中性粒细胞
CXCL6/GCP2	粒细胞趋化蛋白－2	成纤维细胞	中性粒细胞
CXCL7/NAP－2	中性粒细胞激活蛋白－2	血小板	中性粒细胞，成纤维细胞
CXCL8/IL－8	白细胞介素 8	成纤维细胞，单核细胞，内皮细胞，上皮细胞	中性粒细胞，嗜碱性粒细胞，T 细胞
CXCL9/MIG	γ 干扰素诱导的单核因子	巨噬细胞，单核细胞	辅助性 T 细胞（Th1 > Th2），NK 细胞，浆细胞样树突状细胞
CXCL10/IP－10	γ 干扰素诱导的蛋白－10	单核细胞，成纤维细胞，内皮细胞	辅助性 T 细胞（Th1 > Th2），NK 细胞，浆细胞样树突状细胞
CXCL11/I－TAC	干扰素诱导的 T 细胞 α 亚族趋化剂	单核细胞	辅助性 T 细胞（Th1 > Th2），NK 细胞，浆细胞样树突状细胞
CXCL12/SDF－1α/β	基质细胞来源的因子－1α/β	基质细胞	$CD34^+$ 造血干细胞，B 细胞，树突状细胞，单核细胞，嗜碱性粒细胞，T 细胞
CXCL13/BCA－1	活化 B 细胞趋化因子	基质细胞	B 细胞，活化 $CD4^+$ T 细胞
CXCL16	可诱导细胞因子 B6	内皮细胞	成熟 T 细胞，NKT 细胞
CCL1/1－309	CC 模受体 1	T 细胞	调节性 T 细胞，单核细胞，T 细胞

（续表）

英文缩写名称	中文名称	主要产生的细胞	趋化的靶细胞
CCL2/MCP－1	单核细胞趋化蛋白－1	单核细胞，成纤维细胞，上皮细胞	T细胞，单核细胞，嗜碱性细胞
CCL3/ MCP－1α	巨噬细胞炎症蛋白－1α	T细胞，B细胞	单核/巨噬细胞，辅助性T细胞（Th1＞Th2），NK细胞，嗜碱性粒细胞，未成熟树突状细胞，骨髓细胞
CCL4/ MCP－1β	巨噬细胞炎症蛋白－1β	B细胞，树突状细胞，巨噬细胞	单核/巨噬细胞，辅助性T细胞（Th1＞Th2），NK细胞，嗜碱性粒细胞，未成熟树突状细胞，骨髓细胞
CCL5/RANTES	CC配体5	T细胞，单核细胞，NK细胞，成纤维细胞，上皮细胞，内皮细胞，巨噬细胞	树突状细胞，T细胞（记忆T细胞＞T细胞，Th1＞Th2）
CCL7/MCP－3	单核细胞趋化蛋白－3	成纤维细胞	树突状细胞，单核细胞，NK细胞，嗜碱性粒细胞，嗜酸性粒细胞，T细胞
CCL8/MCP－2	单核细胞趋化蛋白－2	单核细胞，成纤维细胞	单核细胞，嗜碱性粒细胞，嗜酸性粒细胞，T细胞，NK细胞
CCL11/EOT	嗜酸性粒细胞趋化因子	内皮细胞，成纤维细胞，单核细胞，树突状细胞	嗜酸性粒细胞，嗜碱性粒细胞，单核细胞，树突状细胞，NK细胞，T细胞
CCL13/MCP－4	单核细胞趋化蛋白－4	上皮细胞，内皮细胞	树突状细胞，单核细胞，NK细胞，嗜酸性粒细胞，嗜碱性粒细胞，Th2胞
CCL14/CIF	巨噬细胞集落抑制因子	单核细胞	单核细胞，树突状细胞，NK细胞，Th1细胞
CCL15/MIP－5	巨噬细胞炎症蛋白－5	单核细胞，T细胞	树突状细胞，单核细胞，NK细胞，嗜碱性粒细胞，嗜酸性粒细胞，T细胞
CCL16/HCC－4	血滤过CC模趋化因子4	T细胞，中性粒细胞	单核细胞，树突状细胞，嗜碱性粒细胞，嗜酸性粒细胞，Th2细胞，Th1细胞，NK细胞
CCL17/TARC	胸腺和活化调节的趋化因子	淋巴细胞，单核细胞	嗜酸性粒细胞，嗜碱性粒细胞，未成熟树突状细胞，NK细胞，调节性T细胞，辅助性T细胞（Th2＞Th1），胸腺细胞
CCL18/DC－CK－1	树突状细胞来源的趋化因子1	树突状细胞	初始T细胞

（续表）

英文缩写名称	中文名称	主要产生的细胞	趋化的靶细胞
CCL19/ MIP－3β	巨噬细胞炎症蛋白－3β	单核细胞	初始T细胞，成熟树突状细胞，B细胞
CCL20/ MIP－3α	巨噬细胞炎症蛋白－3α	内皮细胞	T细胞（记忆T细胞＞T细胞），B细胞，树突状细胞
CCL21/SLC	二级淋巴组织来源趋化因子	内皮细胞	T细胞，树突状细胞
CCL23/MDC	巨噬细胞来源的趋化因子	树突状细胞，巨噬细胞，单核细胞	嗜酸性粒细胞，嗜碱性粒细胞，未成熟树突状细胞，胸腺细胞，NK细胞，调节性T细胞，辅助性T细胞（Th2＞Th1）
CCL23/MPIF－1	髓样前体抑制因子	树突状细胞	单核细胞，树突状细胞，NK细胞，T细胞
CCL24/EOT－2	嗜酸性粒细胞趋化因子－2	T细胞	嗜酸性粒细胞，嗜碱性粒细胞，T细胞
CCL25/TECK	胸腺表达的趋化因子	树突状细胞	巨噬细胞，胸腺细胞，树突状细胞
CCL27/CTACK	皮肤T细胞趋化因子	成纤维细胞、内皮细胞、巨噬细胞黑色素细胞	T细胞
CCL28/MEC	黏膜相关上皮细胞趋化因子	上皮细胞	T细胞，嗜酸性粒细胞，嗜碱性粒细胞
CCL26/ EOT－3	嗜酸性粒细胞趋化因子－3	内皮细胞	嗜酸性粒细胞，嗜碱性粒细胞，调节性T细胞，Th2细胞
XCL1/LTN	淋巴细胞趋化因子	胸腺细胞，T细胞	T细胞，嗜酸性粒细胞，嗜碱性粒细胞
XCL2/SCM － 1β (single C motif－1β)	单C基序1β	T细胞	NK细胞
CX3CL1/FLK	分形素	内皮细胞，成纤维细胞	单核细胞，T细胞，NK细胞

附录 2

人类 CD 分子及其主要表达细胞和功能

CD	常用单克隆抗体（代码）	主要表达细胞	结构	功能
CD1a	T6，Leu6，NA1/34	Thy，DCsub，LHC，Bsub[T]	gp49（IgSF）	与 β2m 组成 MHC－Ⅰ类样分子，有抗原提呈功能
CD1b	WM－25，WM－25，NUT2	Thy，DC，LHC，Bsub[T]	gp45（IgSF）	与 β2m 组成 MHC－Ⅰ类样分子，有抗原提呈功能
CD1c	L161，M241，7C6	Thy，DCsub，LHC，Bsub[T]	gp43（IgSF）	与 β2m 组成 MHC－Ⅰ类样分子，有抗原提呈功能
CD1d	CD1d42	Thy，DC，LHC，Bsub，肠道上皮细胞[T]	（IgSF）	与 β2m 组成 MHC－Ⅰ类样分子，有抗原提呈功能
CD2	9.6，T11，Leu5（LFA－2）	T，Thy，NK sub[T]	gp50（IgSF）	CD58、CD48、CD59 和 CD150 的受体，参与 T 细胞活化，参与细胞黏附
CD2R	T11.3，9.1	Ta，NK[T]	gp50（IgSF）	T 细胞活化
CD3	T3，Leu4，UCHT1	T，Thy[T]	γ、δ、ε、ζ、η	TCR－CD3 复合体，转导 TCR 信号
CD4	T4，Leu3a，M－T404	Tsub，Msub，Thysub[T]	gp55（IgSF）	与 MHC－Ⅱ类分子结合，信号转导，HIV 受体
CD5	T1，UCHT2，T101，Leu1	T，Thy，Bsub[T]	gp67（清除剂受体）	与 CD72 结合，T 细胞信号转导和增殖
CD6	T12，T411，VIT12	Tsub，Bsub，Thy[T]	gp100（清除剂受体）	配体 CD166，T 细胞活化，胸腺细胞与基质细胞相互作用
CD7	3A1，Leu9，WT1，G3－7	T，NK，不成熟 Mysub[T]	gp40（IgSF）	T，NK 细胞活化
CD8	T8，Leu2，UCHT4	Tsub（α/β），Thysub，IEL，NKsub（α/α）[T]	gp36/32，α/α 或 α/β 二聚体（IgSF）	与 MHC－Ⅰ类分子结合，信号转导
CD9	BA2，FMC8，J2	Pt，Pre－B，M，Eo，Ba，Meg[Pt]	gp24（TM4－SF）	血小板凝集和活化，可能参与前 B 细胞黏附和信号转导；肥大细胞上 CD9 是 IL－16 受体
CD10	J5，VILA1，BA3；（CALLA）	Pre－B，CALL，G[B]	gp100（Ⅱ型膜分子）	结合锌的金属蛋白酶，调节 B 细胞生长和增殖

（续表）

CD	常用单克隆抗体（代码）	主要表达细胞	结构	功能
CD11a	MHM24，TS2/16.1.1，CRIS－3（LFA－1α 链，整合素 α1）	Leu[AS]	gp180（整合素 α）	与 ICAM－1、ICAM－2、ICAM－3 结合，介导细胞黏附；与 JAM－1 结合，参与白细胞穿过内皮细胞
CD11b	Mo1，OKM1（Mac1，CR3，整合素 αM）	G，M，T，B，DC，NK，Mac[AS]	gp170（整合素 α）	iC3b 和 Fg 受体，与 ICAM－1 和 X 因子结合，黏附，调理吞噬；结合 JAM－3
CD11c	LeuM5（CR4，整合素 αX）	M，G，B，DC，NK，Mac，Tsub[AS]	gp150（整合素 α）	iC3b、C3dg、Fg 受体，调理吞噬
CDw12	M67	M，G，Pt，Mac，NK[M]	gp90－120	可能是一种磷蛋白
CD13	MY7，MOU28，MCS－2	M，G，En，Ep[M]	gp150－170（Ⅱ型膜分子）	氨肽酶，冠状病毒受体，参与人 CMV 与靶细胞的结合
CD14	Mo2，UCHM1，LeuM3，MEM18	M，G，DC，LHC[M]	gp55（GPI 连接）	LPS/LBP 复合物受体
CD15	MY1，LeuM1，VIMD5，FMC10	G，（M），RS[AS]	$Lewis^x$3FAL，X－hapten（CHO）	参与中性粒细胞黏附和吞噬，促进 NK 细胞杀伤；与碳水化合物间的相互作用有关
CD15s	（唾液酸化 CD15）	G，M，T，NK，En[AS]	Sialy1－$Lewis^x$（sLe^x）（CHO）	CD62E、CD62L、CD62P 配体，白细胞黏附到 En 和 Pt
CD15u	（硫酸化 CD15）	T，NK，En，G，M[CHO]		参与碳水化合物介导的细胞黏附
CD16a	HUNK2，Leu11，MEM－154（FcγRⅢA）	NK，G，M，Mac[NK]	gp50－65（跨膜形式）（IgSF）	吞噬，ADCC，NK 活化，信号转导
CD16b	ID3（FcγRⅢB）	PMN[NK]	GPI 连接	低亲和力免疫复合物受体
CD17	GO35，T5A，Hulym13	G，M，Pt，T，Bsub，DC（CHO）	120kD，乳糖基酰鞘氨醇	中性粒细胞的一种标记，可能参与吞噬和黏附
CD18	MHM23，TS1/18.1（LFA 组 β 链整合素 β_2，CR3）	Leu[AS]	gp95（整合素 β）	ICAM－1、ICAM－2、ICAM－3、iC3b 配体，黏附，调理吞噬
CD19	B4，Leu12，HD37，SJ－25－C1	B，Pre－B，FDC[B]	gp90（IgSF）	与 CD21、CD81 组成复合物，调节 B 细胞发育、活化和分化
CD20	B1，Leu16，1F5，2H7	B[B]	p33（TM4－SF）	Ca^{2+} 通道，调节 B 细胞活化和增殖
CD21	B2，OKB－1，HB－5（CR2）	Pre－B，B，FDC，Ep[B]	p145（CCR，RAC）	C3d、C3dg、iC3b 及 EBV 受体，CD19－CD21－CD81－CD225 共受体辅助 BCR 信号转导，结合 sCD23

（续表）

CD	常用单克隆抗体（代码）	主要表达细胞	结构	功能
CD22	Leu14，HD39，To 15（BL－CAM，Siglec2）	B[B]	gp130/140，（MAG）（IgSF）	与CD45RO、CD75结合，介导B－B、B－T细胞相互作用，结合唾液酸糖缀合物
CD23	B6，MHM6，Leu20，HD50（FcεRⅡ）	Bm，Ba，Ma，Eo，DC，Pt[B]	gp45	低亲和力IgE受体，参与IgE生成的调节，诱导单核因子的释放，调节B细胞分化、黏附
CD24	BA1，VIBC5，HB 8；（HAS）	B，G[B]	gp35－45（GPI连接）	B细胞增殖和分化，结合CD62P，协同刺激分子
CD25	TAC，7G7/B6，2 A3（IL－2Rα）	Pre－T，Ta，Ba，Ma，NK[CR]	gp55（CCP）	组成高亲和力IL－2受体，促进T细胞增殖
CD26	5.9，Tal，4ELIC7 134－2C2	Ta，Ba，Mac，NK，Ep[NL]	gp110（Ⅱ型膜分子）	二肽酰酶Ⅳ（DDPⅣ），参与T细胞活化，腺苷脱氨酶结合蛋白
CD27	VITI4，S152，OKT18A（TNFRSF7）	T，Bsub，NK[T]	p55（同源二聚体）（TNFR－SF）	CD70的配体，T细胞活化增殖、记忆，B细胞标记，促进浆细胞分化
CD28	9.3，4B10Kolt2	Tsub，Ba，PC[T]	gp44（IgSF）（同源二聚体）	与CD80、CD86互为配体，提供T细胞协同刺激信号
CD29	4B4，K20.A－1A5（整合素β_1）	广泛分布[AS]	gp130，血小板GPⅡa（整合素β）	与ECM结合，细胞间黏附，结合VCAM－1（CD106），胚胎发育和造血干细胞分化的重要分子，与肿瘤的发生、发展、转移等有关
CD30	Ki－1，HRS－4	Ta，Ba，RS[NL]	gp105－120（TNFR－SF）	与淋巴细胞活化和增殖有关，参与胸腺细胞的阴性选择和TCR介导的细胞死亡
CD31	SG134，TM3，CLB－HEC/75；（PECAM）	Pt，En，M，G，B，NK，Tsub[AS]	gp140，血小板GPⅡa（IgSF）	同嗜性或异嗜性（与CD38互为受体）黏附，炎症，En功能，结合糖氨聚糖，结合αVβ3
CD32	GIKM5，41H16（FcγRⅡ）	Mac，G，M，B，Eo[NL]	gp40（IgSF）	吞噬，ADCC，B细胞活化负反馈，FcγRⅡB可存在于胞浆
CD33	My9，L4F3，H153（Siglec3）	My，BM[M]	gp67（IgSF）	参与自身再生型造血干细胞的阴性选择，急性髓细胞样白血病的诊断标准
CD34	My10，ICH3，Bi－3C5	BM，En[M]	gp115（与IgSFC2组有相似性）	为CD62L的配体，外周淋巴结地址素，参与淋巴细胞归巢
CD35	TO5，J3B11，CBO4C（CR1）	G，M，DC，B，Nksub，RBC，T[M]	p250（CCP）	结合C3b和C4b，调理吞噬，红细胞免疫黏附，调节B细胞活化

（续表）

CD	常用单克隆抗体（代码）	主要表达细胞	结构	功能
CD36	5F1,ESIVC7,OKM5,CIMeg1,SMO	Pt,M,Mac,(B),DC,RBC, En[Pt]	gp88,血小板GPⅣ(TM2)	结合 ECM(CO,TSP),血小板黏附,介导对凋亡细胞的识别和吞噬,结合 oxLDL
CD37	HD28,HH-1,G28-1	B,(T,M,C), [B]	gp40-52(TM4-SF)	参与信号转导,调控 B、T 细胞增殖、分化;与 CD55、CD81、CD82 和 MHC-Ⅱ类分子形成复合物
CD38	Leu17,T10,OKT10,HB7,GR7A4	Ta,Thy,Ba,PC,NK[B]	gp45(Ⅱ型膜分子)	白细胞活化,B 细胞增殖,与 BCR 相连,ADP-核糖基环化酶,与 CD31 互为受体,细胞黏附,胞质区可募集 ZAP-70
CD39	AC2,G28-10. R22	Ta,FDC,B,En,NK,Ep[B]	gp78(TM3)	可能介导 B 细胞黏附、信号转导、外腺苷三磷酸-双磷酸酶
CD40	G28-5,EA-5,BE-1(TNFRSF5)	B,M,FDC,并指细胞,Ep[B]	gp50(TNFR-SF)	配体为 CD40L,T-B 细胞相互作用,促进 B 细胞生长、分化和记忆
CD41	PBM6.4,PL273,VIPL1,CLB-thromb/7(整合素αⅡβ)	Pt,Meg[Pt]	gp120/23(整合素 α)	血小板凝集和活化,ECM 的受体,与 CD61 组成ⅡbⅢa
CD42a	FMC25,GR-P,BL-H6(GPIX)	Pt,Meg[Pt]	gp22, 形成 GPIb/Ⅸ复合物(LRR)	血小板黏附,结合 vWF,凝血酶
CD42b	PHN89,AN51,MB45(GPIbα)	Pt,Meg[Pt]	gp135, 形成 GPIb/Ⅸ复合物(LRR)	血小板黏附,结合 vWF
CD42c	G127(GPIbβ)	Pt,Meg[Pt]	gp22,形成 GPIb/Ⅸ复合物(LRR)	血小板黏附,结合 vWF
CD42d	SW16(GPV)	Pt,Meg[Pt]	gp85,形成 GPIb/Ⅸ-Ⅴ复合物	血小板黏附,结合 vWF
CD43	MEM59,G10-2,L60(leukosialin)	T,G,M,NK,PtNL]	gp95-135	与 CD54 和 CD169 结合,介导细胞间去黏附或细胞间黏附
CD44	GRHL1,F-10-44-2(Pgp-1,H-CAM,ECM-RⅢ)	Leu,Ep,Fb,RBC[AS]	gp80-95(Link)	黏附 ECM,T 细胞活化,淋巴细胞归位受体,归位到 HEV,可结合 CD74
CD44R	FM11.24	Ep,MA,Maca[AS]	gp130,160,190,CD44 限制性表位	参与淋巴细胞与内皮细胞的黏附及淋巴细胞归巢

（续表）

CD	常用单克隆抗体（代码）	主要表达细胞	结构	功能
CD45	T29/33，BMAC1，124－2H12B（T200，B200）	Leu［NL］	gp180－240，白细胞共同抗原（LCA）	PTP酶，可因差异性剪切形成多种变构体，在TCR、BCR介导的细胞活化中有重要作用，调节信号转导
CD45RA	G1－15，F8－11－13，Leu18，2H4（限制性LCA）	Tsub，B，M，Mac，NK，DC［NL］	gp205－22（含A外显子编码产物异形）	在TCR、BCR介导的细胞活化中有重要作用，调节信号转导
CD45RB	PD－7/26/16（限制性LCA）	Tsub，B，M，Mac，G，NK，DC，RBC［NL］	gp205－22（含B外显子编码产物异形）	在TCR、BCR介导的细胞活化中有重要作用，调节信号转导
CD45RC	OTH75E4，11G8（限制性LCA）	T，B，NK，DC，M，Mac［NL］	gp200－22（含C外显子编码产物异形）	在TCR、BCR介导的细胞活化中有重要作用，调节信号转导
CD45RO	UCHL1，IPO－51（限制性LCA）	Thy，Tsub，Bsub；（G，M，NK，DC）［NL］	gp180（无A、B和C外显子编码产物异形）	与CD22结合，调节信号转导，在TCR、BCR介导的细胞活化中有重要作用
CD46	HULYM5，J48，122－2（MCP）	广泛［NL］	gp56－66，膜辅助因子蛋白	调节补体活化，裂解C3b，C4b
CD47	BRIC125，BRIC 126，CIK1，IAP	广泛［AS］	gp47（IgSF，TM5）	配体为TSP和SIRPα，诱导细胞凋亡及参与协同刺激作用
CD47R	MEM－133，N－L1 59	广泛［NL］		
CD48	WM68，LO－MN25（BLAST－1，BCM－1）	Leu［NL］	gp4（IgSF，GPI连接）	CD2（小鼠、大鼠）、CD244的配体；γδT细胞识别抗原的辅助分子
CD49a	SR84，IB3.1（VLAα1）	Ta，Ba，M，Mac，NKa［AS］	gp210（整合素α）	黏附CO和LN
CD49b	Gi44，CLB－thromb/4（VLAα2，ECMR－Ⅱ）	Leu，Pt，Fb，En［AS］	gp160（整合素α）	黏附CO和LN，人肠道细胞病变孤病毒1（ECHO病毒1）受体
CD49c	A3－ⅡF5，10.1.2（VLAα3，ECMR－Ⅰ）	T，Bsub，M［AS］	gp150（整合素α）	黏附FN、CO和LN
CD49d	B5G10，HP2/1，JH136（VLA－α4，LPAM－2）	M，T，B，Thy，Pt，NK，DC，EN［AS］	gp150（整合素α）与β7组成α4/β7	黏附FN，结合VCAM，归位受体，T－B细胞黏附
CD49e	2H6，SAM－1（VLAα5，FNRα，ECMR－Ⅳ）	Pt，T，PMN，Bsub，M，NK，DC，En，Ep，RBC［AS］	gp160（135/25）二硫键链内连接（整合素α）	黏附FN

（续表）

CD	常用单克隆抗体(代码)	主要表达细胞	结构	功能
CD49f	GOH3 (VLA－α6，血小板 gplc')	Pt,Meg,Tsub,M,Mac,En,Ep[AS]	gp150(120/30)二硫键链内连接(整合素α)	黏附 LN
CD50	101－1D2，CBR－IC3/1 (ICAM－3)	Leu,En[AS]	gp120(IgSF)	CD11a－CD11b/CD18 的配基，黏附，信号转导和协同刺激，与 DC 细胞 DC－SIGN 结合，参与 T/DC 相互作用
CD51	13C2,23C6，NK1－M7(VARα 链，整合素 αv)	Pt,En,Meg[Pt]	gp150，与 CD61 组成二聚体(整合素α)	黏附 VN，FN，vWF；参与骨的代谢和细胞凋亡，可能在感染中起作用
CD52	YTH66.9，Campath－1	Leu,Eo,Ep[NL]	gp25－29(GPI 连接)	补体介导溶解细胞作用的靶分子
CD53	H129,MEM－53，HD77	Leu,BM[NL]	gp32－42 (TM4－SF)	B 细胞活化，可能参与膜转运
CD54	WEHI－CAMI，RR1/1，OKT27. My13 (ICAM－1)	广泛[AS]	gp90－115 (IgSF)	与 LFA－1、Mac－1 和 CD43 结合，细胞间黏附，鼻病毒受体 En 上 CD54 为恶性疟原虫受体
CD55	143－30,BPIC110，F2B－7.2 (DAF)	广泛[NL]	gp55－70 (CCP,GPI 连接)	衰变加速因子调节补体活化，可与 CD97 结合，为科萨奇、ECHO 等病毒受体
CD56	Leu－19,NKH1 (NCAM)	NK,Tsub[NK]	gp180(GPI 连接，IgSF，Fn3)	黏附，诱导杀伤活性，神经细胞黏附分子(N－CAM)
CD57	Leu－7,HNK－1，L186	NKsub,Tsub[NK]	gp110－115 (CHO)	参与 NK 活化后的杀伤作用，识别 CD62L 和 LN
CD58	GTS2/9,MEM－63,BRIC5 (LFA－3)	广泛[AS]	gp55－70 (IgSF，部分 GPI 连接)	与 CD2 结合，黏附
CD59	MEM－43，YTH53.1 (TAP,Protectin)	广泛[NL]	gp18－25(GPI 连接)	与 CD2 结合，与 C8、C9 结合抑制 MAC
CD60a	GD3(R24)	Tsub,Pt,Bsub,Mac,M，G[CHO]		T 细胞活化增殖；诱导凋亡过程中线粒体通透性的改变；恶性黑色素瘤的标志
CD60b	9－O－acetyl－GD3 (UM4D4,M－T 6004)	Tsub,Ba,Mac,M，Ep[CHO]		T 细胞辅助功能，B 细胞活化抗原；与乳腺癌、黑色素瘤等某些肿瘤有关
CD60c	7－O－acetyl－GD3 (U5)	Tsub,Tsub[CHO]		T 细胞活化增殖

（续表）

CD	常用单克隆抗体(代码)	主要表达细胞	结构	功能
CD61	Y2/51,CLB－thromb/I（VNR－β链,整合素β3）	Pt,Meg,En[Pt]	gp105,血小板GPⅢa(整合素β)	血小板凝集和活化
CD62E	3B7,4D10,CL－3（ELAM－1,LECAM－2）	En[AS]	gp115（CL－SF,CCP,EGF）	黏附L选择素,中性粒细胞通过结合CD15s结合到En,结合ESL－1
CD 62L	Leu8,FMC46,LAM1－3(LAM－1,LECAM－1)	T,B,M,NK,PMN,Eo[AS]	gp74(CL－SF,CCP,EGF)	黏附CD15s,E选择素,P选择素?结合Gly－CAM－1、MAdCAM－1、CD34上的O－连接糖基
CD 62P	G1,AK－6,AC1.2（GMP－140,PADGEM）	Pt,Meg,Ena[Pt]	gp140（CL－SF,CCP,EGF）	结合PMN、M表面CD15s、CD15、CD24、CD162(PSGL－1)黏附到En和Pt
CD63	RUU－SP2.28,CLB－gran/12（LAMP－3）	Pt,M,Mac,(G,T,B)En[Pt]	gp53（TM4－SF）	血小板活化,中性粒细胞－活化内皮细胞黏附
CD64	32.2,22(FcγRI)	M,Mac,DC,Ga[M]	gp75(IgSF)	吞噬、ADCC,Mac活化
CD65	VIM8,VIM－I,HE10	PMN[M]	岩藻糖基神经节苷脂(CHO)	中性粒细胞活化
CD65s	VIM2	PMN,M[M]	唾液酸化的糖基(CHO)	与吞噬作用有关
CD66a	KAT4c,COL－4,4/3/17（CEACAM1,BGP－1）	G,Ep[M]	gp140－200（IgSF）	同嗜性结合,也可识别CD62E,胞质区含有ITIM,可募集SHP－1,是淋病双球菌和脑膜炎双球菌的受体
CD66b	B13.9.80H3,B4－EA4（CEACAM8）	G[M]	gp95－100（IgSF,GPI连接）	CEA家族成员,异嗜性结合,介导跨膜信号
CD66c	F106－88,12G7,4H12(NCA,CEACAM6)	G,Ep[M]	gp90－95（IgSF,GPI连接）	同嗜性结合,也可识别CD62E
CD66d	COL－1（CEACAM3）	G[M]	gp30(IgSF)	CEA家族成员,是淋病双球菌和脑膜炎双球菌受体
CD66e	T84.66,26/3/13（CEACAM5,CEA）	G,My,Ep[M]	gp180－200（IgSF,GPI连接）	黏附,CEA家族成员
CD66f	G3,11D10（PSG）	G,M,Mac,Ep[M]	gp54－72	CEA家族成员,可能与成功妊娠有关,保护胎儿免受母体免疫系统的损害
CD67	改为CD66b			

（续表）

CD	常用单克隆抗体(代码)	主要表达细胞	结构	功能
CD68	EBM11,Ki-M7,Y2/131	Mac,NK,γδT,Tac[M]	gp110	参与细胞摄粒作用和溶酶体运输(胞浆内染色)
CD69	Leu23,L78,MLR3(VEA,AIM)	Ta,Ba,Nka,Ga,Pt[NK]	同源二聚体 CL-SF	活化诱导分子,参与信号转导,Eo凋亡,参与TCRδγ溶细胞功能
CD70	Ki-24,BU69(CD27L)	Tsub,Ba,RS[NL]	gp55,75,95,110,170(TNF-SF)	CD27的配体,淋巴细胞活化
CD71	OKT9,VIP1,42.6.3(TfR)	Mac,增殖细胞,En[NL]	p95(同源二聚体,Ⅱ型膜分子)	转铁蛋白受体,细胞生长;结合HFE(HLA-H)
CD72	S-HCL2,J3-109,BU-40	B,DC,Mac,M[B]	gp43,39(C型凝集素)	与CD5结合,下调BCR的信号转导,调节B细胞活化、增殖;CD100的低亲和力配体
CD73	7G2.2.11,AD2	Bsub,Tsub,DC,Ep,En[B]	p69-72(GPI连接)	5′-核苷酸外切酶,调节T细胞活化
CD74	LN2,BU-43,BU-45(Ii,Iγ)	B,Msub,Ta,DC,Ena,Epa[B]	gp41/35/33,MHCⅡ类相关恒定链(Ⅱ型膜分子)	与新合成MHC-Ⅱ类分子结合,防止MHC结合内源肽,膜型CD74是MIF的受体,介导MIF的信号转导,结合CD44
CD75	OKB4	B,Tsub,Mac,M,RBC[CHO]		CD22配体,介导B细胞黏附
CD75s	HH2,EBU-141	B,T,Mac,M,RBC,En,Ep[CHO]		调节CD95介导的细胞凋亡;与某些病毒感染有关
CD77	38.13,424/4AII(BLA)	Bac,BL,En,Ep[B]	富含GSL结构域	参与凋亡过程中跨膜信号转导
CDw78	Leu21(Ba抗原)	B,Macsub[B]	p67	B细胞活化的辅助蛋白
CD79α	HM47(Igαmb-1)	B[B]	IgSF	BCR复合物组成成分
CD79β	SN8(Igβ,B29)	B[B]	IgSF	BCR复合物组成成分
CD80	BB1,L307(B7-1)	Ba,Mac,TStr,DC[B]	gp60(IgSF)	活化B细胞抗原,CD28、CTLA-4配体,提供T细胞协同刺激信号
CD81	ID6,5A64TM-1,JS64(TAPA-1)	广泛,包括B,T,M[B]	p26(TM4-SF)	增殖抗体靶抗原,HCV受体,CD19-CD21-CD81-CD225共受体辅助BCR信号转导
CD82	1A4,4F9(R2)	Leu[B]	gp50-53(TM4-SF)	淋巴细胞活化,信号传递
CD83	HB15a,BH15b	Ba,Ta,DC,LHC[B]	gp43(IgSF)	可能参与APC功能和细胞间相互作用
CD84	2G7,152-ID5(GR6)	B,M,Mac,Pt,Tsub[B]	p73(IgSF)	可能是一种协同刺激分子,同嗜性结合

（续表）

CD	常用单克隆抗体（代码）	主要表达细胞	结构	功能
CD85	ILT/LIR 家族	DC,B,PC,Tsub[DC]	(IgSF)	抑制或活化白细胞杀伤功能
CD85a	7H5(ILT/LIR3)	M,Mac,G,Tsub,DC		
CD85b	ILT8			
CD85c	LIR8			
CD85d	42D1 (ILT4/LIR2)	G,Dcsub,M		
CD85e	ILT6/LIR4			
CD85f	ILT11			
CD85g	ILT7			
CD85h	ILT1/LIR7			
CD85i	LIR6			
CD85j	VMP-55,HB-F1 (ILT2/LIR1, MIR7)	NK,M,DC,B,T		
CD85k	ZM3.8 (ILT3/LIR5)	M,G,DC		
CD85l	ILT9			
CD85m	ILT10			
CD86	FUN-1,BU63, GR65(B7-2)	Ba,M,Ta,DC,En[B]	gp80(IgSF)	CD28、CTLA-4 配体，提供 T 细胞协同刺激信号
CD87	3B10,VIM5 (u PA-R)	My,T,NK,En[M]	gp50-65(GPI 连接)	结合尿激活酶血纤维蛋白溶酶原激活因子，参与白细胞外渗
CD88	S5/1,W17/1 (C5aR)	My,DC,En,Ep[M]	gp40(TM7)	补体 C5a 受体，刺激脱颗粒
CD89	79E6,A3,A59 (FcαR)	My,Tsub,Bsub[M]	gp55-75 (IgSF)	IgA Fc 段受体，信号转导，诱导吞噬作用和脱颗粒
CD90	5E10;(Thy-1)	Thy,Pre-B,大脑,Pro-Hem,En[AS]	gp25-35(IgSF, GPI 连接)	T 细胞活化、识别、黏附，早期造血干细胞标志
CD91	A11,C2 (α2M-R)	M,Mac,Ep[M]	p600 (EGF,LDLR)	α2 巨球蛋白受体，与 M,Mac 摄粒作用有关，hsp96、hsp90、hsp70 和钙网蛋白受体
CD92	VIM15,VIM15b (CHTLI)	PMN,M,T,B,Mac,G, En,Ep[M]	p70(TM10)	胞质区有 1 个 ITIM 模体，可能是一种胆碱转运蛋白
CD93	VIMD2,WDS4. B4(CIqR1)	NK,PMN,M,En, im-DC [M]	p120	C1q 受体，促进吞噬
CD94	HP-3B1,XA185 (Kp43)	NK,Tsub [NK]	gp30/43（异源二聚体, CL-SF)	与 NKG2 家族组成复合物，识别 HLA-E 分子，调节 NK 杀伤活性

（续表）

CD	常用单克隆抗体（代码）	主要表达细胞	结构	功能
CD95	71CC，APO－1（Apo－I/Fas，TNFRSF6）	广泛，包括Tac[CR]	gp42（TNFR－SF）	又称Fas与FasL和抗CD95mAb结合，可诱导程序性细胞死亡
CD96	C8.5，TH－111（TACTILE）	Ta，NKa［NK］	gp160（IgSF）	T细胞活化
CD97	VIM3b，VIM3C	La，Mac，M，DC，G［NL］	p74，80，89（EGF，TM7）	可结合CD55（DAF）
CD98	4F2，2F3，BU53	广泛，Ta，Thy，滋养层细胞，NK，M，Pt，G，En，Ep[NL]	gp80/40（Ⅱ型膜分子）	活化、增殖抗原，调节细胞内Ca^{2+}与β1整合素相连，参与信号传导
CD99	O662，12E7，MEM－131	广泛[T]	gp32	黏附作用，刺激信号；诱导双阳性胸腺细胞凋亡，参与单核细胞穿越内皮细胞连接处
CD99R	D44，FMC29	T，NK，Mac，M[T]	gp32	黏附作用，诱导双阳性胸腺细胞凋亡
CD100	BD16，BB18，A8，148－2D12	广泛，T，Ta，NK，M，G［NL］	gp150（IgSF＋semaphoring家族）	可能参与B细胞增殖和Ig分泌，可能参与T细胞分化，CD72和Plexin－BI分别是CD100低亲和力和高亲和力配体
CD101	BB27，BA27	Ta，G，M，Ma，DC［M］	gp120（IgSF）	抑制T细胞增殖
CD102	CBR－IC2/1（ICAM－2）	T，B，M，L，Pt，En[AS]	gp60（IgSF）	配体为LFA－1，Mac－1，黏附，炎症
CD103	HML－1，BER－ACT8（HML－1，整合素－αE）	Tsub，IEL，DC，[AS]	gp150/25（整合素α）	αEβ7结合E钙黏着素，与T细胞在小肠上皮细胞的归巢和定位有关
CD104	439－9B，UM－A9（β4整合素）	En，Ep，角朊[AS]	gp205（整合素β）	可能是表皮整联配体蛋白和LN配体
CD105	44G4，1G2，CLB－HEC－19（endoglin，TGF－βRⅢ）	En，Ma［EC］	gp95（同源二聚体）	结合TGF－β1和TGF－β3
CD106	1G11HAE－2a，E1/6（VCAM－1）	Ena[EC]	gp100（IgSF）	VAL－4和α4/β7配体，参与淋巴细胞黏附、活化和协同刺激
CD107a	H4A3（LAMP－1）	Pta，Ta，Ga，Ena[Pt]	gp110	溶酶体相关膜蛋白
CD107b	H4B4（LAMP－2）	Pta，Ta，Ga，Ena[Pt]	gp110	溶酶体相关膜蛋白，血小板激活
CD108	MEM－150，MEM－121	T，B，RBC[NL]	gp80（GPI连接）	黏附，细胞活化
CD109	8A3，7D1	Pt，Tac，En，Ep[EC]	gp170/150（GPI连接）	细胞活化、增殖和信号传递，血小板活化因子

（续表）

CD	常用单克隆抗体（代码）	主要表达细胞	结构	功能
CD110	MPL，BAH－1，SW－1（TPO－R）	Meg，Pt，造血干细胞祖细胞，En，Ep［Pt］	gp70－95（CKR＋Fn3）	血小板生成素受体，巨核细胞分化增殖
CD111	R1，302（PVRL1，PRR1，Neetin1）	广泛［M］	gp75	细胞间黏附分子
CD112	R2.525，5－193，B－C12（PRR2，Nectin2，HveB）	Neur，Meg，Mac，M，Pt，En，Ep［M］［EC］	gp64，gp72	细胞间黏附分子，受体为PTA1/DNAM－1；亦为单纯疱疹突变株（HveB）和假性狂犬病毒受体
CD113	N3，12，4，N3.82.5（PVRL3，Nectin3）	胎盘，睾丸，Ep，En	gp83（IgSF）	Ig样黏附分子，与肌动蛋白丝结合蛋白afadin结合，参与上皮细胞间的黏附与结合
CD114	129，LMM741（G－CSFR）	PMN，M，Pt，G，En［M］	gp130（IgSF，CKR，Fn3）	G－CSF受体
CD115	3－4A4－E4，707A3－14（CSF－1R，M－CSFR c－fms）	My，M，Mac，定向BM［M］	gp150（c－fms原癌基因产物）（IgSF，PTK）	M－CSF受体，单核/巨噬细胞生长，活化和信号传递
CD116	DF2714，hGMCSFR－M1（GM－CSFRα链）	My，（M，G，Mac），BM，DC，Ep［CR］	gp80（与β链组成高亲和力受体）（CKR，Fn3）	GM－CSF受体，细胞生长和分化
CD117	17F11，YB5.b5，95C3（SCF－R，c－kit）	Pro－Hem，Ma［CR］	gp145（IgSF，PTK）	SCF受体，肥大细胞生长，增强其他细胞因子信号传递
CD118	IFN－α/βR	广泛，Ep［CR］	110－120	IFN－α、IFN－β受体
CD119	GIR－108（IFN－γR1）	广泛［CR］	gp90（IgSF＋Fn3）	与IFN－γR2形成IFN－γ受体，Mac细胞活化，MHC抗原表达
CD120a	MR1－2（TNFRⅠ，TNFRSF1A）	广泛［CR］	gp55（TNFR－SF）	TNF受体，参与细胞毒
CD120b	MR2－1（TNFRⅡ，TNFRSF1B）	广泛［CR］	gp75（TNFR－SF）	TNF受体，T细胞活化
CD121a	HIL－1R1－M1（IL－1RⅠ）	T，Thy，En［CR］	gp80（IgSF）	IL－1受体
CD 121b	HIL－1R2－M2（IL－1RⅡ）	PMN，B，M，Mac［CR］	gp68（IgSF）	IL－1受体，负调控IL－1生物学活性
CD122	2RB，TU27，CF1（IL－2Rβ）	T，B，NK，M［CR］	gp75（CKR，Fn3）	IL－2受体，激活T、B和M
CD123	9F5（IL－3Rα）	My（M，G），BM，Meg，En［CR］	gp70（CKR和Fn3家族结构域）	IL－3受体，祖细胞生长和分化

（续表）

CD	常用单克隆抗体（代码）	主要表达细胞	结构	功能
CD124	Hil－4R－M57，S456c9（IL－4Rα 和 IL－13Rα）	Hem，Fb，Ep，B，T Pro－Hem［CR］	gp140（CKR，Fn3）	与 γc/组成 IL－4 受体，T 细胞生长，B 细胞活化，Th2 分化
CD125	KM1257，KM1266（IL－5Rα）	B1，Eo，Baso，Mast［CR］	gp60（CKR，Fn3）	IL－5 受体，介导信号转导
CD126	MT－18，M113，B－C22（IL－6Rα）	T，Ba，PC，Ep［CR］	gp80（IgSF，CKR，Fn3）	与 CD130 组成高亲和力 IL－6 受体，细胞生长、分化
CD127	H2，hIL－7R－M20（IL－7Rα）	Pre－L，My，Pro－B，T，Thy，M［CR］	gp75（CKR，Fn3）	与 γc/组成 IL－7 受体，细胞生长、分化
CDw128a	即 CD181（IL－8Rα）			
CDw128b	即 CD182（IL－8Rβ）			
CDw129	IL－9Rα	T，B，Mac，Meg，Mast，Ep［CR］	（CKR，Fn3）	与 γc/CD132 组成 IL－9 受体，调节 T 细胞生长
CD130	AM64（gp130）	广泛［CR］	gp130（CKR，Fn3，IgSF）	IL－6、CNTF、CT、IL－11、OSM、LIF 受体信号转导链或配体结合链
CD131	3D7（CSF2RB，IL－3R，IL－5R 和 GM－CSFR 共用 β 链）	M，G，EO，Pre－B，stem［CR］	gp95－120（CKR，Fn3）	IL－3、IL－5、GM－CSF 受体共同 β 链，信号转导
CD132	TUGh，3BU（共用 γ 链）	T，B，Pre－L，Mac，M，G，Pt［CR］	gp64（CKR，Fn3）	IL－2、IL－4、IL－7、IL－9、IL－15 和 IL－21 受体共有 γ 链，介导信号转导
CD133	AC133（PROML1）	St，Ep，En 前体［S/P］	gp120	多种肿瘤干细胞标志
CD134	BER－ACT35，L106 （OX40，TNFRSF4）	Ta［CR］	gp48－50（TNFR－SF）	OX40L 受体，参与活化 T 细胞生长以及血管内皮细胞黏附
CD135	SF1.340，4G8，BV10（Flt3/flk2）	早期和淋巴样定向祖细胞［CR］	gp130－150（IgSF，PTK）	flt3/flk2 配体的受体，参与早期造血细胞生长调节
CD136	ID1，ID2（MSP－R）	M，Ma，G，Mac，Ep［CR］	gp180（α，β 异二聚体，含 PTK）	原癌基因 c－ron 表达产物，为巨噬细胞刺激蛋白受体
CD137	4B4，CAT13.4G9（4－1BB，ILA，TNFRSF9）	Ba，Ta，B，Mac，M，Ep，FDC［CR］	gp39（TNFRSF9）	协同刺激分子，参与 T 细胞活化，参与抗肿瘤免疫
CD138	MI15，B－B2，B－B4（Syndecan－1）	B，PC，Ep，En［B］	gp85，92	ECM（CO、FN、TSP）受体，结合 bFGF，介导细胞－基质相互作用

(续表)

CD	常用单克隆抗体(代码)	主要表达细胞	结构	功能
CD139	BU31,Cat13.4G9	B,FDC,Mac,M,G,RBC[B]	gp209－228	
CD140a	6A1,α－R1(PDGFRα)	En,Meg,Str,Pt[EC]	gp180(含IgSF,PTK)	PDGFA和B(?)受体
CD140b	28D4,PR2712(PDGFRβ)	En,Str,Pt,肾小球细胞[EC]	gp180(含IgSF,PTK)	PDGFB受体
CD141	DAKOM0617,1A4,KA－4,DY12	En,My,平滑肌细胞[EC]	gp100	下调凝血作用
CD142	MTFH－1,TF9－5B7(组织因子)	En,Ep,M,角朊细胞[EC]	gp45	凝血因子Ⅲ、因子Ⅶ和Ⅶa的受体
CD143	9B9,3A5,anti－ACE3.1.1(ACE)	En,Ep,Mac[EC]	gp170	裂解血浆中血管紧张肽Ⅰ和缓激肽
CD144	BV9,BV6(VE－cadherin,cadherin5)	En[EC]	gp135	细胞间黏附,调控内皮通透性、生长、移行和接触抑制
CDw145	7E9,P7A5	En,HUVEC,基底膜,Str,Ep[EC]	gp25,90,110	配体和功能尚不清楚
CD146	F4－35H7,541/10B2(MCAM)	En,FDC,Ta[EC]	gp113－118(IgSF)	人黑素瘤相关抗原,介导内皮细胞－白细胞相互作用,活化T细胞外渗
CD147	AAA6,UM8D6,HI197,HIM6(EMMPRIN)	En,My,淋巴样细胞,Ep[EC]	gp50－60(IgSF)	参与细胞－细胞或细胞－基质黏附,是亲环蛋白A(CyPA)和CyPB的受体
CD148	143－41,A3(HPTP－η,DEO－1)	广泛[NL]	gp260(Fn3,PTP酶)	蛋白酪氨酸磷酸酶,抑制细胞生长
CD150	IPO3(SLAM,IPO－3)	B,T,Thy,DC,En[NL]	gp70(IgSF)	参与信号转导,与胞内节点蛋白SAP有关;在B细胞中可与SHIP和SHP－2结合;麻疹病毒受体,与麻疹病毒感染后的免疫抑制状态有关
CD151	14A2.H,11B1,G4(PETA－3)	Pt,En,Ep,平滑肌细胞[Pt]	gp27(TM4－SF)	与整合素发生异型黏附作用,信号复合物
CD152	11D4,10A8,7F8(CTLA－4)	Ta,Ba[T]	gp44(IgSF)	与CD80、CD86结合,下调T细胞活化
CD153	M81anti－CD30L(CD30L)	T,Ma,Maca,G[T]	gp40(TNF－SF)	CD30的配体,协同刺激分子,可介导细胞增殖或凋亡

（续表）

CD	常用单克隆抗体（代码）	主要表达细胞	结构	功能
CD154	5C8, M79, M90, M92, HI155, TRAP－1（CD40L. TRAP, T－BAM）	Ta（$CD4^+$）[T]	gp33（TNF－SF）	CD40配体，协同刺激分子，调节B细胞应答；与生发中心的形成和抗体类别转换有关，调节Th1细胞的生成和作用
CD155	D171, P44, PV404－19（PVR, nectin－like5）	M, Mac, Thy, CNS神经原，某些肿瘤细胞[M]	gp80－90（TNF－SF）	受体为CD226（PTA1/DNAM－1），脊髓灰质炎病毒受体
CD156a	2－3－C1－11－G；（ADAM8）	Mac, M, G[AS]	gp60（EGF－SF）	蛇毒蛋白同源物，可能参与白细胞穿出血管
CD156b	TACE－M222（TACE/ADAM17）	M, Mac, PMN, T, En, DC, G[AS]		剪切TNF－α的跨膜区，产生有活性的可溶型TNF－α
CD156c	11G2（ADAM10）	广泛，高表达于胸腺、肝脏和肌肉，关节炎和炎症性中枢神经系统诱导性表达，Mac, M[AS]		参与细胞黏附，并具有蛋白活性
CD157	RF3, BEC7, Mo5（BST－1）	BM, Str, PMN, M, En, FDC, G[M]	gp42－44（GPI连接）	属CD38家族，一种ADP－核糖基环化酶，支持pre－B生长，CD157抗体对CD3抗体诱导的T祖细胞生长有协同作用
CD158a	KIR2DL1/p58.1	NK, Tsub[NK]	gp58（IgSF）	识别HLA－Cw2、Cw4、Cw5、Cw6靶细胞，NK活性被抑制或激活
CD158b1 CD158b2	KIR2DL2/p58.2 KIR2DL3/p58.3	NK, Tsub[NK]	gp58（IgSF）	识别HLA－Cw2、Cw4、Cw5、Cw6靶细胞，NK活性被抑制或激活
CD158c	KIR2DS6/KIRX	NK, Tsub[NK]	IgSF	HLA特异性尚未鉴定，激活或抑制杀伤活性，诱导细胞因子产生
CD158d	KIR2DL4	NK[NK]	IgSF	
CD158e1 CD158e2	KIR3DL1/p70 KIR3DS1/p70	NK, Tsub[NK]	gp70（IgSF）	参与NK杀伤活性的抑制
CD158f	KIR2DL5	NK, Tsub[NK]	IgSF	参与NK杀伤活性的抑制
CD158g	KIR2DS5	NK, Tsub[NK]	IgSF	与KARAP/DAP12相连，参与NK杀伤活性的激活
CD158h	KIR2DS1/p50.1	NK, Tsub[NK]	gp50（IgSF）	与KARAP/DAP12相连，参与NK杀伤活性的激活
CD158i	KIR2DS4/p50.3	NK, Tsub[NK]	gp50（IgSF）	与KARAP/DAP12相连，参与NK杀伤活性的激活

（续表）

CD	常用单克隆抗体（代码）	主要表达细胞	结构	功能
CD158j	KIR2DS2/p50.2	NK，Tsub[NK]	gp50（IgSF）	与 KARAP/DAP12 相连，参与 NK 杀伤活性的激活
CD158k	KIR3DL2/p140	NK，Tsub[NK]	gp70（IgSF）	参与 NK 杀伤活性的抑制
CD158z	KIR3DL7/KIRC1			参与 NK 杀伤活性的抑制
CD159a	NKG2A	NK，Tsub[NK]	gp43（CL－SF）	抑制 NK 细胞杀伤功能
CD159c	NKG2C	NK[NK]		NK 细胞活化性受体
CD160	BY55，PAX71（NK1）	NK，CTL，IEL[T]	GPI 连接	CD160 的交联可激发 $CD8^+$ T 细胞的协同信号
CD161	191B8，HP－3G10，DX12（NKRP－1A）	NK，T[NK]	gp40－60（CL－SF）	促进 NK 细胞介导溶细胞作用
CD162	PL－1，PL－2（PSGL－1）	M，G，T，Bsub[AS]	gp110	CD62P 配体，白细胞滚动受体，还结合 CD62L 和 CD62E
CD162R	3H3.32，2G7.13（PEN5）	Nksub，Neur[NK]		结合 L 选择素
CD163	GH1/61，Ber－1Mac3	M（胞浆），Mac［M］	gp120－13（清除剂受体）	
CD164	105A5，9E10，103B2（MUC－24）	M，G，T，B（弱），Ep［AS］	gp80（黏蛋白样同源二聚体）	造血细胞前体与骨髓基质细胞黏附，下调 $CD34^+$ $CD38^-$ 前体细胞增殖
CD165	AD2，A108，SN2	Pt，T，NK，Thy，Mac，M，Ep［AS］	gp37	参与胸腺细胞与胸腺上皮细胞黏附
CD166	J3－119，3A6（ALCAM）	En，Ep，Ta，B，Ma［AS］	gp100（IgSF）	CD6 配体，参与 T 细胞增殖、细胞因子产生和信号转导
CD167a	51D6，48B3（DDR1）	Ep，B，iDC［AS］	α54，β63	胶原刺激后活化
CD167b	（DDR2）			
CD168	3T3.5，3T3.9（RHAMM）	Thy，Tsub，多发性骨髓瘤，B 淋巴瘤，毛细胞白血病，B－CLL，DC，M［AS］		结合透明质酸，参与胸腺前体细胞和基质的黏附，可能参与肿瘤发生和转移
CD169	7D2（seglec－1，Sn）	Macsub，M，DC［AS］	gp200（IgSF）	白细胞黏附，介导细胞间及细胞－基质间相互作用，识别唾液酸糖缀合物，结合 CD43 和 PSGL－1
CD170	8H2，1A5（seglec－5）	Ly，M，DC，髓样白血病［AS］		黏附分子，胞质区末端含有 2 个 ITIM 模体，可募集 SHP－1 和 SHP－2

（续表）

CD	常用单克隆抗体（代码）	主要表达细胞	结构	功能
CD171	5G3 (NCAM - L1)	神经元，神经膜细胞，BM 前体细胞，Thy，T，B，En，M [AS]	gp200 - 220 (IgSF + Fn3)	神经细胞黏附，细胞黏附分子，介导同源和异源细胞间的相互作用
CD172a	SE5A4，P3C4 (SIRPα)	Tsub，M，BMsub，DC，G [AS] [M]	IgSF	胞浆区具有 ITIM 的抑制分子
CD172b	BID5，B4B6 (SIRPβ1)	M，DC [M]		SIRPα 的活化异型，与 TY-ROBP /DAP12 相互作用，招募酪氨酸激酶 SYK
CD172g	OX116 (SIRPγ/β2)	T，B，NK [?]		与 CD47 作用
CD173	MeM - 195，MeM - 197 (血型 H2)	$CD34^+$细胞系，En，E [CHO]	2 型 H 血型 (H2)	可能为造血祖细胞的一个新标记，与造血干细胞归巢有关
CD174	A70 - C/C8 (LewisY)	Ep BM 前体细胞 [CHO]		可能为造血祖细胞的一个新标记，与造血干细胞归巢有关
CD175	HB - Tn1（Tn 抗原）	$CD34^+$BM，Ep [CHO]		肿瘤相关性抗原，组织 - 血型相关碳水化合物抗原
CD175s	HB - STn1 (sialy1 - Tn)	B，En，Ep BM 前体细胞，某些肿瘤细胞 [CHO]		肿瘤相关性抗原，组织 - 血型相关碳水化合物抗原
CD176	A78 - G/A7（TF）	En，Ep，RBC，BM 前体细胞，上皮肿瘤 [CHO]		唾液酸化 TF，肿瘤相关性抗原，可能与肿瘤的转移有关
CD177	7D8，MEM166 (NB1，PRV1)	PMNsub [M]		中性粒细胞特异性抗原
CD178	NOK - 1，Alf - 1.2 (FasL，TNSF6)	Ta，NK，G，En，Ep [CK]	TNFSF	诱导 Fas 阳性细胞凋亡，细胞毒效应分子
CD179a	VpreB6，VpreB7，VpreB8 (VPREB1，IGVPB)	Pro - B，Pre - B [B]	IgSF	B 细胞早期发育
CD179b	HSL1（Ig lambda 5）	Pro - B，Pre - B [B]	IgSF	B 细胞早期发育
CD180	MHR73 (RP105Bgp95，LY64)	B，M，DC [B]	gp90 - 105 (LRR)	同 MD - 1 结合成 RP105/MD - 1 复合物，调节 B 细胞识别 LPS，CD180mAb 活化 B 细胞并表达共刺激分子 CD80 和 CD86
CD181 (CDw128a)	MAB330 (CXCR1，IL - 8Rα)	T，Mac，M，G [CR]	G 蛋白偶联受体	IL - 8 受体，趋化和活化 PMN

（续表）

CD	常用单克隆抗体（代码）	主要表达细胞	结构	功能
CD182 (CDw128b)	MAB331 (CXCR2,IL-8Rβ)	T,Mac,M,G[CR]	G蛋白偶联受体	IL-8和CXCL1受体,趋化中性粒细胞和少突状DC
CD183	CXCR3,GPCR9	Th1(主要为CD4⁺CD5RO⁺),Tc1,B,NK,G[CK]	TM7	配体为I-TAC,IP-10,Mig,促进Th1活化和IFN-γ产生
CD184	B-P27,12G5,44717 (CXCR4,fusin)	T,B,DC,M,G,En,Meg,Neur[CK]	TM7	配体为SDF-1α/β/PBSF,介导血细胞受SDF-1作用后的移行,协同刺激pre-B细胞增殖,诱导凋亡和HIV进入
CD185	51505(CXCR5)	B,T,Burkitt淋巴瘤[?]	G蛋白偶联受体	趋化B细胞,决定B细胞的归巢
CD186	56811(CXCR6)	Bb,NK,Ta,(Th1),Tmem,NKT[?]	G蛋白偶联受体	与免疫缺陷病毒感染有关,参与NKT细胞的趋化、归巢
CD 191	53504(CCR1)	Ly,M,T[?]	TM7	招募免疫效应细胞至炎症部位
CD192	48607(CCR2)	Ta,B,M,G,En[?]		趋化M,参与炎症性疾病和肿瘤炎症性反应中M的渗出,介导钙离子移动,抑制腺嘌呤环化酶
CD193	61828(CCR3)	Eo,Baso,Th2,DC,Ep[?]	G蛋白偶联受体	CCR3是CCL5、7、11、13等多种趋化因子的受体,参与变态反应,HIV-Ⅰ协同受体
CD194	205410,IG1 (CCR4)	CAL⁺T,Th2,Treg,活化NK,Baso,Mac	G蛋白偶联受体	配体为CCL17(TARC)和CCL22(MDC),参与记忆淋巴细胞归巢到皮肤;HIV辅受体
CD195	2D7,3A9 (CCR5)	骨肉瘤细胞,Th1,Tc1,DC,M,Mac[CK]	TM7	配体为MIP-1α、β,RANTES,调节T淋巴细胞的趋化和穿越内皮细胞
CD196	53103(CCR6)	DC,记忆T,B[?]	TM7	MIP-3的受体,参与B系成熟和B细胞分化,调节DC和T细胞的移行和招募
CD197	150503(CCR7)	Tsub,B,ATL,Dca[CK]	TM7	配体为CCL19,介导EB病毒作用于B细胞,控制B细胞向炎症部位的移行,刺激DC成熟
CDw198	191704(CCR8)	淋巴样细胞,NK,T,Mac,M,Mo-DC,Tr1[?]	TM7	配体为I-309,TARC,MIP-1β;调节M趋化和胸腺细胞凋亡,参与活化T细胞在抗原刺激部位及淋巴组织中的准确定位

（续表）

CD	常用单克隆抗体（代码）	主要表达细胞	结构	功能
CDw199	112509（CCR9）	Thy，小肠，结肠处的 T 细胞	TM7	配体为 CCL25，参与胃肠道免疫反应
CD200	MRC OX2 – 104（MRC，OX2）	神经元，B，Ta，En，DC［NL］	gp41 – 47（IgSF）	可能调节髓样细胞活性
CD201	RCR – 42，RCR – 252，RCR – 49（EPCR）	En，CD34⁺B，Msub［EC］		内皮细胞蛋白 C 受体
CD202b	Ang – 1，2，4（Tie2，TEK）	En［EC］		一种 RTK，结合 angiopoietin1，2 和 3，参与新血管形成和成熟
CD203c	97A6（ENPP3，PDNP3，PD – 1β）	Bas，Mas，Pre – Bas，Pre – ，Mas［M］		参与变态反应性疾病发生
CD204	MH1，SRA – C6，SRA – C5（MSR）	Mac［M］	gp220	促进 Mac 清除微生物、细胞碎片及凋亡细胞
CD205	DEC – 205，MMRI – 4（DEC – 205，Ly75）	Dcsub，Epsub，LHC，T，B，Mac，M［DC］	Fn2 + CL	抗原提呈
CD206	3. 29B1. 10，19. 2，19. 0BB3，MR15 – 2（MMR）	Mac，DC，En，胎盘，肝［DC］	gp162 – 175（Fn2 + CL）	结合含有寡甘露糖的碳水化合物，促进吞噬
CD207	DCGM – 4（langerin）	DCa，LHC［DC］	Ⅱ型膜分子（CL）	结合甘露糖，参加 LHC 捕捉和内吞抗原
CD208	DC – LAMP	DCa［DC］		可能参与将抗原肽段装载到 MHC Ⅱ类分子中，DC 成熟的标志
CD209	AZN – D1，AZN – D2（DC – SIGN）	DC［DC］	CL	同静止 T 细胞上 ICAM – 3 结合，参与免疫应答，结合 HIV gp120，促进病毒感染
CD210a	E10FT，3Ft（IL – 10RA）	造血细胞（T，B，NK，M，Mac）［CK］	gp63（Fn3）	结合 IL – 10，抑制 T、NK、M 和 Mac 的细胞因子合成，抑制 Mac 辅助细胞功能，刺激 B 细胞增殖和 Ig 分泌
CD210b	IL – 10RB	T，B，NK，M，Mac［CK］	gp37（Fn3）	结合 IL – 22、IL – 26、IL – 28A/B、IL – 29
CD212	IL – 12RB. 44，2. 4E 6（IL – 10RBβ1）	T，NK［CK］	Fn3	促进 NK 杀伤，促进 T、NK、IFNγ 分泌，促进 Th1 活化
CD213a1	B – K19，B – B30（IL – 13Rα1）	B，M，Fb，EC，Neur［CK］	CK + Fn3	刺激 B 细胞增殖分化，促进 IgE 转换，抑制 M/Mac 促炎因子产生，转导信号
CD213a2	B – F30，B – P16（IL – 13Rα2）	脐血 Ly，Lysub，iDC 某些肿瘤细胞［CK］		抑制 IL – 13 功能，“诱骗”受体

（续表）

CD	常用单克隆抗体（代码）	主要表达细胞	结构	功能
CD217	M204（IL－17R）	广泛［CK］	gp128－158	诱导成纤维细胞细胞因子分泌，协同刺激，活化T细胞增殖，RA患者纤维样滑膜细胞表达IL－17R
CD218a	H44，B－C41（IL－18Rα，IL－1RRP）	广泛［CK］	IgSF	与IL－18结合后，活化NF－κB途径，胞质区含有TIR
CD218b	B－P28，B－K31（IL－18Rβ，IL－18RAP）	Ta［CK］	（IgSF）	胞质区含有TIR，与IL－18结合后活化NF－κB
CD220	IR83－1，IL18－44（INSR）	广泛［NL］	α链135kDa，β链95kDa	具有酪氨酸蛋白激酶活性
CD221	IGFR17－69（IGF1R）	广泛［NL］		具有酪氨酸蛋白激酶活性
CD222	MEM－238，MEM－240（IGF2R）	广泛［NL］		参与将新合成的酸性水解酶运输到溶酶体
CD223	17B4（LAG－3）	Ta，NKa［NL］	gp70（IgSF）	结合MHC－Ⅱ类分子，可能参与T/DC的相互作用，参与免疫应答的调节
CD224	158（GGT）	广泛［NL］		维持细胞内谷胱甘肽的浓度，维持细胞微环境的稳定
CD225	Leu13（IFITM1）	Leu，En［NL］		可能参与细胞间的相互作用
CD226	FMU1－7，LeoA1，DX11（PTA1，DNAM－1）	T，NK，Pt，M，Ena［T］	gp65－67（IgSF）	配体为CD15和CD112，参与CTL和NK分化和杀伤功能，血小板活化凝集，内皮细胞与T细胞黏附
CD227	BC－3（MUC.1，PUM，PEM，EMA）	腺体上皮细胞，Ta，B，Ma，Ep，DCsub［NL］	gp300－700（黏蛋白）	参与细胞表面的保护，调节黏附和细胞移行
CD228	96.5（melanotransferrin）	En，黑色素瘤［NL］	gp97	人黑色素瘤相关抗原，可能参与铁的摄取
CD229	Hly9.1.25，Hly9.1.84（Ly9）	Thy，T，B［NL］	gp100－120（IgSF）	作为淋巴细胞成熟和分化的标记，参与T细胞与辅佐细胞间的黏附
CD230	3F4　（prion protein，PrP）	T，B，M，DC，脑［NL］		
CD231	TALLA－1，TM4SF2	Neur，TALL，成纤维细胞瘤，En［NL］	gp28－45（TM4）	肿瘤标志物

（续表）

CD	常用单克隆抗体(代码)	主要表达细胞	结构	功能
CD232	M460(VESPR, Plexin C1)	M,Bsub,NK[NL]		病毒编码的“信号素”受体
CD233	55,BRIC71,BRIC90,naM127 - 3A11(Band3,Diego血型抗原,AE1)	RBC[E]	gp95 - 100(TM14)	红细胞 CO_2交换运输
CD234	64 - 4A8,CBC - 512,NaM185 - 2C3(DARC,Fy 糖蛋白,Duffy 血型抗原)	RBC,毛细血管 En,Ep[E]	gp35	趋化因子(IL - 8,MGSA,RANTES 和 MCP - 1)结合蛋白
CD235a	HIR2,14D5D3F7H8,18D2B1,OSK29(GPA)	RBC,造血干细胞[E]	单体	某些疟原虫受体
CD235b	HIR2,14D5D3F7H8,18D2B2,OSK29(GPB)	RBC[E]		带有 M/N 血型抗原,结合 CD170、流感病毒和恶性疟原虫红细胞结合抗原
CD235ab	血型糖蛋白 A/B 交叉反应单抗	RBC[E]		带有 S/s 血型抗原
CD236	BGRL100,BRAC1(血型糖蛋白C/D)	RBC[E]	gp30 和 gp40	血型糖蛋白 D 是 C 的截短体,恶性疟原虫受体
CD236R	BRAC10(血型糖蛋白 C)	RBC[E]	gp40	
CD238	BRIC107,CBC - 117(Kell 血型抗原)	RBC,睾丸[E]		锌内肽酶
CD239	BRIC221(B - CAM)	RBC,En,Ep[E]		卢氏血型抗原,LN 受体
CD240CE	703 - 7(Rh30CE)	RBC[E]		Rh 血型,具有运载或离子通道作用
CD240D	AB5,BRAD3,BRAD5(Rh30D)	RBC[E]		Rh 血型,具有运载或离子通道作用
CD240DCE	BRIC69(Rh30D/CE)	RBC[E]		Rh 血型
CD241	LA20.20,LA18.18,LA23.40(RhAg)	RBC[E]		Rh 血型,具有运载和装配功能

（续表）

CD	常用单克隆抗体（代码）	主要表达细胞	结构	功能
CD242	BS56，BS87（ICAM－4，LW 血型抗原）	RBC，Tsub，Bsub，[E]	IgSF	LW 血型抗原，造血细胞间相互黏附
CD243	UIC2（MDR－1）	St，肾，肝，肠，某些肿瘤细胞[S/P]		p－糖蛋白
CD244	158，C1. 7. 1，PP35（2B4）	NK，γδT，Tsub，m，Baso[NK]	gp70（IgSF）	MHC 非限制性杀伤，与 CD48 结合促进 NK 细胞的溶细胞作用和细胞因子产生，参与 $CD4^+$ T 细胞发育
CD245	DY12，DY35	Ly，M，G，Pt[T]		参与 T 细胞和 NK 细胞的信号转导和协同刺激
CD246	ALK－1，ALKc（ALK）	神经细胞，t（2，5）阳性细胞，En[T]		白细胞癌基因蛋白；可能参与细胞的增值和凋亡，参与胚胎的神经发育
CD247	2H2D9；（CD3ζ）	T，NK[T]		识别与 TCR 或 CD16 相连的 ζ 链胞浆区
CD248	B1/473. 16（TEM1，Endosinlin）	肿瘤血管 En	C 型凝集素样细胞表面受体	可能参与肿瘤血管形成
CD249	2D3（APA）	广泛		氨肽酶活性，金属肽酶活性，水解酶活性，结合 Zn
CD252	SICD134L－1，－3，－4，－5，－6（OX40L，TNFSF4）	Ba，DC，En		TNFRSF4/OX4 的配体，参与 T 细胞与 APC 相互作用，介导活化 T 细胞与血管内皮细胞的黏附
CD253	FMU－TRAILI，B－S23，B－T24（TRAIL，TNFSF10）	Ta ，Ba ，Ma		与 DR4/CD261，DR5/CD262 结合诱导凋亡，与诱骗受体 DcR2/CD264 结合则阻止其与死亡配体结合
CD254	70531（RANK，TRANCE，TNFSF11）	Ta		CD265 的配体，参与破骨细胞的分化和活化，调节 DC 的存活和 T 细胞依赖的免疫应答，调节细胞凋亡
CD255	TWEAK，TNFSF12，APO3－L	IFN－γ 活化 Ly 和 M，En，平滑肌，Fb，CNS，骨骼肌，心脏，胰腺	TNFSF	诱导细胞凋亡，细胞因子分泌，NF－κB 活化，内皮细胞增殖
CD256	FMU－APRIL－4，Sacha－1，172724（TNFRSF13，APRIL）	T，DC，M，Mac，G	Ⅱ型膜结合蛋白	CD267 和 CD269 的配体，体外能刺激肿瘤细胞、B、T 细胞增殖，参与 B 细胞发育，参与调节死亡配体诱导的凋亡

（续表）

CD	常用单克隆抗体（代码）	主要表达细胞	结构	功能
CD257	FMU－Blys1.2，Buffy－1，37314（BLYS，BAFF，TNFRSF13B）	T，DC，M，Mac，G[M]	Ⅱ型膜结合蛋白	是CD267，CD268和CD269的配体，B细胞活化因子，参与B细胞的增殖、分化、抗凋亡，促进体液免疫
CD258	FMU－Light1－4，115520（LIGHT，TNFRSF14）	Ta，iDC	gp29（Ⅱ型跨膜糖蛋白）	TNFRSF14/HVeM的配体，淋巴细胞活化的协同刺激因子，调节T细胞介导的免疫应答，诱导肿瘤细胞凋亡，抑制TNFα介导的肝实质细胞凋亡
CD261	FMU－DcR4，B－K32，B－N28，B－N36（TRAIL－R1，DR4，TNFRSF10A）	广泛		TRAIL/CD253的受体之一，转导凋亡信号
CD262	FMU－DcR5.1，FMU－DcR5.2 B－B24，B－D37（TRAIL－R2，DR5，TNFRSF10B）	广泛		TRAIL/CD253的受体之一，转导凋亡信号
CD263	B－D40，（TRAIL－R3，DcR1，TNFRSF10C）	广泛		TRAIL/CD253的诱骗受体，抑制TRAIL/CD253引起的细胞凋亡
CD264	FMU－DcR2.1，B－T32，B－R36（TRAIL－R4，DcR5，TNFRSF10D）	广泛		TRAIL/CD253的诱骗受体，抑制TRAIL/CD253引起的细胞凋亡
CD265	80704（RANK，TRANCE－R，TNFRSF11A）	Thy，T，B，DC，NK，Mac，M，G		CD254受体，参与调节T细胞与DC细胞相互作用，参与破骨作用和淋巴结发育
CD266	ITAM－1（TWEAK－R，TNFRSF12A）	En		TNFSF12/TWEAK的受体，促进血管形成和内皮细胞增殖，调节细胞与细胞外基质的黏附
CD267	FMU－TAC12，165604（TAC1，TNFRSF13B）	Thy，B，T		CD256和CD257的受体，激活NF－KB，调节体液免疫，与CAML相互作用
CD268	FMU－BAFFR1，11C1（BAFFR，TNFRSF13C）	B，CD4^{+}T，Thy		CD257的受体，参与BAFF介导的成熟B细胞存活，促进体液免疫

（续表）

CD	常用单克隆抗体(代码)	主要表达细胞	结构	功能
CD269	FMU－BCMA1，Vicky－1（TNFRSF17，BCMA，）	B		CD256和CD257的受体，激活NF－KB，调节B细胞发育和自身免疫应答
CD271	C40－1457，NGFR5（NGFR，TNFRSF16）	DC	富含半胱氨酸	NGF受体
CD272	DTLA9.5（BTLA）	T	IgSF	与配体B7H4/B7X相互作用，抑制T细胞增殖和IL－2的产生
CD273	MIH18，PD－L2（B7－DC，PD－L2）	Ma，DC，Ta	IgSF	结合受体PD－1（CD279），抑制T细胞增殖和细胞因子产生
CD274	MIH1，SPD－L1，PD－L1.3（B7－H1，PD－L1）	Ta，DC，Ma	IgSF	结合受体PD－1（CD279），抑制T细胞增殖和细胞因子产生）
CD275	2D3/B7－H2，HIL－131，SIGL50，MIHI12（B7－H2，ICOSL）	T，B，Ma，DC，活化的Fb	IgSF	受体为ICOS（CD278），调节活化T细胞产生细胞因子，提供再次应答T细胞活化信号，通过调节Th2细胞功能，促进B细胞分化为记忆细胞和抗体产生
CD276	6－311，7－517，13－1.241（B7－H3，4Ig－B7－H3）	Ma，DC	IgSF	受体尚未鉴定，促进T细胞增殖和CTL分化
CD277	19.5（BT3.1）	T，B，NK，M，DC	IgSF	参与脂类代谢
CD278	F44（ICOS）	Ta，Thy	IgSF	ICOSL（CD275）的受体，调节活化T细胞产生细胞因子，提供再次应答T细胞活化信号，通过调节Th2细胞功能，促进B细胞分化为记忆细胞和抗体产生
CD279	J116，PD1.3.1（PDI）	Ba，Ta，Ma，Thy	IgSF	配体为B7H1/PDL1（CD274）和B7DC/PDL2，抑制活化T细胞增殖和细胞因子的产生，抑制B细胞功能，参与免疫耐受
CD280	E1/183（ENDO－180，TEM22）	NK，Mac，M，En		胶原酶3受体，参与造血和组织发育过程中基质胶原的重塑

（续表）

CD	常用单克隆抗体（代码）	主要表达细胞	结构	功能
CD281	GD2. F4(TLR1)	Mac,M,G		参与天然免疫的重要分子，识别PAMPs(病原体相关分子模式)，参与炎症反应
CD282	TL2. 1(TLR2)	Mac,M,G		参与天然免疫的重要分子，识别PAMPs，参与针对脂蛋白的免疫应答，介导针对革兰阳性菌及酵母菌的应答，与TLR6共同识别MALP－2，STF，PSM及OspA－L等
CD283	TLR3. 7(TLR3)	胎盘，胰腺，DC，NK		参与天然免疫的重要分子，识别PAMPs，识别与病毒感染相关的dsRNA，激活NF－κB，促进Ⅰ型干扰素的产生，参与机体抗病毒免疫
CD284	HTA125 (TLR4)	广泛，胎盘[M]		参与天然免疫的重要分子，识别PAMPs，参与革兰阴性菌感染中LPS引起的信号转导
CD285	TLR5，保留			
CD286	Hper6(TLR6)	Mo，CD11e^{+}im－DC，浆细胞样前DC，皮肤小血管内皮细胞		胞浆区含有TIR结构域，通过MyD88传递信号，配体为PSM，MALP－2，PGN等
CD288	44C143 (TLR8)	Mac和DC的内吞体		胞浆区含有TIR结构域，通过MyD88传递信号，配体为ssRNA等
CD289	Eb72－1665 (TLR9)	Ba，DC		参与天然免疫的重要分子，识别PAMPs介导细胞对细菌DNA中非甲基化CpG二核苷酸的免疫应答
CD290	158C114 (TLR10)	B，Ba，浆细胞样DC，CD1a^{+} DC，脾。淋巴结，胸腺，扁桃腺		胞浆区含有TIR结构域，通过MyD88传递信号，配体尚不清楚
CD292	87908 (BMPR1A，ALK－3)	骨骼肌		BMP－2和BMP－4的受体，有丝/苏氨酸蛋白激酶活性，参与信号转导，参与软骨的骨化和胚胎形成
CDw293	88614 (BMPR1B，ALK－6)	Ep，间充质和骨前体细胞，软骨		与BMPR1形成异源二聚体，BMPS/OP－1的受体，有丝/苏氨酸蛋白激酶活性，参与信号转导，参与软骨的骨化和胚胎形成
CD294	BM16(CRTH2)	Th2，G	GPR(TM7)	PGD2受体，参与信号转导

（续表）

CD	常用单克隆抗体(代码)	主要表达细胞	结构	功能
CD295	52273(LEPR)	广泛		Leptin 的受体,通过 JAK2/STAT3 参与信号转导,调节脂肪代谢
CD296	ART1(ART1)	T,Ep		参与蛋白质精氨酸残基的 ADP 核糖基化和蛋白质的翻译后修饰
CD297	MIMA52, MIMA53(ART)	Ma,En		参与精氨酸代谢,Dombrock 血型糖蛋白
CD298	P-3E10 (Na^+/K^+-ATPaseβ3)	广泛		Na^+/K^+转运体,维持细胞膜内外的Na^+/K^+梯度
CD299	120604 (DC-SIGNR)	肝窦状 En,淋巴结,胎盘 En		ICAM-3 受体,能结合 HIV-1gp120,介导病原体内吞
CD300a	CMRF35 (CMRF35H)	M,NK,DC,Tsub,PMN	IgSF	胞质区含有 ITIM,可募集磷酸酶,可能参与 NK 杀伤活性的调节
CD300c	CMRF35 (CMRF35A)	M,NK,M,DC,Tsub,PMN	IgSF	
CD300e	MMRI-1 (CMRF35L1)	Mac,M		可能与 DAP12 相连,传递活化信号
CD301	IB12(MGL, CL-SF14)	DC	Ⅱ型膜结合蛋白	参与细胞黏附,胞间信号传递,糖蛋白翻折,在炎症反应和免疫应答中起作用
CD302	MMRI-20,21 (DCL1)	DC,Mac,M,G		
CD303	AC144,AD5-4B8, AD5-13A11 (BDCA-2,CLE, CSF11)	DC		参与细胞黏附,胞间信号传递,糖蛋白翻折,调节 DC 细胞功能
CD304	AD5-17F6 (NRP1)	DC,En		VEGF 和信号素家族成员的受体,参与血管形成,轴突导向及细胞存活、移行、入侵等多种功能,参与特定神经回路的形成
CD305	9.1C3,FMU-LAIR1.1,NKTA255 (LAIR-1)	NK,T,B, Mac [NK]	IgSF	配体为胶原,传递抑制信号,调节多种免疫细胞的功能
CD306	FMU-LAIR2.1, FMU-LAIR2.3 (LAIR-2)		IgSF	分泌型蛋白功能不明

（续表）

CD	常用单克隆抗体（代码）	主要表达细胞	结构	功能
CD337	Z25，210845，210857（NCR3，NKp30）	NK［NK］	IgSF	NK 细胞的活化受体
CD338	5D3（ABCG2，BCRP1）	胎盘，干细胞		作为一种异型转运体，参与多种抗药作用
CD339	188331（JAG1，Jagged－1）	广泛，Ep	Ⅰ型膜蛋白	Notch1 的配体，参与造血和心血管发育，抑制成肌细胞分化，促进成纤维细胞生长，诱导血管形成
CD340	13A1，24D2，13D1（HER－2/nue）	上皮性肿瘤，ALL 中 B 母细胞的一个亚群，CML 和 MSC		胞质区含有一个 PTK 结构域，HER－2 人源化 mAB 治疗转移性乳腺癌
CD344	CH3A4A7（Frizzled－4）	肾，肺，脑，肝，胎儿神经母细胞，小肠神经细胞	TM7	参与 Wnt 信号途径，调节组织和细胞极性和胚胎发育，神经干细胞标记
CD349	W3C4E11（Frizzled－9）	脑，睾丸，眼，骨骼肌，肾，骨髓或胎盘来源的 MSC	TM7	参与 Wnt 信号途径，调节组织和细胞极性和胚胎发育，可能作为骨髓和胎盘 MSC 的标志
CD350	1/4C4（Frizzled－10）	胎盘合胞体滋养层细胞，胎儿肾、肺和脑	TM7	参与 Wnt 信号途径，调节组织和细胞极性和胚胎发育

注：1. 主要表达细胞栏中［ ］内为 CD 分组的缩写。［T］：T 细胞；［B］：B 细胞；［NK］：NK 细胞；［Pt］：血小板；［M］：髓系细胞；［EC］：内皮细胞；［CR］：细胞因子受体；［AS］：黏附结构；［NL］：非谱系；［RBC］：红细胞；［DC］：树突状细胞；［S/P］：干细胞/祖细胞；［CHO］：碳水化合物和凝集素。

2. 英文缩写，请查阅附录 3 英中文名词索引。

附录3　英中文名词索引